AF475604

L'ART
DU
COUTELIER
EXPERT EN INSTRUMENTS
DE CHIRURGIE.

SECONDE PARTIE DE L'ART DU COUTELIER.

SECONDE SECTION.

Par M. JEAN-JACQUES PERRET, Maître Coutelier de Paris, rue de la Tisseranderie, à la Coupe.

M. DCC. LXXII.

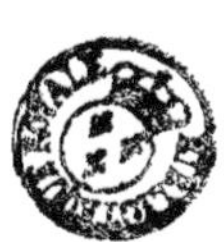

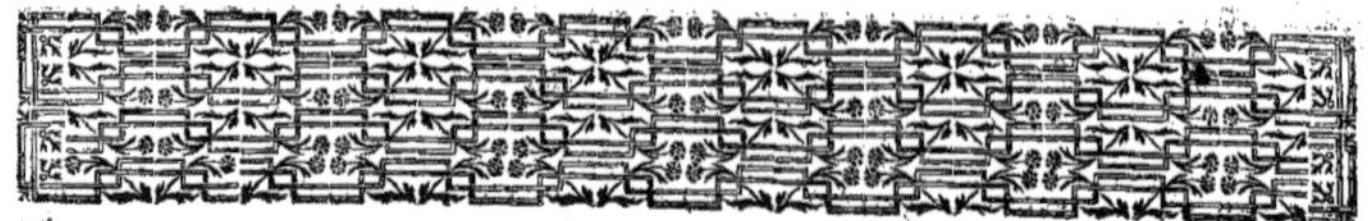

L'ART DU COUTELIER EXPERT EN INSTRUMENTS DE CHIRURGIE.

SECONDE PARTIE DE L'ART DU COUTELIER.

Par M. JEAN-JACQUES PERRET, Maître Coutelier de Paris.

SECONDE SECTION.

CHAPITRE QUARANTE-CINQUIEME.

Des Inſtruments dont on ſe ſert pour les amputations, comme ſont les Scies, les Couteaux courbes, les Couteaux inter-oſſeux, les Tourniquets, les Tenailles inciſives, le Valet à patin, & le Gloſſocome pour les luxations.

La collection des Inſtruments qui ſervent aux amputations, eſt composée d'inſtruments tranchants pour couper les chairs, de Scies pour ſcier les os, de Pinces pour couper les eſquilles, de machines appellées *Tourniquets*, pour comprimer les arteres, &c. Nous allons les reprendre & les décrire les uns après les autres dans autant d'Articles, & le dernier ſera deſtiné à expliquer la Machine de M. Petit, appellée *Gloſſocome*, pour les luxations.

ARTICLE PREMIER.

Maniere de forger, limer & finir un Arbre de Scie avec son feuillet.

PLANCHE 123.

UN Arbre de scie est une bonne piece de forge (*) ; & comme nous n'avons encore rien décrit qui approche d'une pareille piece, nous nous croyons obligés d'enseigner la maniere de la travailler.

On prend une barre de fer bien corroyé, forgé quarrément, & que l'on a réduit à la grosseur que doit avoir la pomme du milieu; quelquefois on la fait ronde, & d'autres fois à pans : mais de quelque maniere qu'on la fasse, il la faut toujours plus forte de deux tiers que le reste de l'Arbre; ceci non-seulement donne plus de grace à la piece, mais encore fait qu'elle a plus de force & d'élasticité: car on doit considérer l'Arbre d'une scie, comme un ressort qui tient toujours le feuillet bandé ; la force de l'élasticité doit donc être dans le milieu de l'arbre; c'est pour cette raison, qu'on y fait une pomme d'un pouce de diametre entre deux poires qui sont plus petites d'un tiers que la pomme.

Ayant donc pris une barre de fer d'environ 13 à 14 lignes en quarré, on donne une chaude grasse à un bout, pour en étirer environ 10 pouces de longueur, & 6 lignes en quarré : on réserve un angle en *A*, *Fig.* 1 ; on ploie le fer & on le double ensuite en *a*, comme le représente cette figure, de maniere que le bout *B* vienne vis-à-vis de l'angle *A*. L'Ouvrier forge ensuite un crampon en virole *b b*, de 3 ou 4 lignes d'épaisseur ; il le ploie à chaud sur la piece doublée, & il le place à 9 ou 10 lignes de distance du bout *a*, parce que la partie *E E a*, est destinée à faire la queue pour l'emmancher, & la virole *b b* est destinée pour faire la mître & la coquille. Tout étant ainsi disposé, on porte la piece au feu pour la faire chauffer attentivement, bien suante sur la queue & sur la virole : mais il ne faut pas que la branche *B* se soude avec l'autre ; pour cet effet il faut un peu les écarter l'une de l'autre, comme en *i* : si la premiere chaude ne la soude pas parfaitement, il faut lui en donner une seconde ; on frappe sur la virole comme pour l'arrondir, en prenant garde que les deux bouts, qu'on appelle *onglettes*, soient bien soudés : l'Ouvrier dégage un peu la queue en la laissant forte comme *l*, *Fig.* 4, afin qu'elle puisse résister aux opérations suivantes.

Après avoir fait chauffer la piece à blanc, portez-la dans un étau sur la ligne *DD* ; alors muni d'une châsse à deux têtes, faite en forme de marteau, *Fig.* 2, relevez la mître *E E*, en y appliquant une tête de la châsse & en frappant du marteau sur l'autre : tournez tout autour de la queue, pour la réserver bien au milieu & la bien équarrir.

Pour la seconde opération, chauffez la piece de nouveau à blanc ; portez-la

(*) C'est un terme technique, qui signifie *assez difficile à forger, qui demande un Ouvrier entendu & adroit à la forge.*

dans l'étau, dont le dessus des mâchoires est représenté par la Figure 3; serrez-la par la queue *a*: forcez d'abord, mais en douceur, la branche *H*, *h*, & écartez-la de l'autre côté en ployant; en même temps frappez de légers coups de marteau sur la branche *i k*, pour la faire ployer, mais avec beaucoup de ménagement; car pour peu que le fer soit aigre ou mal corroyé, il casse en *j j*; faites-le donc obéir avec ménagement pour lui donner la tournure que représentent les lignes ponctuées *M j j N*; portez ensuite diligemment (pour profiter de cette chaude) la branche *N* sur l'enclume, pour applatir le bout *N* en frappant sur son champ, ce qui l'élargira, & vous ferez à cette partie un trou quarré; alors la piece prend la forme représentée par la Figure 4, où l'on voit le trou du porte-feuillet en *q*, lequel on fait avec un poinçon quarré. PLANCHE 123.

La troisieme opération est pour faire le coude qu'on voit en *p*, *Fig.* 5; pour cet effet nous avons réservé un angle en *A*, *Fig.* 1: on le voit en *h*, *Fig.* 3, & en *L*, *Fig.* 4; cet angle est ici très-essentiel pour faire le coude à angle vif: faites chauffer cette partie à blanc; serrez-la dans l'étau sur la ligne *s s*, & faites-la ployer en frappant du marteau sur *P*: lorsqu'elle est ployée en équerre, portez la piece sur l'enclume, pour équarrir & parer tous les endroits en leur donnant des chaudes couleur de cerise; ensuite dégagez la premiere poire *R*, pour laisser toute la force en *r*, afin de faire la pomme: alors l'Arbre de la scie est enlevé.

La quatrieme opération, c'est de prendre la partie enlevée en *P r*, dans les tenailles croches pour forger la partie *V* sur les principes précédents, & donner la tournure du haut de l'Arbre comme on voit en *u x z*, *Fig.* 5. Je dis sur les principes précédents, à cause des angles *u x*; car, pour les bien faire, il faut réserver une éminence pour *u x*, comme nous avons fait sur la largeur en *A*, *Fig.* 1, sans quoi on n'auroit jamais un angle vif, parce que la largeur y manqueroit infailliblement en les ployant. On donne la derniere chaude à la queue, que l'on tortille ensuite comme on voit en *n*, afin de pouvoir limer tout autour de la coquille *X*, & travailler le trou & toute la branche *Q*, sans risquer de s'estropier les mains en limant.

On forge aussi un Arbre de scie au bout de la barre, sans être obligé de souder une virole pour faire la mître & la coquille: pour cet effet on prend du fer de 15 à 16 lignes d'épaisseur en quarré; l'ayant chauffé, entaillez en *C*, *Fig.* 1, sur la quarre de l'enclume, pour marquer la branche; ensuite applatissez toute la partie du bas, en réservant l'épaisseur de la coquille & de la mître; après cela il faut refendre à chaud, avec une tranche à main, la piece sur la ligne *c i*, pour former les deux branches; du reste on finit de forger l'arbre sur les principes détaillés dans la premiere méthode.

Il semble que cette méthode devroit être préférée à la premiere. Je conviens que celle-ci est plus expéditive; mais aussi elle est sujette à inconvénients: le ciseau corrompt toujours un peu la matiere qu'il sépare à coups de marteau; de ſorte que lorſqu'on vient à donner la tournure aux branches, en les ployant elles ſe corrompent & ſe caſſent en *j j*, *Fig.* 3.

PLANCHE 123.

Quand on veut faire une pomme un peu groſſe, & que la barre de fer eſt trop petite, il faut ſouder une virole comme on voit en *d d*, *Fig.* 1. Enfin je ſuppoſe qu'en ployant l'Arbre d'une ſcie, il ſe caſſe aux angles ou ailleurs, (accident qui arrive aſſez ſouvent,) il faut le ſouder à chaude portée: cela s'exécute très-bien, y donnant toute l'attention que la chaude exige. Comme le feu détruit toujours la ſurface du fer & de l'acier, il faut refouler les bouts qu'on veut ſouder enſemble pour les renforcer; enſuite on doit amorcer les bouts en bec-d'âne & de court: voyez *Z Z*, *Fig.* 6; après cela on met les deux pieces enſemble dans le feu, pour les faire chauffer avec égalité & au même degré. Il eſt à remarquer que pour éviter que les bouts prennent de la craſſe, il faut tourner en bas les deux faces qui doivent être unies enſemble; & lorſqu'elles ſont bien chaudes & étincelantes, un Aide prend une piece, & le Forgeron l'autre; les ſortant toutes deux enſemble, il faut les ſecouer vivement pour faire détacher les craſſes; l'Aide poſe le premier la partie ſur l'enclume; le Forgeron poſe adroitement ſon bout ſur l'autre de la maniere qu'indique *Z Z*, *Fig.* 6, & enſuite à petits coups de marteau, mais accélérés, & frappant ſur la ſoudure, les deux bouts ſe paîtriſſent bien enſemble, & cela dans une ſeule chaude, ſi le degré de chaleur eſt juſte; mais on peut donner une ſeconde chaude, pour peu que l'on doute que la premiere ſoit inſuffiſante.

On obſerve dans cette opération qu'il faut beaucoup de vivacité de part & d'autre pour ſortir les pieces du feu, les ſecouer & les porter ſur l'enclume; auſſi pour peu que le Forgeron doute de l'adreſſe de l'Aide, il fait l'opération lui ſeul; alors il prend un bout de chaque main, les ſecoue, les porte ſur l'enclume, laiſſe tomber à terre les tenailles pour prendre le marteau, &c.

On fait trois eſpeces d'Arbres de ſcie, pour les amputations des différentes parties du corps humain: la plus forte eſt deſtinée à couper la cuiſſe, & doit avoir le feuillet de 14 ou 15 pouces de long: la ſeconde eſt pour le bras; ſon feuillet eſt de 10 à 11 pouces: la troiſieme eſt pour un doigt, & même pour le bras d'un enfant; ſon feuillet eſt de 6 à 7 pouces.

Il y a des Chirurgiens qui n'ont qu'une Scie d'un pied de feuillet, pour faire toutes les opérations qui ſe préſentent en ce genre. Enfin de quelque longueur qu'on la faſſe, il faut obſerver que la branche du haut *u x z*, ſoit d'un quart plus longue que le bas *p Q*; c'eſt-à-dire, que ſi l'on donne 3 pouces de *p* en *Q*, il en faut 4 de *u* en *z*, *Fig.* 5.

Pour limer un Arbre de ſcie, on commence par régler le bas, laiſſant toute la force en *X*; enſuite on équarrit le trou *Q* du porte-feuillet: pour le faire avec régularité, on lui donne un trait de compas pour arrondir ce bout *Q* dans le pourtour du trou quarré; & comme il n'y a point de centre, puiſque c'eſt un trou, il faut ſe ſervir d'un compas à tête, repréſenté par la Figure 7: il eſt tout d'acier;

d'acier; la pointe *e* est trempée, & la branche *f* est terminée par un bouton ou tête de figure conique, afin de servir à plusieurs trous sans qu'elle puisse passer au travers : il y a une rainure pratiquée sur la longueur de la tête en *g*, pour recevoir la branche pointue, afin que les deux pointes s'approchent au point de pouvoir tracer un très-petit cercle. PLANCHE 123.

Quand le bas est bien dressé, on dresse le haut : on fait la place du feuillet avec une lime à refendre d'une ligne d'épaisseur tout au plus, commençant le trait bien au milieu de l'épaisseur en *Z*, & le continuant jusqu'à la ligne *FF*; ensuite on fait le trou de la vis : on fraise un côté pour noyer la tête de la vis, & on taraude l'autre; après cela il ne reste plus qu'à ajuster le porte-feuillet au trou *Q*; on lime le corps de l'Arbre à 8 pans bien vivement, mais un peu plat, c'est-à-dire, que si l'on donne 5 lignes de largeur en *yy*, on ne donne que 4 lignes d'épaisseur. Ensuite on travaille la pomme (*) *T*: on l'arrondit bien à la lime sur un bois à limer; mais avant on le dégrossit à deux mains, l'Arbre étant serré dans l'étau par le moyen des mordaches de bois. On en fait de même pour les poires & les joncs *zt*; or, la main n'arrondit jamais bien parfaitement; mais après l'avoir approché le plus qu'il est possible du point de perfection, on le finit de la maniere suivante, qui répare les irrégularités qui peuvent s'y rencontrer.

Prenez un morceau de bois blanc (du saule) de 3 ou 4 pouces de diametre; fendez-le par le milieu en deux parties; unissez le dedans à la rape, & mettez-les de la largeur convenable, comme de *t* en *t*, de maniere à embrasser toute la partie ronde; évuidez ensuite le bois avec une gouge pour faire la place de la pomme & des poires; après cela mettez l'Arbre entre les deux bois, & serrez le tout dans un fort étau pour les bien comprimer ensemble, afin que tout s'imprime, jusqu'aux plus petits filets; ensuite on le desserre; on met de l'émeri un peu gros, & de l'huile suffisamment; remettez le tout dans l'étau : serrez au point de pouvoir tourner; enfin en tournant l'Arbre, dont la pomme & les poires sont modelées dans le bois, l'émeri emporte & use les traits & les inégalités en très-peu de temps. Lorsqu'on voit que le bois a porté par-tout, on essuie le bois imprégné de gros émeri, on en met du fin pour bien polir. Les pans de l'Arbre se polissent à la main avec du bois de noyer.

Pour faire le feuillet d'une Scie à amputation, ceux qui sont à portée de se procurer des bouts de ressort de pendule, épargnent bien du temps; mais il faut choisir des plus forts & larges, de sorte que s'ils portent 14 ou 15 lignes en les partageant en deux bien au milieu avec de fortes cisailles, on s'en procure deux; on fait les dents du côté qui a été coupé, parce qu'il se trouve le plus épais, & on le finit comme nous allons le voir.

Si l'on n'a pas des parties de ressort, comme nous venons de l'indiquer, on

(*) On les fait quelquefois à pans; mais le plus souvent on les fait rondes : or, il est fort possible de tourner les poires & la pomme au tour : il n'y a qu'à donner un coup de pointeau en *u*, un autre en *p*; ensuite ajuster une poulie faite de deux pieces, la placer en *yy*, & joindre les deux pieces par deux viroles montées à vis; mais toutes ces opérations prennent bien du temps.

PLANCHE 123.

prend de l'acier bien net, faute de quoi il faut le corroyer; on forge une lame d'acier d'une ligne d'épaisseur d'un côté, & demi-ligne de l'autre; 7 ou 8 lignes de largeur suffisent : il convient de le limer pour le bien dresser sur son épaisseur & sur sa largeur; après cela il faut l'ajuster sur l'Arbre & sur le porte-feuillet; ensuite faire les dents avec une lime triangulaire, en serrant le feuillet dans l'étau entre deux regles de bois un peu dur: ces regles, étant bien dressées, serviront de guide pour la profondeur des dents; alors posant la lime bien d'équerre sur le feuillet, on fait les dents sur le même sens (*), afin que les pointes soient en ciseau: elles ont du corps & de la force, parce que les tranchants présentent des faces larges, par conséquent plus capables de résister à un long travail, que celles qui sont faites pointues, qui sont susceptibles d'être émoussées ou égrainées du premier coup.

La hauteur des dents de cette Scie, doit être d'une ligne un quart; lorsqu'elles sont plus grandes, elles sont sujettes à faire éclatter les bords de l'os, & étant plus petites, elles s'empâtent & prolongent l'opération de moitié de temps. Après qu'on a fait les dents d'une Scie, il faut tremper le feuillet dans l'huile, afin qu'il ne s'envoile pas. Malgré cette précaution il s'envoileroit encore; mais pour obvier à cet inconvénient, il faut le rouler en cerceau, & fixer les deux bouts avec du fil d'archal, le mettre sur le feu de la poële, pour le laisser chauffer un peu lentement, attendu son peu d'épaisseur; ensuite il faut le recuire à la couleur bleue. L'ayant dressé, il faut l'émoudre sur une meule de 18 à 20 pouces de hauteur; évuider le milieu du feuillet; bien régler l'épaisseur à trois quarts de ligne, pour l'épaisseur du côté des dents, & l'autre côté un peu moins de demi-ligne; alors le milieu se trouve évuidé par la rondeur de la meule, & cela suffit pour ce qu'on appelle *donner de la voie*. Enfin la perfection d'une Scie à amputation, depend 1°. de la juste épaisseur d'un bout à l'autre; 2°. que toute la lame soit polie en travers sur la polissoire, pour emporter les traits de la meule; ensuite la polir en long, & n'y pas laisser un trait de travers; 3°. enfin il faut que les dents soient parfaitement égales en hauteur. Pour en faire sentir la nécessité, on n'a qu'à réfléchir qu'une dent de scie ne peut être longue sans que ses voisines soient plus basses; or, il arrive dans l'opération que c'est la plus haute qui travaille, & les petites ne portent point sur l'os : elles s'empâtent & font donner des coups irréguliets, dont les secousses vont au détriment de l'opération, & font souffrir le malade. Ce défaut est considérable, mais facile à réparer: voici comme je m'y prends.

(*) Il y a des Artistes, & même des Chirurgiens, qui veulent que les dents d'une Scie soient pointues en grain d'orge; & sur la longueur des dents, qu'elles soient à tranchant; cela s'exécute en plaçant la lime obliquement & en sens contraire à chaque dent; de sorte que les dents étant faites, l'une se trouve large d'un côté & étroite de l'autre. Quoique des Scies ainsi faites, coupent mieux & plus légérement, cela est cependant condamnable dans une Scie à amputation : les dents étant pointues, elles s'émoussent en opérant sur un os, c'est-à-dire, qu'elles s'égrainent si elles sont trempées, & s'émoussent promptement si elles ne le sont pas; or, en se rebroussant, la Scie s'engage dans le trait, cela fait souffrir le malade considérablement.

Quand j'ai fait les dents d'une Scie le plus réguliérement qu'il m'est possible avec la lime, je prends une regle d'acier bien dressée, trempée & polie, de 5 ou 6 pouces de longueur: (un morceau de glace ou petit miroir fait le même effet); je passe deux ou trois fois la regle sur les dents: alors toutes les longues s'émoussent; j'atteints les plus courtes: je remets ensuite le feuillet entre les deux regles de bois dans l'étau, pour faire tous les tranchants aux dents émoussées. J'avoue qu'il y a très-peu de Scies aussi parfaites que celles que j'indique ici; mais c'est la faute de ceux qui les achetent, parce que souvent ils ne veulent pas y mettre le prix qu'il convient de donner à tous ouvrages finis: on dira qu'un feuillet de scie n'est qu'un morceau de fer, & qu'il est bien payé à 30 sols; & je puis certifier avec sincérité, qu'il est impossible de le faire parfait à moins de 6 liv. — PLANCHE 123.

Il est d'usage en Chirurgie, d'ajuster deux feuillets sur chaque arbre de Scie, par la crainte qu'il n'en casse un dans l'opération, (mais étant bien fait, on ne doit point craindre qu'il casse); cependant il est toujours utile d'en ajuster deux, par la raison qu'on peut avoir plusieurs opérations à faire, ce qui arrive très-fréquemment aux armées, dans les Hôpitaux ambulants, & dans les Vaisseaux. On n'a point dans la Marine du Roi de Couteliers, comme l'on embarque des Charpentiers, des Armuriers, &c; cependant ils seroient d'un très-grand secours, & je ne désespere pas que l'Etat n'y fasse un jour l'attention que mérite cette réflexion.

La Figure 8 représente la Scie toute finie & montée de son feuillet. En *a* est une distance pour démontrer qu'il faut toujours tenir l'arbre débandé dans le temps de repos, afin qu'il ne perde pas son élasticité; mais l'instant avant l'amputation, on visse l'écrou *A* jusqu'à ce que le porte-feuillet touche à la noix *b* de l'arbre; alors le feuillet est tendu: ce feuillet ne tient au haut de l'arbre que par une vis en *D*, & l'autre au porte-feuillet en *B*. — PLANCHE 124.

La Figure 9 représente le porte-feuillet vu de côté. En *d* est le quarré qui s'ajuste dans le trou de la noix *b*, *Fig.* 8: on voit en *c* la fente qui reçoit le bout du feuillet, comme on le voit à plat en *B*, *Fig.* 8.

La Figure 10 représente l'écrou séparé; & on le voit en sa place en *A*, *Fig.* 8.

La Figure 11, *Pl.* 125, représente la plus petite Scie: elle sert à faire l'amputation d'un doigt, ou du bras d'un enfant: on s'en sert aussi pour scier des esquilles. Elle est faite sur les mêmes principes d'une grande, puisqu'elle n'en differe que par son volume. Le prix le plus ordinaire d'une Scie à amputation, est de 24 liv. & la Figure 11 n'en doit valoir que 15.

ARTICLE SECOND.

Des Instruments tranchants pour les amputations, qui sont les Couteaux courbes & les inter-osseux.

PLANCHE 124.

DANS les amputations, les Scies ne servent qu'à scier les os après qu'on a coupé les chairs avec des Couteaux de différentes formes; ces formes se réduisent à trois.

La Figure 12, *Pl.* 123, représente le Couteau droit pour l'opération à lambeaux: il n'a qu'un tranchant qui est à sa partie droite *k*. Il est fait sur les mêmes principes du Couteau à gaîne; il est emmanché de même; mais son tranchant doit être semblable à celui du Bistouri. Le prix des Couteaux à lambeaux est de 2 liv.

La Figure 13 représente le Couteau inter-osseux: il sert à couper les chairs entre les os. Il est emmanché comme le précédent; mais il a deux tranchants, séparés par une vive-arête jusqu'aux deux tiers de la lame *f*, où se trouve une partie avec un dos, qui sert à appuyer le doigt pour conduire l'instrument avec sûreté. Le prix de ce dernier est de 2 liv.

La Figure 14 représente le petit Couteau courbe pour couper les chairs d'un doigt, &c. Il est emmanché comme un Couteau à gaîne, mais avec un rouleau au bout du manche *E*, pour procurer de la fermeté dans la main. Le prix de ce dernier est de 3 liv.

La Figure 15 représente le moyen Couteau courbe, pour l'amputation du bras & de la jambe.

La Figure 16 en représente un semblable, mais plus grand, parce qu'il est destiné à couper les chairs de la cuisse. Les tranchants des Couteaux courbes sont sur la partie concave, & leur dos est sur la convexité. On forge ces instruments sur les principes de la Serpette (*Chap.* XXII, premiere Partie), quant aux lames; mais pour les queues, c'est comme le Couteau à gaîne, (*Chap.* XXIII), parce qu'il faut relever les mîtres pour qu'elles s'ajustent sur les manches.

L'épaisseur du dos doit être d'une ligne & demie près la mître *G*; la largeur est de 15, à 16 lignes dans son plus large *e E*, & il diminue insensiblement jusqu'à la pointe: il en est de même pour l'épaisseur. Ces instruments souffrent beaucoup à la trempe, parce que la largeur differe considérablement de l'épaisseur: voici les moyens d'éviter bien des accidents qui arriveroient en les travaillant.

Plusieurs Artistes sont dans l'usage de faire des étoffes de trois lames d'acier entre deux lames de fer; de-là viennent bien des difficultés qui naissent de la largeur de ces instruments. Pour peu que la couverture de fer soit plus forte dans un endroit que dans un autre, on sort la piece de la trempe toute gauche & formant

formant l'aîle de moulin, ou souvent en S (*). Il est donc clair que par rapport à la trempe, le moins sujet à erreur est de forger les larges Couteaux à amputations, tout d'acier pur, en observant de les battre bien d'à-plomb, & les rabattre avec égalité, c'est-à-dire, de donner autant de coups de marteau sur le dos que sur le milieu de la lame & sur le tranchant, & tenir la piece droite en la forgeant.

On les fait recuire pour les limer par rapport aux mîtres; mais au sortir du feu, étant froids, il faut écrouir la lame légérement le long du dos, c'est ce qui garantit le tranchant, & empêche qu'il ne se casse à la trempe; mais si l'on battoit le dos avec excès, ce dos même se casseroit au lieu du tranchant. Le grand secret est donc d'en resserrer les pores & les molécules de la matiere, mais non pas de les aigrir par de forts coups de marteau.

Il faut tremper cet instrument couleur de cerise, le tremper dans un grand seau d'eau, afin que la piece soit à son aise pour pouvoir obéir aux efforts que lui occasionne le refroidissement subit; il faut après cela le recuire avec de fortes tenailles: voyez le Chapitre XIV, & Pl. 18, premiere Partie. Ce recuit doit être couleur d'eau tout le long du dos, de 2 ou 3 lignes de largeur; alors le milieu se trouvera violet, & le tranchant couleur d'or; par ce moyen on aura un bon instrument. Il faut l'émoudre sur une meule de 20 à 24 pouces de hauteur, de même que la polissoire: le tranchant doit plier sur l'ongle, non pas comme celui d'un Rasoir, mais comme celui du Bistouri. La pierre à Rasoir est propre pour l'affiler; mais pour la plus grande perfection, il faut lui donner les derniers coups sur les pierres à Lancettes. Chacun des Couteaux courbes, tant pour le bras que pour la cuisse, sont du prix de 6 liv. la piece.

ARTICLE TROISIEME.

Des Tenailles incisives, & du Valet à Patin.

EN Chirurgie on se sert de Tenailles ou Pinces incisives, pour amputer les doigts dans les articulations, pour couper des esquilles, des nerfs, &c. On en fait de trois formes, comme nous allons les voir. PLANCHE 125.

La Figure 17, *Pl.* 124, représente les Pinces incisives droites, composées de deux branches semblables, unies à jonction passée. En *K*, sont les parties tranchantes. A l'une des branches est ajusté un ressort fixé par une vis pour tenir les tranchants ouverts; enfin c'est une espece de Pinces à rogner les ongles, mais plus fortes du double, lesquelles étant faites d'acier pur & bien travaillées, valent 6 liv.

La Figure 18 représente les moyennes Pinces incisives, ajustées aussi à jonction passée: ses tranchants sont en *A*.

(*) Le fer se raccourcit plus que l'acier, non pas tant par son volume naturel, mais parce qu'il se dilate plus que lui au feu; par conséquent le refroidissement subit opérant également sur les deux matieres, la plus tenace entraîne la plus frêle; or, on sait que le fer est plus tenace que l'acier, puisque ce dernier est cassant.

La Figure 19 repréſente les fortes Pinces ou Tenailles inciſives, ajuſtées auſſi à jonction paſſée; la partie tranchante eſt fort longue, puiſqu'elle regne depuis *a* juſqu'en *b*. Cette forme convient à l'amputation d'un doigt dans l'articulation, en ce que la pointe *b* excede l'épaiſſeur des branches depuis la ligne *B*; par ce moyen l'inſtrument ſe place à la premiere phalange, & laiſſe le doigt libre entre *c d*; & la partie tranchante de *B* en *b*, ſuffit pour faire l'amputation.

Cet inſtrument eſt, aſſurément, préférable à la méthode de Scultet, qui amputa un orteil avec un Fermoir de Menuiſier, ſur lequel il frappoit à coups de maillet.

Les Tenailles inciſives ſe font ſur les principes du Davier: on les forge d'acier pur; pour les fortes, il faut une barre d'un pouce en quarré. Après les avoir forgées & paſſées comme il eſt indiqué au Chapitre 38 Article 3, il faut donner toute ſon attention à faire joindre exactement les tranchants, en les dreſſant & les ajuſtant avec des limes convenables, & bien adoucir la piece avant de la tremper.

Sur vingt qu'on tremperoit dans l'eau, on riſqueroit d'en perdre 15; parce que pour peu que les tranchants ſe voilaſſent, il ſeroit impoſſible de les redreſſer & de les faire obéir au marteau, ſur-tout en leur conſervant la dureté dont ces deux branches ont beſoin, puiſque le ſeul battement des deux tranchants enſemble, ſuffiroit pour les émouſſer au point de ne pouvoir plus couper un nerf. Il convient donc, pour faire cet inſtrument bon, de le tremper dans l'huile; mais il en faut un volume ſuffiſant pour éteindre la piece ſans que la liqueur s'échauffe, autrement elle ne durciroit pas: il en faut au moins 15 livres. Ayant fait chauffer la piece un degré de plus que pour la tremper dans l'eau, plongez-la dans l'huile: promenez-la long-temps & lentement, & ne la ſortez qu'après 3 ou 4 minutes; parce qu'il eſt à remarquer que l'huile garde long-temps la piece ſans l'éteindre: de là naît la preuve que la trempe à l'huile ou à la graiſſe n'eſt pas auſſi dure que celle à l'eau, parce que le refroidiſſement eſt plus lent. Au ſortir de la trempe, il faut ſonder le degré de dureté de la piece: prenez une lime bâtarde, & pour peu que la piece ſe laiſſe entamer, n'y donnez point de recuit; mais ſi la piece eſt abſolument auſſi dure que la lime, (ce qui eſt rare) il faut lui donner un recuit couleur de paille ſeulement. Le prix de chaque Pince inciſive eſt de 12 liv.

Il ne faut point de meules pour faire les tranchants de ces inſtruments; ils doivent être faits à la lime avant de les tremper; car après on n'a d'autre reſſource que la pierre du Levant à l'huile, pour réparer les imperfections & faire les tranchants vifs: on s'aſſure qu'ils coupent bien, en eſſayant s'ils coupent les ongles avec douceur & netteté.

La Figure 20 repréſente le Valet à Patin, compoſé de deux branches ſemblables, unies à charniere, & garnies d'un reſſort qui tient l'inſtrument toujours fermé; l'intérieur des branches *h* eſt dentelé, & les dents s'ajuſtent les unes dans les autres, pour tenir un vaisseau pendant qu'on fait la ligature d'un autre. C'est l'instrument auxiliaire dans l'amputation; aussi il porte le nom de *Valet à Patin*; sans doute que son Auteur s'appelloit *Patin*: on n'en juge ici que par conjecture. Le Valet à Patin est du prix de 6 liv.

ARTICLE QUATRIEME.

Du Garrot, du Tourniquet de M. Petit, & de celui en cuivre.

A l'amputation d'un membre, succedent les hémorrhagies, qui sont toujours dangereuses. Anciennement on se servoit d'un Garrot. Je ne représente pas les figures, parce que je les crois inutiles : elles consistent en deux morceaux de bois de 5 ou 6 pouces de long, d'un pouce ou environ de diametre, & ronds; ensuite de deux plaques de corne de 3 pouces en quarré, les angles abattus; la forme est concave d'un côté, & convexe de l'autre, & d'une ligne d'épaisseur ou environ; ensuite une lisiere ou jarretiere de 3 pieds de longueur. Or, les Garrots ou morceaux de bois servent à lier le membre & à arrêter les hémorrhagies par la compression des deux plaques de corne.

M. Petit imagina un instrument pour le substituer au Garrot, & il lui donna le nom de *Tourniquet*: il l'exécuta en bois; mais depuis 14 ou 15 années on le fait en cuivre jaune, ce qui diminue considérablement le volume sans le rendre plus pesant; au contraire, il en est beaucoup plus maniable. Enfin le Tourniquet, tel qu'on le fait aujourd'hui, est généralement applaudi de toute la Chirurgie : il est représenté par la Figure 1, & est composé de trois plaques de cuivre, d'une vis, de deux coussins, d'une lisiere ou jarretiere, & d'une boucle. PLANCHE 126.

Supposons le membre qu'on veut comprimer entre les deux coussins *a* & *B*, *a* appuyant en dessous, & *B* en dessus; si l'on tourne la vis par les ailes *A A*, de gauche à droite, la premiere platine *c c* monte & force la platine de dessous *a*, à comprimer, parce que la jarretiere *e e e e*, passant au-dessous de cette platine *a*, & par-dessous les pontons *c c*, se trouve fixée & arrêtée par la boucle *d*; en *F* est une boutonniere pour donner passage à la noix *E*; nous allons en donner les développements dans les Figures suivantes.

La Figure 2 fait voir la vis de 4 lignes de diametre; ayant fendu la tête *l*, on rapporte la platine *A A* pour faire les ailes de la vis (*); on la perce d'un trou en *h*, *Fig.* 3, pour les assujettir ensemble par un clou, & on les soude bien; après cela on taraude la vis avec la filiere double. Au bout de la vis *H*, *Fig.* 2, est un pivot réservé pour être rivé sur une molette au-dessous de la platine fixe *K*,

(*) Quand on a des Fondeurs à portée, on a plutôt fait de faire jetter en moule la vis ainsi que la noix, *Fig.* 7.

Plusieurs Chirurgiens exigent que la vis soit à pas doubles, afin de monter plus vîte; mais c'est un défaut essentiel, parce qu'elle est sujette à se lâcher d'elle-même.

Fig. 3; mais il faut faire attention que la platine mobile, *Fig.* 4, doit être en ſa place en *j j*, avant de fixer la vis à demeure par la rivure.

Les deux branches cylindriques *j j*, ſont de fer, fixées & rivées à la platine; leur effet eſt de laiſſer tourner la vis ſans que la platine mobile tourne : pour cela la platine eſt percée de deux trous en *i i*, pour couler librement ſur les branches *c c*, *Fig.* 1, ou *i j*, *Fig.* 3.

La platine eſt percée de petits trous tout autour & ſur les bords, pour y coudre & y attacher, avec une aiguille & du fil, le couſſin repréſenté par la Figure 5, & comme on le voit en ſa place en *B*, *Fig.* 1.

La Figure 4 repréſente la platine mobile & ſupérieure; *m m* font voir les pontons par où paſſe la jarretiere; & la Figure 6 fait voir la forme des pontons où ſont réſervés deux tenons *n n*, pour être rivés ſur la platine. En *m m*, *Fig.* 4, on voit la noix taraudée pour recevoir la vis. Cette noix eſt repréſentée ſéparément par la Figure 7; après l'avoir percée & taraudée, il faut limer le bout *M* quarrément, pour l'aſſujettir par la rivure & la ſoudure ſur la platine, comme en *L*.

La Figure 8 repréſente la platine inférieure & mobile plus petite que les autres; c'eſt ſur elle qu'eſt couſu le couſſin *Fig.* 9 : on voit deux pontons *o o*, deſtinés à recevoir la jarretiere en deſſous *a e e*, *Fig.* 1.

La jarretiere eſt de fil fort ou de filoſelle : elle porte 3 pieds de long, & 8 lignes de large; c'eſt l'ouvrage d'un Boutonnier, qui la fait au boiſſeau : c'eſt le terme de leur Art.

Les couſſins ſont l'ouvrage des Maîtreſſes Coutelieres; je les fais faire avec de la peau de mouton apprêtée à l'huile. Après avoir fait une eſpece de ſac, il faut le remplir avec du coton, le bien bourrer avec une baguette, & le faire auſſi dur qu'il eſt poſſible; après l'avoir fermé, on le coud ſur la platine à la faveur des trous dont nous avons parlé.

Le Tourniquet dont nous venons de faire la deſcription, ſert pour l'amputation des bras : on en fait qui ont un quart ou tout au plus un tiers de force de plus, & ces derniers ſervent pour la cuiſſe.

On en fait un troiſieme & un quatrieme, l'un d'un tiers, & l'autre de moitié plus petits, qui doivent ſervir pour un doigt ou pour de petits bras d'enfants. Au reſte, ils ne doivent différer que par le volume; ainſi il nous ſuffit d'en avoir décrit & repréſenté un. Le prix d'un Tourniquet en cuivre tout garni, eſt de 12 liv.

ARTICLE

ARTICLE CINQUIEME.

Du Tourniquet Anglois.

J'APPRIS qu'on avoit imaginé un Tourniquet en Angleterre : sur le bien qu'on m'en dit, & sur la description qu'on m'en fit, j'en fis venir un pour le connoître & pour en augmenter notre arcenal. Cette machine est représentée par la Figure 1 ; c'est un Tourniquet à manivelle, comme nous allons le voir par les développements, lesquels sont partie en fer, partie en cuivre, & partie en bois. PLANCHE 127.

La Figure 2 fait voir un arbre cylindrique, sur lequel sont ajustées deux roues, l'une *d*, qui est un rochet de cliquetage, & l'autre *E*, qui est une roue de vis sans fin. On voit en *A*, *Fig.* 1, le cliquetage ; en *D*, l'arbre ; & dans la boîte *B* est renfermée la roue de vis sans fin. Ce même arbre, *Fig.* 2, est fenêtré en *c* pour recevoir la jarretiere ou lisiere, ainsi qu'on l'a représenté en *D*.

La Figure 3 représente l'intérieur du mouvement vu à découvert, c'est-à-dire, que la boîte, *Fig. 6*, en est ôtée ; la roue F, *Fig.* 3, porte 15 dents faites un peu obliquement, pour qu'elles s'engrenent parfaitement avec la vis sans fin *e*, qui, par le moyen de la manivelle G, fait tourner l'arbre *D*, *Fig.* 1, suivant la volonté de l'Opérateur.

La Figure 4 représente la vis sans fin : elle est d'acier. Au bout *o* est un pivot qui se loge dans une noix *N*, *Fig.* 3, percée en cul-de-sac. En *M*, *Fig.* 3, est un piton, dans lequel passe & tourne la partie cylindrique *P*, *Fig.* 4, qui y est assujettie par une portée. La manivelle *G*, *Fig.* 3, est retenue sur l'extrémité supérieure & quarrée de la vis sans fin : elle y est fixée par l'écrou *R*, *Fig.* 4. Tout le mouvement est renfermé par une boîte de cuivre représentée par la Figure 6, qui s'assujettit à la platine par deux vis représentées en *L L*. L'entaille *S*, que l'on remarque à la boîte, *Fig.* 6, est faite pour donner passage à la tige de la vis sans fin.

La Figure 5 représente la platine de derriere vue de face, sur l'extérieur de laquelle est ajusté le cliquetage, composé d'un rochet, d'un cliquet & d'un ressort. Le tout est destiné à empêcher que l'arbre ne puisse détourner, ce qui feroit lâcher la jarretiere, qui fait pression autour du membre, auquel le Tourniquet est appliqué. En *h*, on voit que le bout du cliquet s'engage dans les dents du rochet ; le cliquet y est maintenu par l'élasticité du ressort, dont le bout *r* fait pression sur le cliquet même. Ce ressort ne peut lâcher que quand on appuie sur la queue *j* du cliquet, pour le dégager de la denture du rochet *h* ; ce cliquet est assujetti à la platine par une vis en *i*, qui lui sert d'axe. Le ressort est fixé sur la platine par le moyen d'une vis en *K*, & par un pied à l'endroit *l*. En *ttt*, *Fig.* 3, ainsi qu'à la Figure 5, sont les trous faits sur les platines, pour recevoir les pivots des piliers vus en *TTT*, *Fig.* 1 : ils ſont d'acier ou de fer ; leur uſage eſt de monter & arrêter les deux platines enſemble, afin que l'arbre du milieu D puiſſe tourner ; & afin qu'il faſſe ſa fonction librement & avec facilité, il faut un peu de jeu entre ſes pivots & les deux platines ; outre ces trois arbres, il y a une troiſieme platine ſoudée en deſſous aux deux autres, ainſi qu'on la voit en *a a*. Elle eſt un peu concave, & fait l'effet de la platine de corne du Garrot : elle eſt percée de petits trous tout autour, & laiſſe la liberté d'y coudre un couſſin ou de n'y en point coudre, parce que l'intention de l'Auteur eſt de ne pas ſe ſervir de couſſin ou matelas ; il préfere de mettre ſeulement un linge plié en quatre ou cinq doubles ſur le membre, & faire la preſſion ſur ce ſimple tampon. En *Q* eſt une boucle qui ſert à ſerrer la jarretiere, avant de tourner la manivelle pour forcer la preſſion ; de ſorte que quand on fait tourner la manivelle, la jarretiere ſe pelotonne autour de l'arbre en *D*, ce qui fait monter & comprimer le couſſin *V*, attendu qu'il eſt embraſſé par la jarretiere en paſſant par-deſſous *u*.

La Figure 7 repréſente le grand couſſin, & la Figure 8 le petit, pour être ajuſtés à la jarretiere ſelon que le cas l'exige, tantôt le grand, & tantôt le petit : ils ſont faits en bois de noyer, ſur lequel ſont ajuſtés deux cramponets de cuivre, comme on les voit en *x x*, fixés par deux vis en bois, & dont la tête eſt noyée. L'uſage de ces brides eſt de recevoir la jarretiere, la contenir & lui laiſſer du jeu pour pouvoir couler ſans trop de frottement.

Toutes les platines & les roues de cet inſtrument ſont de cuivre jaune ; l'arbre, les trois piliers & la vis ſans fin, ſont d'acier, ainſi que le cliquet, le reſſort & les vis. Les couſſins ne ſont garnis d'aucune choſe, le bois eſt à nud ſur le membre, à moins qu'on n'y mette du linge en quatre ou cinq doubles ; au reſte le côté où le bois fait preſſion, eſt très-poli & arrondi ſur tous les ſens dans la forme d'une amande. Le prix de ce Tourniquet eſt de 36 liv. du moins c'eſt ce qu'il m'a coûté en le faiſant acheter à Londres.

Article Sixieme.

Du Tourniquet de M. Belloq, pour arrêter l'hémorrhagie de l'artere intercoſtale ; & de la Plaque de M. Lotteri, pour la même opération.

Planche 128.

Quoique les trois inſtruments que nous allons décrire, ne faſſent point partie de ceux des amputations ; cependant comme ils ſont deſtinés aux mêmes fins que les Tourniquets, c'eſt-à-dire, à arrêter les hémorrhagies, nous pouvons les placer à la ſuite des Tourniquets ſervant dans les amputations.

La Figure 1 repréſente un Tourniquet imaginé par M. Belloq, pour arrêter le ſang de l'artere intercoſtale. Cette figure repréſente l'inſtrument en perſpective, pour donner lieu à en diſtinguer toutes les pieces, & connoître leurs mouvements & leurs fonctions. L'inſtrument eſt compoſé de trois platines & de deux vis; la branche maîtresse est brisée en *A* par une charniere qu'on distingue mieux en *a*, *Fig.* 2. Cette Figure représente l'instrument sur le côté, où l'on voit les épaisseurs de toutes les pieces; la branche est renversée par le moyen de la charniere : c'est dans cette disposition qu'il le faut, pour faciliter l'introduction de la platine supérieure *B* sous la côte; pour cet effet la platine inférieure *C D* descend plus bas que la charniere; & pour accélérer ce mouvement, on a retranché les filets de *d* jusqu'en haut; de sorte qu'après avoir introduit l'instrument, on fait remonter la platine *C D*, qui se trouve placée de deux lignes au-dessus de la charniere *a*, avant que le filet *d* de la vis ait atteint la noix *e*, pour s'y visser; de plus, on voit que les pas ou filets de la vis *d*, sont bien écartés les uns des autres: c'est pour procurer une plus grande vîtesse. Cette vis est fixée à la platine inférieure *C D*, en *G*, par une rivure un peu forte; mais le pivot doit être mobile dans le trou, & tourner librement.

La Figure 3 représente la branche au bout de laquelle est la platine supérieure, qu'on voit comme redressée pour la faire mieux entendre. L'extrémité *f*, représente la charniere femelle, dont on voit la fonction en *A*, *Fig.* 1. La branche *f i*, *Fig.* 3, est fenêtrée en *i* dans son milieu, pour recevoir la queue *H* de la platine *h*, comme on voit en *H h*, *Fig.* 1; & cette platine *H h* est fixée à la branche maîtresse, *Fig.* 1, par une goupille que l'on voit en *K*, mais qui laisse toute la liberté de basculer par le seul poids de la queue *H*. Cette platine *H h*, est représentée séparément par la Figure 4, & de côté pour en faire voir l'épaisseur & la courbure. La Figure 10 la représente dans sa largeur.

La Figure 5 représente en perspective la platine inférieure dans sa largeur; elle coule aisément sur la branche *A K*, *Fig.* 1, & cela par le moyen d'un trou quarré *N*, ajusté sur la branche & ayant un peu de jeu. Ce trou *N* est à jour en *o*, *Fig.* 5, pour donner passage à la queue *H*, *Fig.* 1, de la platine *h*. En *L*, *Fig.* 5, est un talon pris sur piece & percé, pour donner passage au pivot de la vis fenêtrée, comme on le voit en *M*, *Fig.* 1; l'extrémité *p*, *Fig.* 5, est coudée en équerre, & le bout forme la noix de la vis *m M*, comme on le voit en *c j*, *Fig.* 1.

La Figure 6 représente la vis, terminée en pivot qui est rivé en *y*, dans le trou de la piece fenêtrée *q y*: on y voit la rivure qui doit laisser tourner librement le pivot dans le trou. C'est cette fenêtre qui donne passage au pivot de la maîtresse vis *Q*, *Fig.* 1, qui doit être rivé librement au milieu de la platine inférieure *C*, comme on le voit en *G*, *Fig.* 2; enfin la fenêtre *y* est terminée par un long pivot *q*, *Fig.* 6, qui coule aisément dans le trou du talon *M*, *Fig.* 1. Et enfin pour éclaircir le méchanisme de cet instrument, j'ajouterai qu'après qu'on a introduit la platine supérieure sous la côte, & qu'on a saisi l'artere, la platine à queue *h*, se porte par-dessus la côte; alors la platine inférieure *C D*, conduite par la maîtresse vis, monte & presse la platine à queue, & la force à comprimer l'artere & la côte; mais cette derniere platine seroit sujette à varier; pour s'y opposer, on tourne la vis *m*, *Fig.* 1, jusqu'à ce que le pivot *M* ait atteint la queue *H* de la platine mobile, & la contienne au degré de pression nécessaire.

On voit que toutes les platines sont percées de trous tout autour: c'est à dessein de matelasser toutes les surfaces qui doivent comprimer.

La Figure 7 représente une plaque d'acier poli & fenêtrée; c'est un instrument imaginé par M. Lotteri (*), pour arrêter le sang de l'artere intercostale. La Figure 8 représente tout à la fois l'épaisseur exacte, & les deux coudes à angles arrondis; d'ailleurs toutes les surfaces & les arêtes sont bien arrondies & polies.

Revenons à la Figure 7: 1, 2, 3, 4, sont des trous percés à jour, afin de matelasser cette partie soit avec du taffetas ou de la peau mince; en 5 est un trou ovale pour procurer la sortie du sang épanché dans la poitrine. Sur la partie large de la plaque, en 7, 8, sont deux fenêtres destinées à recevoir une ligature pour fixer l'instrument en place, c'est-à-dire, au-dehors de la poitrine, tandis que la partie coudée *P*, *Fig.* 8, est passée au-dessous de la côte; & si l'on craint que la ligature ou bande soit sujette à glisser ou à lâcher, on a fait deux trous au bas des fenêtres pour assujettir la bande par trois ou quatre points de couture; du reste la plaque est d'acier bien poli, mais point trempé. Le prix du Tourniquet de M. Belloq, est de 24 livres; & la plaque de M. Lotteri, de 3 liv.

Article Septieme.

Bandage ou Machine pour la saignée de la jugulaire.

Planche 128.

Pour saigner aux veines jugulaires, on n'a pas l'aisance de bander le col comme on bande le bras. Pour faciliter l'opération, M. Chaber, Maître Chirurgien de Paris, a imaginé une Machine à cet effet. Elle est représentée par la Figure 9: elle est faite d'acier garni de peau, qui fait l'office d'une ligature à saigner. Ce sont deux branches semblables, unies par une charniere en *T*, & dont les branches sont arrondies en amande dans leur partie concave *u V*, & applatie sur leur convexité; leur courbure est représentée au naturel: elles sont couvertes, dans toute leur longueur de peau apprêtée à l'huile, excepté la partie du bas, qui se termine en crémaillere; le bout de la branche *z* est pris sur piece, & applati de deux pouces de longueur, ensuite coudé pour faire le ressort de la partie dentée *t*; l'autre branche est fenêtrée en *x*, pour recevoir la crémaillere.

La Figure *Z* représente un matelas ou coussin qui s'applique sur la veine jugulaire, & qui doit la comprimer pour l'instant de l'opération. Ce coussin s'attache assez lâche dans la partie concave des branches, comme on le voit en *V*, pour pouvoir le faire avancer & reculer sans être obligé de détacher les cordons. Pour faire ce coussin, coupez un morceau de peau de 15 lignes de diametre, qui

(*) Chirurgien des Gardes-du-Corps de Sa Majesté le Roi de Sardaigne.

fera

fera la partie concave du coussin; coupez encore un autre morceau de peau d'un tiers de diametre plus grand que le premier, ce qui fera la partie convexe du coussin; cousez ces deux pieces par les bords & tout autour, après avoir garni & fait entrer entre-deux autant de coton qu'il sera possible, pour leur donner un peu de dureté. Vous lui donnerez de ce côté une surface convexe, & de l'autre vous lui ferez prendre la forme des branches; cousez deux brides du côté qui doit être appliqué, une de chaque côté *r*, contre les branches, afin d'y passer des cordons pour fixer les coussins aux branches.

Excepté les garnitures de peau, l'instrument est tout d'acier, dont on émousse & on arrondit toutes les vives-arêtes & les angles; quant à la trempe, il importe que la partie *z*, qui fait ressort, soit trempée, mais recuite bien bleue ou à l'huile brûlée: le reste des branches n'en a pas besoin. Le prix de ce Bandage est de 12 liv.

ARTICLE HUITIEME.

Du Glossocome de M. Petit, ou Machine pour les luxations.

ON compte plusieurs Machines pour les luxations; mais il n'y a que celle-ci dont le Coutelier doive, par état, diriger l'exécution; ainsi nous nous bornerons à parler ici de celle qui a été imaginée par M. Petit. Voyez-la dans les Mémoires de l'Académie Royale des Sciences. PLANCHE 129.

La Figure 1 représente cette Machine vue de face & sur sa largeur; & la Figure 2 la représente de côté sur son épaisseur. Ces deux Figures ne représentent la Machine qu'en petit; car sa grandeur naturelle est de 5 pieds: voyez-en toutes les dimensions sur l'échelle qui est au bas de la Planche.

Les Figures 4, 5, 6, 7, 8, 9, 10, sont dessinées sur une échelle double, pour faire mieux entendre le détail des petites pieces.

Le corps du Glossocome est de bois de chêne *AA*, *BB*, *bb*, *Fig.* 1: il se sépare en deux parties en *aa*; les parties *CC*, *CC*, *dd*, qui ressemblent à des cornes, sont représentées séparément par la Figure 3; & il convient qu'elles soient faites avec du bois de noyer: elles s'ajustent sur la boîte en *aa*, *Fig.* 1 & 2, par deux tenons quarrés *DD*, *Fig.* 3, retenus dans les mortaises représentées en *EE*, *Fig.* 7, qui fait voir la tête de la boîte du côté de *aa*, *Fig.* 1 & 2; c'est au Menuisier à qui il appartient de faire tout ce corps, comme étant de bois.

La premiere opération que doit faire le Coutelier, c'est d'ajuster une bride de cuivre en forme de virole, dont la largeur est représentée par *aaa*, & l'épaisseur ainsi que la forme, sont vues par le pourtour de la Figure 7; sans cette forte bride, le bois seroit en danger de s'éclatter dans l'opération.

Pour recevoir les languettes des mouffles & les contenir solidement, il faut ajuster quatre tringles de fer quarrées, dont deux de chaque côté vues par le bout en *e*, *e*, *e*, *e*, laissant l'espace en *ff*, ce qui forme deux rainures pour recevoir les languettes *GG* de la mouffle, *Fig. 6*; ces tringles de fer sont ajustées sur les parois intérieures de la boîte depuis *A* jusqu'en *a*, *Fig.* 1, & assujetties chacune par quatre vis en bois, & à têtes noyées dans le fer.

La Figure 4 représente la mouffle de face, & la Figure 5 la représente de côté; par ces deux Figures on voit toutes les dimensions & les formes mieux que nous ne pourrions l'expliquer: on juge aisément qu'en exécutant cette mouffle au moyen d'un nombre de soudures, l'ouvrage seroit de longue haleine, & même ne seroit pas solide. Il convient donc de faire le modele en bois bien juste, & le faire jetter en fonte en cuivre jaune par un Fondeur: il en faut faire de même pour les poulies. Je suis dans l'usage de faire travailler ainsi la cage seulement; ensuite je rapporte trois lames ou séparations de cuivre qui entrent d'une bonne ligne dans la chape, & sont ensuite soudées en soudure forte ou d'argent: ces trois lames sont vues en 1, 2, 3, *Fig.* 8; par ce moyen les poulies sont bien solidement maintenues & séparées.

Quand les poulies sont fondues & moulées, on n'a que peu d'ouvrage à leur faire au tour, sur lequel on les met au moyen d'un mandrin qu'on fait entrer à force dans leurs trous, & on pose les huit poulies dans leur chape, par deux goupilles d'acier d'une ligne & demie de diametre.

La premiere mouffle est placée au bout *AA*, *Fig.* 1, & assujettie par une forte vis en bois, qui traverse le gros anneau. La seconde est en liberté dans la boîte; en 5, 6, le gros anneau tourné vers les cornes 5; & le petit 6, vis-à-vis la premiere mouffle 7, pour les raisons que nous expliquerons.

La Figure 1 représente en *BB*, le moulinet vu de face; & la Figure 2 le fait voir de côté: on voit le cordon *H*, *H*, qui va joindre la bobine du moulinet en *h*, & s'y roule dessus lorsqu'on tourne la manivelle.

La Figure 9 représente le moulinet sous un troisieme point de vue: en *i* est un trou percé au travers de la bobine sans passer sur l'axe pour recevoir un bout du cordon qui y est arrêté par un nœud fait au bout. Ce moulinet est composé de trois pieces; la bobine, aussi bien que ses deux axes, sont de fer & de la même piece: on peut aussi faire la bobine en bois de noyer, moyennant qu'on ajustera quarrément un arbre de fer; mais de quelque nature que soit le cylindre, il faut ajuster deux platines *KK* en cuivre, pour contenir le cordon; l'axe du cylindre est porté sur deux supports *jj*, qui sont rivés & soudés sur deux lames de cuivre de 3 lignes d'épaisseur, qui étant entaillées dans le bois & fortement arrêtées par deux bonnes vis à têtes noyées, comme on les voit par les points *MM*, *Fig.* 2, rendent ces deux supports très-solides.

Les deux extrémités de l'axe du cylindre ont chacune leur destination; le bout *L* est le quarré qui reçoit la manivelle; & sur l'autre *N*, est ajusté un rochet.

La Figure 10 représente les pieces qui composent un cliquetage: on voit le rochet en plan, ce qui fait remarquer que les dents sont en pente, afin que le rochet soit retenu par le cliquet *p*. En *Q*, est placée la vis fixe, qui sert d'axe au cliquet *Q*; & en *p*, est un bout applati du cliquet, pour former ce qu'on appelle *la piece de pouce*, qu'on baisse pour faire quitter l'engrenage; le ressort est arrêté par une vis en *q*, avec un pied au-dessous du bout *r*. Il nous reste à parler du cordon, des matelas, des lisieres, &c.

Le cordon est fait par un Boutonnier: il a 3 lignes de diametre, & 44 pieds de longueur; s'il est fait de soie de Grenade, il coûte 30 liv. & en soie de Capiton, 15 liv. (*)

La Figure 11 représente le premier matelas fait de coutil double, autour duquel on fait des œillets; & les deux extrémités *S S* sont fermées comme des poches. Ce premier doit être revêtu par un autre matelas représenté par la Figure 12. Ce dernier est fait avec de la peau de mouton apprêtée à l'huile, & on choisit la plus épaisse: après en avoir coupé quatre bandes, il faut les coudre par les bords, & garnir l'entre-deux avec du coton, qu'il faut piquer & contenir par des points semblables à ceux des matelats de lit. Ayant fait deux matelats des quatre bandes, il faut les joindre par les deux extrémités, en poche, de même que le premier; ensuite on les fixe ensemble par les deux poches seulement. Tout cela est fait pour que pendant que la Machine force beaucoup, le membre soit posé mollement sur ce matelas, qui est destiné à être placé au bout des cornes, ainsi qu'on le voit ponctué en *x*, *Fig.* 1: on voit exactement la destination des poches *S S* de la Figure 11: elles sont au bout des cornes *X X*.

En certains cas on joint deux béquilles, ainsi que le représente la Figure 3; pour cet effet les béquilles entrent à tenon au bout des cornes, ainsi que la Figure 2 l'indique en *Z*. L'on voit aussi la béquille *z* à côté du tenon.

La Figure 13 représente un autre matelas garni de ses lisieres, le tout destiné à attacher le membre qui doit être tiré par la mouffle; la partie *yyy* montre le matelas fait avec de la peau de mouton, & bien garni en dedans avec du coton piqué en points de matelas: il doit avoir 5 ou 6 lignes d'épaisseur sans le presser entre les doigts; & c'est sur ce matelas que sont attachées les lisieres suivantes.

La premiere lisiere est appliquée sur le matelas: elle doit avoir trois pieds de longueur & 9 lignes de large; elle est marquée par les lettres *u*, *u*, *u*, *u*, *u*, & les deux bouts sont plus longs que le matelas.

La seconde lisiere est représentée par *vvv*, en bride, & elle doit avoir 2 pieds de longueur: elle est assujettie à la premiere comme l'on voit en *Y Y*.

La troisieme lisiere doit avoir 4 pieds de long, avec des boutonnieres à 6 pouces de distance l'une de l'autre, représentées par les huit chiffres; les deux extrémités sont terminées par deux glands, dont l'un est passé dans une boutonniere en *F*, & tient la seconde lisiere en *g*.

(*) Soie de Grenade & soie de Capiton, sont des termes de Marchand, qui désignent les qualités de la soie. J'ai fait usage des deux especes, & je les ai vu renfermer autant d'avantage l'une que l'autre; ainsi on peut épargner 15 liv. sans aucune crainte.

Ces lisieres sont faites par un Boutonnier: ils appellent cette espece *Jarretieres au boisseau.* On peut les faire en soie de Grenade ou de Capiton, selon le prix que l'on veut y mettre.

Le cordon peut se passer de plusieurs manieres dans les poulies; mais voici la plus convenable: placez les deux porte-poulies sur une table; que les deux petits anneaux se regardent comme le représentent *6*, *7*, de la Figure 1, à la distance de trois pieds ou environ; commencez d'abord par nouer un bout du cordon à l'anneau *6*, qu'il y soit à demeure; prenez ensuite l'autre bout du cordon: passez-le par-dessous la petite poulie *I*, pour le reprendre par-dessus, & le présenter par-dessus à la poulie 2, après le passer sous la poulie 3, le reprendre en dessus, le porter sous la poulie 4, le reprendre par-dessus pour le porter sous la cinquieme petite poulie, ainsi des autres; suivez cette marche jusqu'à la seizieme en *16*, qui fait la derniere; ce qui étant exécuté, prenez les deux mouffles, un de chaque main, mettez-les à leur place en les présentant à la tête de la boîte représentée par *ff*, *Fig.* 7; fixez celle du bas *A A*, par la vis qui traverse l'anneau; prenez ensuite le dernier bout du cordon, pour le passer au trou de la bobine *i*, & l'arrêtez par un nœud; après cela faites tourner le moulinet jusqu'à ce que l'excédent du cordon soit rangé autour de la bobine & qu'il soit tendu; & afin que les cordons ne se mêlent pas ensemble, il convient de les tenir toujours tendus. J'ai pour maxime de mettre une forte boîte quarrée de cuivre au bas *R*, *Fig.* 2; comme c'est le pied, pour ainsi dire, qui repose & quelquefois frappe par terre, le bois est sujet à éclatter, & moyennant cette boîte, l'instrument ne court point ce risque.

Le Glossocome complетté de tous les matelas, des lisieres & cordons, est du prix de quatre louis, ou 96 livres.

CHAPITRE

CHAPITRE QUARANTE-SIXIEME.

Des Instruments servant à faire l'opération du Trépan.

Le Trépan est un instrument de Chirurgie, avec lequel on cerne en rond & on enleve un morceau du crâne. On est obligé de faire cette opération lorsqu'une personne, soit par un coup sur la tête, ou par quelque chûte, se trouve avoir un endroit du crâne enfoncé. Comme cet enfoncement du crâne empêche ou gêne extrêmement toutes les fonctions du cerveau, on est obligé de faire une ouverture à côté de la fracture, soit pour faire sortir le sang épanché, soit pour relever l'endroit fracturé ou enfoncé; tout cela s'appelle l'*opération du Trépan* ou *Trépaner*; elle est d'autant plus nécessaire, que le blessé a ordinairement perdu toute connoissance & l'usage de ses sens, & ne les reprend qu'après que les parties des os sont relevées à leur niveau, & que le sang & le pus ont entiérement évacué le cerveau.

On applique encore le Trépan à d'autres parties d'os cariés, & nommément au sternum; pour cet effet il y a plusieurs especes de Trépans: ils sont au nombre de trois; 1°. le Trépan perforatif; 2°. le Trépan exfoliatif; 3°. le Trépan circulaire, qu'on appelle la *Couronne*.

Ces trois Trépans se montent sur un vilebrequin, qu'on appelle l'*Arbre du Trépan*; il est en usage en France, en Allemagne, en Hollande, en Espagne, & les Anglois seuls se servent d'une Tréphine qui ressemble à une vrille. Il y a enfin une autre espece de Trépan, qu'on appelle *à manivelle*. En général, le Trépan est composé d'un nombre d'instruments que nous ne nommons point ici, mais qui en sont inséparables; nous allons les décrire tous dans ce Chapitre: nous commencerons par enseigner à faire l'arbre ou vilebrequin.

On peut fabriquer l'arbre d'un Trépan fort facilement, en le faisant tout uni sans aucunes moulures, & forgé d'une seule piece, ainsi qu'on le voit décrit dans beaucoup de Traités d'Instruments (*); mais comme les Chirurgiens François cherchent à joindre l'agréable à l'utile, les Couteliers tâchent de répondre à leurs vues en exécutant leurs instruments ornés de moulures, de contours élégants, & leur donnent les formes les plus gracieuses.

(*) A ce sujet, M. Heister dit, en parlant de la Scie: » Pour moi je me sers d'une Scie faite sans » façons; il y a des Chirurgiens qui en ont de » mieux ornées, mais qui ne font pas mieux ». On peut répondre à ce grand Chirurgien, que l'ouvrage uni n'intéressant pas assez l'Artiste qui le travaille, ses attentions n'y sont que médiocres; au lieu de bien corroyer & épurer la matiere, il prendra la premiere qui se présente à lui; la raison en est, que celui qui demande de l'uni, demande du bon marché; alors l'Ouvrier tâche de trouver son compte, le plus souvent au préjudice de la bonté de l'Ouvrage.

ARTICLE PREMIER.

Maniere de faire un Arbre de Trépan à pomme tournante.

PLANCHE 130.

L'ARBRE du Trépan se fait avec du fer, mais il faut qu'il soit parfaitement bien corroyé; la grosseur convenable de la barre doit être de 14 à 15 lignes de large, & de 8 ou 9 d'épaisseur. A la premiere chaude, commencez par enlever la pommette ou porte-couronne, en entaillant en *a*, *Fig* 1, pour réserver le quarré au bout *b*; cela s'exécute sur la quarre de l'enclume & à coups de pane de marteau, & on le refoule sur un fort étau; la piece étant serrée en *a*, & frappant sur *B*, applatissez par une seconde chaude depuis *a* jusqu'en *A*, & d'un coup de ciseau faites partir l'angle qu'indique la ligne *C*; ensuite il faut former la console de cette maniere: portez l'endroit *C* sur la quarre de l'enclume, le poignet un peu élevé, & frappez sur *d* pour le creuser avec une pane de marteau étroite & bien ronde; portez ensuite *E* sur la quarre de l'enclume, & donnez les coups de pane en *f*; ainsi frappant toujours en *d* & en *f*, & portant alternativement *C E G* sur les quarres de l'enclume, vous enleverez les consoles sans corrompre la matiere; car cela arrive lorsqu'on veut les former en les ployant dans un étau; par la même raison, en même temps qu'on fait le dégagement en *G*, il faut forcer cette partie à ployer en frappant sur *f*, pour lui donner la forme qu'on voit en *e F*, *Fig.* 2, & arrondir cette partie au marteau; après cela on entaille sur la ligne *j j*, pour réserver la branche *H* qui doit porter la pomme. Ayant forgé cette premiere partie, il faut en forger une autre exactement semblable, excepté qu'il n'y faut point de branche *H*; alors on la coupe par un coup de tranche sur la ligne *j j*.

Si l'on veut forger un arbre d'une seule piece, au lieu de couper la branche sur la ligne *A*, il faut arrondir cette partie pour réserver la pomme en *K*, & forger le bout *h* semblablement au bout *B*; mais une pomme tournante est bien plus commode pour l'Opérateur: il la tient toujours fixe entre ses doigts, pendant que le vilebrequin fait sa fonction; au lieu qu'une pomme fixe tourne continuellement dans la main, ce qui est cause que la main est toujours lâche sur l'instrument: c'est donc pour pouvoir y adapter une pomme tournante, que l'arbre du Trépan est brisé, & qu'il est composé de quatre pieces.

ARTICLE SECOND.

Maniere de forger la pomme du Trépan & de la rendre creuse.

BIEN des gens trouvent singulier qu'une pomme de 15 à 16 lignes de diametre soit forgée d'une seule piece & creuse dans son intérieur, de maniere qu'au sortir du marteau elle n'a par-tout qu'une ligne & demie d'épaisseur ; plusieurs Ouvriers même n'en conçoivent pas la possibilité. Nous allons, en peu de mots, en indiquer les moyens ; & on verra que le secret est dans l'adresse du Forgeron. PLANCHE 130.

Prenez de bon fer, bien corroyé & parfaitement bien soudé, de 14 à 15 lignes de grosseur en quarré. Supposons la Figure 3, entaillez sur la ligne *ll*, pour faire une espece de rouleau au bout ; refoulez-le sur l'étau à coups de marteau ; & après l'avoir arrondi, faites un trou au milieu en *M*, avec un poinçon un peu long ; ensuite coupez cette tête d'un coup de tranche sur la ligne *ll* : emportez à la lime la bavure qu'a faite ou laissée la tranche ; enfin on observe que le trou soit bien au milieu de la matiere.

Il faut avoir deux mandrins, l'un représenté par la Figure 4, & l'autre par la Figure 5 : il les faut un peu longs de poignée, pour n'être pas brûlé à tout moment par les *mouches de Saint-Eloy* : ils sont faits de figure conique, bien arrondis & d'acier pur ; ayant fait chauffer la pomme à blanc, passez promptement le bout du mandrin dans son trou, comme le fait voir la Figure 4 : ouvrez un fort étau, placez la pomme entre les deux mâchoires, & le mandrin portant horisontalement sur l'étau sur la ligne *p p* & sur la ligne *q q* ; dans cette situation frappez des coups sur la pomme avec un moyen marteau ; ayez soin de tourner continuellement le mandrin pour frapper avec égalité sur toute la circonférence de la pomme, qui prend dans cette circonstance le nom de *virole*. Il faut observer de pousser toujours le mandrin en avant, comme pour le forcer d'entrer dans cette virole ; cela est facile, en ce que le bout de la virole *q q* appuie contre le dedans de la mâchoire de l'étau ; de sorte qu'en 3 ou 4 chaudes on parvient à agrandir le trou suffisamment, & il le sera assez quand la virole sera parvenue en *m* ; supposons-la de la longueur, largeur & épaisseur convenables ; il faut la faire rougir presqu'à blanc, & passer le mandrin dans le trou, ainsi que le représente *Q*, *Fig.* 5 ; posez la quarre *N* sur l'enclume en baissant la main, & situez-vous comme pour porter la pomme en l'air, en tenant toujours le mandrin appuyé sur la quarre de l'enclume ; dans cette position frappez des coups d'un moyen marteau sur la quarre supérieure de la virole *o*, & appliquez-vous à resserrer les bords tout autour.

Cette opération paroît plus difficile qu'elle n'est en effet ; un peu d'adresse suffit pour en venir à bout. 1°. On observe, pour profiter des chaudes, d'accélérer les coups de marteau; 2°. d'en mesurer, pour ainsi dire, le poids, afin qu'un coup ne resserre pas plus que l'autre, autrement il s'y fait des crevasses; 3°. à mesure que le trou se resserre, il faut tirer un peu le mandrin à soi, pour que le trou ait toujours une bonne ligne de jeu avec le mandrin, afin que les trous puissent se resserrer tant qu'on le desire.

Les trois formes de la boule *Q R S* de la Figure 5, représentent les trois états où se trouve la boule à mesure qu'on la travaille; en *Q*, c'est celle de la premiere chaude; en *R*, c'est la seconde; & en *S*, c'est la troisieme. Lorsqu'elle est parvenue à ce point, on la finit à petites chaudes, en frappant sur les quatre anlges abattues *r*, *r*, *r*, *r*; après cela on la finit à froid en frappant à plat sur *t t*, *Fig.* 6, afin de faire ses deux faces planes: de cette maniere on peut fermer entiérement les deux trous s'il en étoit besoin.

J'ai souvent bien réussi en me servant d'un bout de canon de fusil du côté de la culasse; après en avoir scié 16 ou 17 lignes de longueur, le trou se trouve suffisamment grand, & l'épaisseur des bords assez juste pour n'avoir besoin que de les resserrer & former la pomme comme nous venons de l'enseigner: il est certain que comme on est obligé de corroyer le fer, qu'il faut le percer & qu'il faut forger la virole sur le mandrin, ce qui est assez long & dispendieux: on gagne plus d'une heure de temps en se servant de la culasse d'un canon de fusil; mais il s'en trouve qui ne peut pas supporter cette rétreinte, soit par la mauvaise qualité du fer, ou parce qu'il a été mal corroyé.

Article Troisieme.

Maniere de forger les Couronnes de Trépan.

Planche 130.

On fait des Couronnes de Trépan de plusieurs manieres: selon la premiere, on prend des bouts de canon de fusil; on en scie les viroles de la longueur qu'il les faut; on unit les défauts qui peuvent se trouver dans l'intérieur, avec un équarrissoir à 8 pans, maintenu dans un tourne-à-gauche; ensuite on lime l'extérieur pour les mettre à l'épaisseur convenable; & après avoir fait les dents, on les trempe en paquet, &c: c'est ce qu'on peut appeller de mauvais ouvrage; cependant sur 20 Trépans, il y en a dix-huit qui sont faits par cette méthode.

On ne sauroit donner trop de soins à toutes les pieces qui composent le Trépan; mais celles qui en demandent le plus, & qu'il faut faire avec le plus de précision, sont les Couronnes: on entend par *Couronne* une virole, dont un bout est taillé comme les dents d'une scie; ces dents doivent être assez fortes & assez dures pour scier des os. Il est évident qu'il convient de faire les Couronnes en acier pur & du meilleur, & qu'il soit bien net (*). On peut les faire d'acier par

(*) Comme tous les Ouvriers cherchent les moyens d'accélérer les opérations, j'entrepris un jour de faire forger des bouts de canon d'acier, par les Faiseurs de canons de fusil, rue des Gravillers; mais je fus fort étonné, lorsqu'on me dit le prix pour un bout de 9 à 10 pouces de long, 6 liv. par pouce forgé seulement.

par deux méthodes : voici la premiere. Il faut se souvenir de la description que nous avons donnée pour la fabrication de la pomme de l'arbre du Trépan, *Fig.* 3, qui se fait en fer ; nous pouvons nous servir de la même figure, en changeant seulement le nom de la matiere, qui sera d'acier. On entaillera en *ll* ; on fera le trou en *M* ; on coupera l'acier en *ll* ; enfin on suivra les mêmes procédés : on aura seulement l'attention de chauffer l'acier plus souvent que le fer, parce qu'en s'écrouissant trop, il s'y feroit des crevasses ; enfin on mandrinera la Couronne sur trois degrés de grosseur différente : la premiere jusqu'en *n*, *Fig.* 4, qui est la plus grande ; la seconde jusqu'en *s*, qui est la moyenne ; & la troisieme en *pp*, qui est la petite ; & après les avoir fait recuire une nuit dans le feu, afin de pouvoir les tourner facilement, il faut les bien dégrossir à la lime, soit en dedans, soit en dehors, tant pour ôter les crasses du feu que pour emporter des inégalités & des éminences qui feroient casser l'outil du tour ; après cela on les montera assez fort sur un mandrin pour être tournées. Voyez *Chap.* XXXIV, du Tour, *Fig.* 2, *Pl.* 73, & ce que nous en avons dit *page* 241 *& suivantes.*

Selon l'autre méthode de forger une Couronne de Trépan, on prendra de l'acier bien sain & qui ne craigne point trop le feu, comme, par exemple, l'étoffe de Pont, marquée aux sept étoiles, ou celle à l'ancre ; étirez-en une plaque de 3 pouces de longueur, sur un pouce de largeur & 2 lignes d'épaisseur amincis en chanfrein par les deux bouts : voyez la Figure 7, elle représente la longueur & l'épaisseur : ployez cette platine à chaud sur le mandrin, pour lui donner la forme d'une virole, ainsi que le représente la Figure 8 ; faites chevaucher les bouts de 6 lignes de longueur l'un sur l'autre, ainsi que le font voir les lettres *u v*. Ayant nétoyé le feu de toutes les crasses, mettez du charbon frais, & lorsqu'il sera allumé, placez cette virole au milieu, pour la faire chauffer avec la plus grande attention : étant chaude, présentez la pointe du mandrin *x*, *Fig.* 5, au trou de la virole ; sortez-la du feu promptement ; faites porter le bout du mandrin sur l'enclume, & non pas la virole ; alors à petits coups de marteau bien ménagés, quant à la force, mais accélérés pour la vitesse, frappez tout autour de la virole, & principalement sur la jonction, elle se soudera bien ; & si le degré de chaleur est donné à propos, deux chaudes suffiront pour la souder parfaitement. Il y a trois choses à observer ; 1°. on ménagera les coups de soufflet ; 2°. on jettera un peu de sablon fin sur la virole, lorsqu'elle commencera à souder ; 3°. on ne fera point porter la virole sur l'enclume pour la frapper ; l'enclume n'est, dans cette opération, que le support du mandrin : car c'est le mandrin qui sert d'enclume ; c'est sur lui qu'on doit forger la virole.

Cette méthode est, sans contredit, la plus expéditive ; mais on ne réussit pas toujours parfaitement au degré de chaleur, si, craignant de surchauffer la matiere, elle n'est pas assez chaude, elle ne se soudera jamais bien ; & si on la surchauffe, il s'y fait des crevasses qui font perdre la piece : on sera fort heureux si l'on n'en manque que deux sur six qu'on en fera.

Article Quatrième.

De l'ajustement des parties qui composent l'arbre du Trépan.

Planche 130.

Après que toutes les parties de l'arbre du Trépan sont forgées comme le désigne la Figure 2, commencez par limer & par dresser les douilles dans leur longueur, & faites le trou en *Z* au foret, qui percera à jour jusqu'en *X*; équarrissez le trou avec une lime quarrée; ensuite avec un mandrin quarré, représenté par la Figure 9, oint d'un peu d'huile, faites-le entrer à force à coups de marteau & à froid: cette opération dresse, unit & polit le trou, pourvu que le mandrin soit fait réguliérement: il doit être plus gros en *TT*, afin de rendre le trou d'égale grosseur aux deux bouts, ce qui s'exécute en faisant passer le mandrin à travers; ensuite il faut ajuster un fond pour fermer le trou de la douille: c'est un petit quarré de fer, vu en *y*, dont le bout est limé en chanfrein, pour donner un peu plus de profondeur au trou, ce qui donne lieu d'y loger un plus long ressort pour la bascule. On ajuste ce quarré à force dans le trou *X*, & on le brase; cela étant fait, il faut prendre la branche semblable pour dresser l'autre douille de la longueur juste de la premiere; ensuite on fera le trou & on le taraudera pour recevoir la queue à vis, comme le fait voir *A*, *Fig.* 10, & dont la queue est représentée séparément par la Figure 11.

Planche 131.

Toutes les opérations qu'on fait au Trépan, doivent tendre à faire tourner l'arbre avec justesse & précision, afin qu'il puisse opérer sans faire de secousses, qui sont toujours nuisibles & au Malade & à l'Opérateur; pour cet effet les deux douilles *aa*, *Fig.* 10 & 12, doivent être parfaitement en ligne droite, & l'épaisseur bien égale entr'elles; par la même raison les deux consoles *bB*, *dD*, doivent être bien justes dans leur égalité; & pour y parvenir parfaitement & diligemment, on n'a qu'à faire un modele ou patron d'acier trempé d'une ligne d'épaisseur, & dont la forme est représentée par la Figure 16; lorsque les deux consoles seront limées sur le même modele, on parviendra d'abord à cette perfection.

C'est après toutes les susdites préparations, qu'il faut disposer toutes les pieces de l'arbre pour les tourner. Voyez ce que nous en avons dit à ce sujet, *Chap.* 34, comment on tourne la pomme sur un mandrin comme en *cbb*, *Fig.* 1, *Pl.* 73. On dispose les deux branches comme la Figure 7, *Pl.* 74, &c: on tourne les poires de *Ee*, & la queue jusqu'en *f*, *Fig.* 10, qui doit recevoir la pomme; ensuite on taraude le bout G pour se visser dans la poire *H*. Lorsque la pomme & les poires sont tournées, il faut les ajuster ensemble, que les deux boutons *a a* soient exactement l'un vis-à-vis de l'autre; & pour les fixer à demeure, on fait un trou au travers la poire & la queue taraudée pour y passer une goupille, ainsi qu'on la voit en *h*, *Fig.* 12.

La Figure 13 fait voir comment l'intérieur de la pomme eſt creux : on voit l'épaiſſeur de ſes bords. Il faut faire attention de ne pas la percer en la tournant ; on l'examine de temps à autre avec un compas d'épaiſſeur.

Après qu'on a limé & dreſſé l'arbre, on abat les pans des conſoles & on les façonne bien vivement : on lime les douilles à huit pans bien égaux ; & ſur le pan de face, il faut y faire une rainure, comme le fait voir la Figure 14 ; pour cela faites un trou au foret à l'extrémité *K*, un autre en *L*, & finiſſez la rainure tout du long avec un ciſelet ; ſuivez bien le milieu du pan, & découvrez entiérement le trou ; faites enſuite un trou en *M*, qui traverſe en *N*, pour paſſer une goupille qui doit tenir la baſcule repréſentée par la Figure 15, qui s'ajuſte bien dans la rainure. En *o* eſt un crochet qui entre dans une coche ou entaille faite à la queue de la Couronne pour l'arrêter à l'arbre (comme on le voit repréſenté par la Figure 17.) En *k*, *Fig.* 15, eſt le trou dans lequel on met l'axe de la baſcule au travers de la douille ; en *i* eſt ajuſté, à queue d'aronde, un reſſort de renvoi, dont la preſſion ſe fait en *j*, appuyant au fond du trou de la douille ; le bout de la baſcule *p* eſt terminé par une coquille vue en *q*, *Fig.* 18, qui ſert à placer le pouce pour faire lâcher priſe au crochet, pour dégager & laiſſer ſortir une Couronne pour en ſubſtituer une autre en ſa place.

La Figure 17 repréſente le Trépan tout monté & comme prêt à faire l'opération. En *P* eſt la coquille de la baſcule : on en voit toute la ſaillie de côté ; la pomme *QQ* eſt tournante : elle eſt limée à filets, & repréſente un petit melon, c'eſt-à-dire, qu'un filet eſt entre deux joncs, & chaque jonc entre deux filets ; de ſorte qu'il ſuffit que l'Opérateur tienne la pomme avec trois doigts, parce que les filets s'impriment dans la chair, & quoiqu'on ne la ſerre pas beaucoup, la pomme ne riſque pas de tourner entre les doigts.

Si l'on ne fait pas l'arbre d'un Trépan à l'aide du tour, il faut faire à la lime tout ce que nous avons indiqué devoir être tourné ; mais les opérations ſont bien plus longues. Par exemple, pour ajuſter la pomme avec les deux branches en *r*, *r*, *r*, *r*, c'eſt l'affaire de 5 ou 6 minutes au tour, mais à la lime il faut trois ou quatre heures, & l'on ne parvient à la faire tourner rondément & avec juſteſſe, qu'en mettant l'émeri entre les parties *r*, *r*, *r*, *r*, & les faiſant tourner enſemble pour emporter les inégalités ; mais auparavant on approche le plus qu'il eſt poſſible de l'ajuſtement, en uſant les parties avec des limes bâtardes à grains fins & des limes douces.

Le manche du Trépan eſt compoſé de deux pieces, c'eſt-à-dire, qu'il eſt briſé en deux parties, leſquelles ſe viſſent enſemble. La Figure 19 le repréſente en le faiſant voir coupé longitudinalement, pour en faire remarquer l'intérieur. Il eſt fait au tour, ſoit d'ivoire ou d'un bois ſolide tel que l'ébene ; *R* eſt le manche ſur lequel ſe viſſe la mentonniere *S*. La queue de l'arbre n'eſt point cimentée avec le manche, au contraire elle tourne librement dans le trou, ſans cependant balotter. La queue eſt fixée avec le manche par le moyen d'un écrou repréſenté en plan en *X*, *Fig* 10, & vu en *V* en sa place ponctué seulement, ce qui fait voir l'épaisseur qu'il doit avoir ; cet écrou se trouve noyé ou incrusté dans l'évidement du manche, comme on le voit en *u*, *Fig.* 19.

ARTICLE CINQUIEME.

Maniere d'ajuster les Couronnes ; leurs pieds & les pyramides.

PLANCHE 132.

IL est d'ordinaire d'assortir de trois Couronnes chaque Trépan ; elles doivent être de trois diametres différents, par rapport aux différentes circonstances où elles doivent servir. Voyez les Figures 22, 23, 24. De quelque diametre que l'on fasse une Couronne, elle doit avoir intérieurement une ligne de diametre de plus en bas qu'en haut (*) ; mais l'extérieur doit en avoir deux, pour donner plus d'épaisseur à la base ; le diametre de l'intérieur de la Couronne est de 7 lignes en haut *a a*, & de 8 lignes dans sa base *c c*, *Fig.* 20 : c'est la plus grande Couronne ; la moyenne ne doit avoir que 5 lignes & demie, & la petite 4 lignes ; par conséquent chaque Couronne differe l'une de l'autre d'une ligne & demie de diametre.

L'épaisseur de la Couronne doit être de trois quarts de ligne à l'extrémité *a a*, *Fig.* 20 ; cette épaisseur doit diminuer un peu en *b b*, & de-là elle doit augmenter insensiblement jusqu'à la base *c c*, où elle doit avoir environ une ligne & demie, afin de donner de la force en cet endroit pour l'ajuster sur le pied avec deux vis : on voit tout cela par les lignes ponctuées de cette Figure, qui représentent l'épaisseur du bas, du milieu & de l'extrémité, ce qu'il faut entendre des dimensions de la grande Couronne : la moyenne doit diminuer d'un quart de ligne d'épaisseur de la premiere, & la petite doit diminuer d'un quart de ligne de la moyenne ; la hauteur doit aussi varier d'une ligne : la grande doit avoir 11 ou 12 lignes, la moyenne 9 à 10, & la petite 7 ou 8 ; après que les épaisseurs, les diametres & les hauteurs des Couronnes sont taillées & déterminées sur le tour, il faut les ajuster sur leur pied. Ce dernier est forgé en fer bien corroyé d'un pouce en quarré : on entaille en *o*, *Fig.* 20, pour réserver la tête *c c* ; on la refoule dans l'étau pour lui donner un diametre suffisant, & pour en faire l'ajustement sur le tour : il faut laisser en *A* une queue quarrée de 18 lignes de long ; c'est sur cette partie qu'on fait tenir une bobine pour y mettre la corde pour tourner la piece. Enfin on ajustera la virole sur son pied, comme le font voir les lignes

(*) M. *Sphart*, Auteur Anglois, Edition Françoise, *page* 294, est d'un avis contraire à ce que je viens de dire sur la figure un peu conique des Couronnes ; il préfere la figure cylindrique : mais il n'a pas fait attention à une chose bien remarquable : la Couronne est une scie circulaire ; aucun Artiste n'ignore qu'une scie ne pourroit jamais bien scier si elle n'avoit pas de la voie, ou un évidement qui équivale la voie, comme celui de la scie pour les amputations ; or, la voie de la Couronne est que l'intérieur de la virole aille un peu en s'élargissant insensiblement en prenant une forme conique ; faute de ce, la piece d'os qu'on enleve s'engageroit dans le trou, parce que l'intérieur de la Couronne ne peut pas être taillé comme l'est l'extérieur, par des dents longitudinales.

lignes ponctuées *a a*, *b b*, ensorte que la virole repose sur une feuillure *c c* du pied; ensuite on contre-marque deux trous sur la virole, & l'ayant mise en place, on perce l'un & l'autre ensemble ; c'est-à-dire, la virole & le pied ; après cela on taraude les deux trous du pied, & l'on fraise ceux de la virole pour noyer les têtes des vis qu'on voit vis-à-vis l'une de l'autre au-dessus de *c c*. PLANCHES 132 & 133.

Une attention essentielle qu'il faut avoir, c'est de faire le trou de la pyramide exactement au milieu du pied de la Couronne en *e*: on conçoit aisément que lorsqu'on a fait le pied au tour, le centre y est bien marqué : on n'a qu'à faire le trou sur celui qui a servi de centre de mouvement sur la pointe du tour ; on taraude ce trou avec un taraud dont les filets sont faits à gauche, afin que la pyramide ne soit pas sujette à se dévisser lorsqu'on trépane de la main droite. Mais si un Opérateur faisoit faire un Trépan pour opérer de la main gauche, il faudroit que la vis de la pyramide eût ses filets à droite à l'ordinaire ; dans ce cas les dents des Couronnes devroient être faites pour couper ou scier à gauche.

La pyramide de la Couronne est faite d'acier, & trempée comme un foret à percer l'acier. Il importe beaucoup que cette piece soit bien faite : elle remplit deux fonctions dans l'opération ; la premiere, c'est de servir de pivot à la Couronne, afin qu'elle scie toujours sur le même trait. Pour accélérer l'opération, la rendre plus facile, & sur-tout pour ne pas blesser la dure-mere, lorsque la pointe de la pyramide est parvenue jusqu'au diploé, on la dévisse, pour ne se servir que de la Couronne ; car la pyramide traversant le crâne plutôt que les dents de la Couronne, perceroit la dure-mere ; pour cette raison il ne faut laisser déborder la pyramide que de trois quarts de ligne tout au plus.

La seconde fonction de la pyramide est aussi fort importante, si l'on veut y prêter attention. Si on la fait pyramidale, comme le représente la Figure 21, elle ne perce pas l'os assez diligemment ; pour commencer l'opération, on est obligé de se servir du Trépan perforatif, représenté par la Figure 32, *Pl.* 133, pour faire la place de la pyramide ; cela allonge le temps de l'opération sans ajouter la moindre perfection : or, en faisant la pyramide en langue de serpent, comme le représente la pointe *B* de la Figure 20, & étant bien à tranchant sur les côtés, un peu étranglée à la partie *d d*, où on la fera arrondie, on sera dispensé de se servir du perforatif ; car, il est à remarquer que la pointe *B* est la même que celle du perforatif, *Fig.* 32, coupée ou étranglée sur la ligne *r*.

Après que les ajustements de la pyramide & de la virole sont finis, on donne toute son attention à bien tailler la Couronne, c'est-à-dire, à faire les dents ; à cet effet il faut serrer un peu la virole seule entre les mordaches en bois (ou des mâchoires de plomb ajustées à l'étau,) & au moyen d'une pointe à tracer & d'une regle, on tracera toutes les dents longitudinales d'égale largeur : voyez l'obliquité & la distance entr'elles qu'elles doivent avoir toutes trois par les Figures 22, 23, 24. Lorsqu'on les aura tracées, on creusera chaque dent avec une lime triangulaire bâtarde ; & lorsqu'elles seront vivement faites, on les adoucira à la lime douce neuve, enſuite avec une uſée; après cela on fera les dents ſupérieures comme celles d'une ſcie, mais penchées, pour ne ſcier que dans un ſens, comme on les voit principalement à la Figure 24, qui étant plus fortes, ſont plus viſibles : voyez *h*.

Les dents longitudinales ne ſont creuſées à leur baſe *f*, que ſuperficiellement; mais en haut *G*, elles ſont creuſées de toute l'épaiſſeur de la virole; cependant il faut lui conſerver une petite épaiſſeur, ſeulement que le trait ne paroiſſe pas en dedans : voyez le plan d'une Couronne par la Figure 25.

Quelques Anciens ſe ſont ſervis de Couronnes de Trépans qui n'avoient que les dents ſupérieures & point de longitudinales. Il eſt certain qu'avec de telles Couronnes, la portion du crâne eſt plutôt ſciée; mais un grand inconvénient ſe préſente : la ſciure ne trouvant point à ſe loger, empâte les dents & fait engager la Couronne : de-là vient la néceſſité indiſpenſable de faire des dents longitudinales qui reçoivent la ſciure, & laiſſent la facilité de l'emporter avec une broſſe; lorſqu'elles en ſont pleines, c'eſt un avantage pour l'opération, parce qu'il ne reſte preſque pas de ſciure dans le trait de la Couronne.

Pour tremper les Couronnes, on les arrange ſur un feu de petits charbons de bois allumés dans la poële; agitez l'air avec l'écran juſqu'à ce qu'elles ſoient devenues de la couleur de ceriſe; trempez-les alors dans l'eau froide; récurez-les le long de l'extérieur, afin de voir la couleur du recuit; pour les recuire, poſez-les par leur baſe ſur les petits charbons ardents : d'abord tout le bas devient bleu, avant que le milieu ſoit couleur d'or; alors ſoyez attentif, car en un inſtant le bas vient à la couleur d'eau, un peu plus haut bleu, enſuite violet; enfin la chaleur monte toujours : lorſque vous verrez les dents ſupérieures à la couleur de cuivre rouge, plongez-les dans l'eau pour les refroidir, les Couronnes ſeront parfaites.

Pour polir les Couronnes, commencez par l'intérieur; arrondiſſez un morceau de bois de noyer juſte à la virole; mettez-y de l'émeri, & en tournant le bois dans la virole à la main ſeulement, l'opération ſe fera diligemment, ſur-tout ſi le bois eſt bien qualibré avec la Couronne.

Pour polir les dents longitudinales, ſervez-vous du bois arrondi qui a ſervi à polir le dedans; ſciez-le de 2 lignes plus long que la Couronne, dans laquelle vous le ferez entrer; ſerrez le bois bout à bout dans les mordaches, & faites attention que les dents ſupérieures ne touchent pas contre, parce qu'il pourroit s'en caſſer en poliſſant, tout au moins les tranchants des dents ſe gâteroient. Le bois pour polir les dents doit être de noyer, dreſſé vivement à quatre pans, ou triangulairement; & lorſque les Couronnes ſont finies de polir, on les viſſe ſur leurs pieds: on voit les trois grandeurs différentes par les Figures ſuivantes:

La Figure 22 repréſente la petite Couronne.

PLANCHE 133. La Figure 23 repréſente la moyenne.

La Figure 24 repréſente la grande, & toutes trois doivent s'ajuſter ſur le même arbre de cette maniere: ayant ôté la bascule *P* de l'arbre, *Fig.* 17, *Pl.* 131, & la queue de la Couronne *g D E*, *Fig.* 24, étant dégrossie, prête à entrer dans le trou de la douille, & coupée à la longueur qu'il faut, allumez une chandelle & noircissez toutes les faces de la queue à la flamme; faites-la entrer dans le trou de la douille un peu fortement: en la sortant, les endroits où elle porte se seront blanchis par le frottement, cela annonce qu'il faut ôter un peu de matiere sur l'endroit blanchi; cependant il faut limer bien légérement avec une lime douce, repasser une seconde fois la queue à la flamme, la présenter au trou, & enfin répéter plusieurs fois cette opération, jusqu'à ce que la mître ou l'embase *g* porte exactement sur la douille, & que le tout soit ajusté sans balotter.

Quand toutes les queues sont ajustées dans le quarré de la douille, remettez la bascule garnie de son ressort mis en sa place; ensuite noircissez encore la queue de la Couronne à la flamme de la chandelle: faites entrer la queue dans son trou; alors le bout du crochet de la bascule *o*, *Fig.* 15, *Pl.* 131, blanchira la queue jusqu'à l'endroit où il faut faire la coche; retirez la queue, & d'un coup de la quarre d'une lime demi-ronde bâtarde, faites cette coche en *D*, *Fig.* 24, destinée à recevoir le crochet de la bascule; c'est ce qui fixe invariablement la Couronne sur son arbre ou vilebrequin.

Ce n'est que du siecle présent qu'on a trouvé l'invention de cette bascule pratiquée dans le trou quarré de la douille; auparavant on les vissoit sur la douille : à cet effet chaque queue de Couronne étoit taraudée par une vis à gauche; par là l'opération devenoit plus longue, par le temps de plus qu'il falloit pour visser & dévisser les perforatifs & la Couronne.

Plusieurs Constructeurs d'instruments de Chirurgie, sont dans l'usage de faire un trou au travers des pieds des Couronnes, pour repousser la piece emportée du crâne à l'aide d'un stylet; ce trou est précisément fait en *K*, *Fig.* 24, & traverse la tête du pied de la Couronne: il y a même des Chirurgiens qui font beaucoup attention que ce trou soit fait quand ils achetent un Trépan. On ne peut pas dire que ce trou soit nuisible, ni à l'instrument ni à l'opération; il ne devient utile & même nécessaire qu'à une mauvaise Couronne ou qui sera mal faite, en ce que, ou l'intérieur de la Couronne ne sera pas rond, ou l'extrémité sera plus large que le derriere intérieurement; alors la piece du crâne sera gênée dans l'intérieur de la Couronne; elle s'y arrête nécessairement après l'opération faite, & n'en peut sortir que par le moyen d'un Repoussoir, comme le remarque M. Sphart. Mais de combien l'opération est-elle plus longue avec une telle Couronne? Deux fois au moins, parce qu'un frottement circulaire & continuel s'oppose totalement à la fonction des dents, qui ne sauroient enfoncer que bien lentement. Nous rappellerons donc ici que la Couronne doit avoir une forme conique & faite au tour; alors la piece d'os sortira d'elle-même sans résistance, & le trou sera inutile.

ARTICLE SIXIEME.

De la Tréphine Angloise.

PLANCHE 133.

LA Figure 26 représente le Trépan Anglois appellé *Tréphine* : elle n'est guere en usage qu'en Angleterre. Avec cet instrument on trépane à la main de même que si l'on faisoit un trou avec une vrille. Les Couronnes ne doivent différer de celles que nous venons de décrire, que par la forme des dents ; cependant il les faut semblables, pour un Opérateur qui opéreroit de la main gauche ; mais pour opérer de la main droite, il les faut en sens contraire, & comme le représente la Figure 26, où l'on voit en *i* que les dents sont penchées sur le côté droit ; au lieu que la Figure 24 les représente penchées sur la gauche en *h* ; du reste les Couronnes doivent être faites sur les mêmes principes ; la queue entre quarrément dans sa douille en *j j* : on voit une bascule pratiquée dans le trou quarré de la douille ; & au bout *k* est une éminence en bouton, sur laquelle on appuie le pouce pour faire lâcher le crochet de la bascule pour changer de Couronne. On observe que les pyramides doivent être vissées à droite.

Le porte-Couronne où la douille est monté à vis, ensuite rivé en *L* sur la pomme du milieu d'un élévatoire, qui sert ici de manche ; mais les deux bouts *l l* sont faits pour relever les parties du crâne qui sont enfoncées.

La Tréphine est du prix de 50 liv. complettée de deux Couronnes, avec les Trépans perforatifs & exfoliatifs, le Couteau lenticulaire, le Meningophylax, une Rugine, un Tire-fond & la Clef.

ARTICLE SEPTIEME.

Description des Trépans perforatifs & exfoliatifs, des Elévatoires, des Rugines, du Tire-fond, de la Clef à monter les pyramides, du Couteau lenticulaire, & du Meningophylax.

LA Figure 27 représente le petit Elévatoire : il est mince par les deux extrémités, pour entrer facilement entre deux parties, dont la séparation est étroite ; par exemple, lorsque la portion du crâne que la Couronne a sciée, ne tient que par quelques petites esquilles, on passe un bout de cet instrument dans le trait de la Couronne, & à l'aide des dents qui sont dans la partie concave *H*, on fait partir la piece en dehors.

La Figure 28 représente un fort Elévatoire, dont un bout est quarré-plat, & l'autre en pointe mousse & plate ; tous deux sont taillés d'un côté par de petites dents, lesquelles se voient dans la partie cave *q q*, *Fig.* 29, qui représente l'instrument de côté avec la courbure qu'il doit avoir.

La

La Figure 30 repréſente un autre Elévatoire, dont un bout eſt quarré & l'autre eſt rond. On voit par la Figure 31 la courbure de côté, principalement en *P*, où elle eſt coudée: d'ailleurs elle a de petites dents comme les autres.

Les Elévatoires doivent être faits d'acier; mais ils n'ont pas beſoin d'être trempés: il y en a qui penſent qu'on peut les faire de fer, puiſqu'ils n'ont pas beſoin d'être trempés; mais il faudroit les faire un tiers plus volumineux qu'ils ne ſont repréſentés, afin de leur procurer une force équivalente à ceux d'acier; il eſt toujours mieux de chercher la légéreté, la délicateſſe & la ſolidité dans tous les inſtruments de Chirurgie; d'ailleurs l'acier ſe conſerve plus beau & ſans ſe rouiller, bien plus long-temps que le fer.

Pour faire les poires & les pommes au tour, forgez les extrémités quarrées, afin de pouvoir leur donner les coups de pointeaux pour les mettre aux pointes du tour; & pour celui qui eſt coudé, il faut faire ſeulement le coude en *P*, & laiſſer la branche droite, comme l'indiquent les lignes ponctuées *T*; alors on a l'aiſance de donner le coup de pointeau en *r*, pour mettre l'inſtrument entre les pointes. Après avoir tourné la pomme *x*, les poires *z z*, & juſqu'aux filets *u u*, comme les extrémités ont été réſervées quarrées, il faut leur donner une petite chaude couleur de bronze ſeulement, pour applatir les bouts & leur donner une légere courbure en *S*, & celle en *P r*; enſuite on les limera à 8 pans bien vifs: on les adoucira bien & on les polira au bois de noyer. La pomme & les poires ſont bientôt polies en les mettant entre deux bois blancs préparés comme il eſt décrit pour l'arbre de la ſcie à amputations, au Chapitre précédent.

La Figure 32 repréſente le Trépan perforatif; il ſe monte ſur l'arbre de même que les Couronnes; la forme de la tête reſſemble à celle d'une pique alongée: l'épaiſſeur eſt en *A*, de 2 lignes, & va en diminuant inſenſiblement juſqu'en *B*, où elle n'eſt que de demi-ligne. Les tranchants des côtés ſont faits par deux biſeaux oppoſés l'un à l'autre: on en voit un en *a*; mais celui qui eſt ſur l'autre face ne peut pas être vu; cet inſtrument ſert à commencer l'opération lorſque la pyramide de la Couronne ne remplit pas ſon objet, ainſi que nous l'avons expliqué plus haut; en outre le perforatif ſert à trépaner les os en faiſant des trous. PLANCHE 133.

La Figure 33 repréſente le Trépan exfoliatif; il ne differe du précédent, qu'en ce que la tête imite un Perçoir de tonneaux; le pivot eſt réſervé au milieu entre deux tranchants faits par deux biſeaux oppoſés l'un à l'autre, ainſi que nous l'avons expliqué au perforatif. L'uſage du Trépan exfoliatif eſt d'emporter la carie des os en enlevant des eſpeces de feuillets. Ces deux inſtruments doivent être faits d'acier pur, trempés couleur de ceriſe, & recuits couleur d'or; les têtes ſont finies à la meule & à la poliſſoire, ainſi que les biſeaux; mais il faut qu'ils ſoient faits vivement, & qu'on ne voie qu'un coup de meule.

La Figure 34 repréſente le Tire-fond; c'eſt une vis de figure conique & à pas doubles. On trouve la maniere de faire ces filets, à la deſcription du Tire-balle, *Chap.* XL. *Pl.* 97, *Fig.* 1. Chaque filet de vis ſe termine à l'extrémité *e e*, par deux pointes qui ſont deſtinées à pénétrer la partie d'os enfoncée qu'on veut relever pour la remettre à ſon niveau. Cet inſtrument doit être fait d'acier, trempé & recuit couleur de cuivre rouge.

La Figure 35 repréſente la Clef ſervant à monter & démonter les pyramides des Couronnes; pour cet effet on fait un trou en *i* juſqu'en *f*, avec un foret d'une ligne & demie de groſſeur; enſuite on enfonce un mandrin quarré oint d'huile, pour équarrir le trou à coups de marteau; & pour éviter les crevaſſes, on laiſſe le bout au double plus gros qu'il ne faut: au reſte il ſuffit que ce trou ſoit bien quarré de 2 lignes de profondeur.

Avant M. Dionis, & même quelque temps après lui, la Clef & le Tire-fond ne faiſoient qu'un ſeul inſtrument; ils ſe joignoient triangulairement; de ſorte qu'on faiſoit ou deux Tire-fonds ou deux Clefs pour faire une troiſieme branche; mais on a trouvé plus de commodité à les faire ſéparément, terminant la poignée de chacun par une figure de cœur ou de treffle.

La Figure 36 repréſente le Meningophylax; c'eſt une tige cylindrique ſurmontée d'un bouton *D* pris ſur piece, & vu en plan en *E*. Il n'eſt pas néceſſaire que cet inſtrument ſoit trempé; mais il importe qu'il ſoit fait d'acier bien net, qu'il ſoit bien arrondi par-tout ſans la moindre aſpérité, parce que ſon uſage eſt d'appuyer ſur la dure-mere & la comprimer un peu ſur le cerveau pour faire ſortir le pus, le ſang & les caillots qui ſe trouvent logés dans quelques endroits.

La Figure 37 repréſente le Couteau lenticulaire: il a un dos en *h G*; le tranchant eſt en *H j*; il eſt ſurmonté par un bouton *G j*: un côté de ce Couteau eſt plan, & l'autre eſt convexe: la Figure 41 en repréſente la coupe tranſverſale. Cet inſtrument eſt deſtiné à unir le trou qu'a fait la Couronne au crâne, en tenant le Couteau perpendiculairement; avec le tranchant on racle l'intérieur du trou pour emporter les eſquilles & les aſpérités, qui cedent au tranchant de l'inſtrument; pour cet effet on réſerve une lentille au bout, dans le deſſein de préſerver la dure-mere d'être bleſſée en faiſant l'opération, parce qu'elle eſt toujours en mouvement; or, je donne une perfection de plus à cette lentille, qui n'eſt pas encore fort connue.

Le côté ſupérieur qui touche la dure-mere, eſt bien convexe & bien arrondi, & le côté intérieur eſt concave; par ce moyen les parties que le tranchant racle tombent dans cette concavité, & s'y fixent juſqu'à ce qu'on retire l'inſtrument pour le nétoyer; par ce méchaniſme ſimple les raclures ne tombent point ſur la dure-mere, ou s'il en échappe quelques-unes, c'eſt peu de choſe en comparaiſon de celles qu'on fait à la lentille plate à l'ordinaire, où tout tombe & rien n'eſt retenu. Je penſe donc que cette lentille concave eſt une perfection ajoutée qui a ſon utilité. Pour la bien faire & diligemment, prenez un morceau d'acier de demi-ligne d'épaiſſeur, vu en plan en *M*, *Fig.* 40; ayant fait un trou au milieu, prenez un poinçon arrondi par le bout; faites un trou dans le plomb ou dans un bois dur, ſur lequel vous poſerez la platine, & d'un ſeul coup de marteau vous l'emboutirez aiſément; enſuite ayant réſervé le pivot en *e* au bout du Couteau, viſſez & rivez un peu cette lentille, & finiſſez l'inſtrument à l'ordinaire. La Figure 40 repréſente cette lentille coupée par le milieu, pour faire voir la concavité que j'ai coutume d'y donner: du reſte le Couteau doit avoir ſon tranchant trempé & recuit à la couleur d'or.

La Figure 38 repréſente la Rugine quarrée. Cet inſtrument eſt fait de deux pieces, c'eſt-à-dire, que la Rugine *K* ſe monte à vis ſur la tige *l*: la figure *K* fait voir qu'elle a quatre tranchants faits par un biſeau abattu de court pour donner du corps à ce tranchant, afin qu'il puiſſe racler l'os ſans s'égrener.

La Figure 39 repréſente auſſi une Rugine, mais à cinq faces toutes tranchantes, ce qu'on voit par la figure *L*; ces pieces doivent être trempées & recuites couleur d'or. Un bon Emouleur fait les tranchants à la meule & à la poliſſoire, après avoir bien dreſſé les biſeaux avec la lime bâtarde.

La Figure 40 fait voir comment ces quatre derniers inſtruments ſont emmanchés: on voit en *N* le bout de la queue qui eſt cimentée dans le trou, & le manche eſt ponctué tout autour. Ces manches ſont faits en ébene ou en ivoire, & par un Tourneur.

On achete des Trépans à trois prix, le premier de 60 livres, le ſecond de 72 livres; mais on peut être aſſuré qu'un Trépan completté des 14 pieces, ne peut pas être parfait, ſi l'on n'y met un prix où l'Artiſte puiſſe gagner ſa vie honnêtement, & donner toute la perfection à ces pieces, c'eſt-à-dire, 96 liv.

ARTICLE HUITIEME.

De la Triploïde ou Elévatoire à trois pieds.

LA Figure 1 repréſente la Triploïde prête à opérer, & toutes les autres Figures de la Planche en repréſentent le développement. PLANCHE 134.

La Figure 2 repréſente la branche de rappel que l'on voit au milieu *A a b*; & la Figure 5 fait voir de côté le treffle qui ſert de manivelle en la tenant en *B B* pour la faire tourner, & par ce moyen faire monter ou deſcendre la branche de rappel. Cette derniere ne tourne pas étant dans le trou quarré *C* de la platine, & l'on voit qu'elle peut parcourir tout l'eſpace du quarré de la branche; cette branche, dont la moitié eſt taraudée, paſſe à l'aiſe dans le trou de la platine ſupérieure en *d*: ainſi il n'y a que la noix *E* de l'écrou *Fig. 5*, qui ſoit taraudée, & par ce moyen elle fait monter la branche en portant fortement ſur la platine *i i d*. Le bout de la vis paſſe auſſi à l'aiſe dans un trou non-taraudé au bout du treffle en *D*.

La Figure 3 repréſente la platine inférieure, qui eſt au milieu *C e*: 1, 2, 3, ſont trois entailles faites pour recevoir les branches, comme on les voit fixées en *e e e*, par une vis à chaque branche; & 4 fait voir le trou quarré par où paſſe la branche, comme en *C*, *Fig. 1*.

La Figure 4 représente la platine supérieure qui reçoit en 9 la vis de rappel: en 6, 7, 8, elle reçoit les tenons taraudés des trois branches, lesquelles sont arrêtées chacune par un écrou que l'on voit en *i i*, *Fig.* 1; la troisieme est cachée par la noix du treffle.

La Figure 6 représente une des branches que l'on voit en *H*, *H*, *H*, *h*, *h*, *h*; le bout *K* est un peu large; il est applati & garni d'un morceau de peau. En *j* on voit un tenon taraudé, pour être fixé à la platine par l'écrou, qui est aussi représenté par la Figure 7. Cet écrou est noyé dans la platine au moyen d'une fraisure qu'on voit en 6, *Fig.* 5.

La Triploïde est destinée à relever une partie du crâne qui est fortement enfoncée & rébelle aux autres Elévatoires. Le crochet prend la partie en dessous; & tandis que les trois pieds *H*, *H*, *H*, appuient sur la voûte de la tête à distance égale, on tourne le treffle *BB*, & on force ainsi la partie enfoncée à se mettre au niveau. En d'autres circonstances, après avoir fait un trou au crâne avec le Trépan perforatif, on fait entrer le Tire-fond à vis; & lorsqu'il tient suffisamment, on accroche en *A* l'anneau du Tire-fond, *Fig.* 34, & par le méchanisme de la vis on fait monter la partie du crâne à niveau; pour ce dernier cas les dents qu'on voit en *A*, doivent être un peu profondes, afin qu'elles ne laissent pas glisser l'anneau du Tire-fond au point de lâcher prise; par la même raison il ne faut pas que le crochet fasse l'équerre; mais il suffit de donner une ligne d'élévation en *r*, *Fig.* 2: un coude plus considérable ne feroit pas de mal au dernier cas; mais il nuiroit beaucoup au premier, c'est-à-dire, pour opérer seul & sans le secours du Tire fond.

Cet instrument doit être fait d'acier, au moins la branche de rappel, *Fig.* 2: il faut tremper le crochet & un pouce au moins de longueur de la branche; mais il faut le recuire bleu. Les trois pieds *H H H* sont revêtus de peau.

La Figure 8 représente l'Elévatoire d'Ambroise Paré: il est composé d'une tige sur laquelle est ajusté un crochet à charniere. *X* est le point d'appui, & *Q* releve la partie enfoncée. La Triploïde étant faite selon que l'indiquent les figures, est du prix de 36 liv. & la Figure 8, huit livres.

Article Neuvieme.

Des Elévatoires à chevalet de MM. Petit & Louis.

Planche 135.

Plusieurs défauts dans les anciens Elévatoires, & plusieurs considérations sur l'opération de remettre au niveau les parties du crâne enfoncées, ont porté M. Petit à imaginer un Elévatoire pour servir dans tous les cas, mais principalement à ceux où les Elévatoires simples sont insuffisants.

La Figure 8 représente l'Elévatoire à chevalet; *A a* est le levier, *bb* est le manche, & *d d* est le chevalet, qui étant garni de peau aux deux extrémités, peut

peut s'appliquer sur toute la voûte de la tête. Sur le milieu *D* est une charniere femelle, dont les charnons sont pris sur piece au milieu du chevalet, & reçoivent le charnon mâle ; ce dernier est surmonté d'une queue taraudée, représentée par la Figure 9 : les trous 1, 2, 3, 4, sont taraudés pour recevoir à vis la queue du charnon mâle, ce qui fait le point fixe du levier ; par ces quatre trous on augmente la force à volonté : tout cela forme un levier du premier genre.

La Figure 10 représente le chevalet vu du côté de l'épaisseur : on voit en *E* le clou ou la goupille qui joint les charnons ensemble.

Cet Elévatoire paroissoit ne rien laisser à désirer ; cependant M. Louis y a ajouté une perfection du vivant même de M. Petit, qui approuva bien volontiers la correction : tant il est vrai que les vrais Savants tiennent le moins à ce qui vient d'eux, & sont toujours prêts à adopter les meilleures idées.

La Figure 11 représente l'Elévatoire de M. Louis : la correction consiste dans la suppression de la charniere du chevalet, pour y substituer un genou qui se prête très-bien aux mouvements en tous sens de la bascule, au lieu qu'une charniere ne peut laisser mouvoir la bascule que dans un seul sens. Ce méchanisme s'entend facilement : voyons-en les développements.

La Figure 12 représente le chevalet sans la bascule, coupé longitudinalement par le milieu pour faire voir un creux sphérique en *e*, dans lequel se loge & tourne la boule que l'on voit au-dessus, *Fig.* 13.

La Figure 14 représente une coupe de la bride, qui contient la boule sur le chevalet, & cependant lui laisse la liberté de tourner en tout sens dans sa place. Cette piece est fixée sur le chevalet par deux vis *gg*, vues en leur place en *GG*, *Fig.* 15, & le tout monté en *H*, *Fig.* 11.

Tout comme à celui de M. Petit, le point fixe du levier se change sur les points *L i i* : mais le méchanisme en est un peu différent ; en *h* est un bouton qui est vissé sur la platine qui est représentée par la Figure 16, avec son bouton *j j* ; la queue de la boule, *Fig.* 13, est évidée quarrément en *k*, de l'épaisseur de la platine pour la recevoir ; de sorte que le bouton de la queue est libre dans le trou *o*, *Fig.* 16, de maniere qu'en donnant le coup de pouce au bouton *j*, la platine avance, & le bouton de la queue de la boule se trouve engagé dans le détroit du trou *i i*, comme le fait voir évidemment en *L* la Figure 11. Reste à parler du méchanisme qui joint la platine avec la branche de la bascule.

La Figure 17 représente l'Elévatoire sans être emmanché : on voit en *M N M* trois trous percés à jour qui reçoivent la queue de la boule ; or, après que ces trous sont percés, on fait une rainure d'une ligne de profondeur à coups de ciselet, depuis *M* jusqu'en *M* ; ensuite avec un autre ciselet, dont la forme est représentée par la Figure 18, étranglé sur la ligne *P*, & les quarres tranchantes & aiguës, on élargit le fond de la rainure pour en faire une loge à queue d'aronde ; après cela on ajuste un tenon aussi à queue d'aronde, représenté par la Figure 19, qui a la forme du ciselet : en *q* est le pivot réservé quarré pour être rivé sur la platine, mais dont la rivure eſt noyée dans une fraiſure en *t t*, *Fig.* 16; ces deux tenons entrent donc librement dans les trous *M N*: mais pour peu qu'on les pouſſe dans la rainure, ils y entrent & ſont retenus par la queue d'aronde; il convient de les fixer à un point pour leur limiter leur route, afin qu'en faiſant jouer la platine, les tenons ne ſe préſentent pas devant les trous; ils laiſſeroient alors tomber la platine; enfin on fait une rainure en *R* avec le ciſelet, pour recevoir la queue de la vis *j*, repréſentée à côté de la Figure 16: cette queue entre aiſément dans la rainure *R*, & n'eſt arrêtée que par les deux extrémités de ladite rainure, dont la longueur détermine la courſe de la platine.

La deſcription que je donne de la bride *GG*, *Fig.* 15, qui fixe la boule ſur le chevalet, eſt différente de celle qu'a imaginé M. Louis. La ſienne eſt compoſée de deux parties qui ſont deux chevalets, dont la Figure 20, *B A* en repréſente un; alors la boule eſt ſoutenue par quatre cornes: on en voit deux en *u u*. Ces chevalets ſont ajuſtés ſur le grand chevalet, chacun par une vis en *V*, & par un pied en *s s*. Je crois qu'on trouvera plus de ſolidité dans la bride que dans les deux chevalets, & j'eſpere que M. Louis me permettra cette correction: d'ailleurs elle ne touche en aucune maniere à l'idée du genou; elle ne fait qu'ajouter de la ſolidité, en procurant à l'Artiſte qui l'exécute, un moyen plus prompt & plus facile pour ajuſter le genou. Cette correction n'eſt pas encore fort connue; car je n'ai encore exécuté qu'un tel Elévatoire, qui eſt entre les mains de M. Camper, Profeſſeur à Groningue.

L'Elévatoire de M. Petit, qui eſt à charniere, eſt du prix de 10 livres; & celui de M. Louis, qui eſt fait avec un genou, eſt du prix de 24 liv.

Article Dixieme.

Deſcription d'un nouveau Tourniquet pour arrêter l'hémorrhagie du ſinus longitudinal.

Planche 135.

La Figure 21 repréſente un Tourniquet pour arrêter le ſang du ſinus longitudinal & de l'artere de la dure-mere, lorſqu'ils ſont déchirés par la couronne du Trépan. Cet inſtrument n'eſt pas encore publié; mais il a été reçu par l'Académie Royale de Chirurgie de Paris, des mains de l'Auteur, M. Foulquier, Eleve en Chirurgie, & actuellement établi à Beziers en Languedoc.

Cet inſtrument eſt compoſé de deux branches ſemblables *Q Q*, unies enſemble par une charniere, & jointes par le moyen d'une clavette, afin de ſéparer les branches pour les introduire & les appliquer l'une après l'autre & ſéparément, enſuite pour les rejoindre & les fixer par la clavette mobile *T*.

x, *x*, ſont deux platines fixes & priſes ſur piece au bout des branches: elles ſont armées de petites dents comme celles d'une rape, mais fort fines, propres à recevoir & à retenir une couche d'agaric, qu'on applique deſſus en appuyant légérement avec la pointe d'un couteau; or, ce sont ces deux platines qu'on fait entrer par l'ouverture qu'a fait la couronne; on les applique sous la voûte du crâne, pour embrasser le bout du sinus ou de l'artere, en sorte qu'étant ainsi introduites, on n'a qu'à tourner la vis *z*, les platines mobiles *yy* descendent & portent sur la voûte de la tête, & produisent la pression intérieure par les platines *x x* au-dessous du crâne.

En *X X*, sont les deux pitons très-fixes, puisqu'ils sont pris sur piece au milieu des branches; ils sont taraudés pour recevoir les deux vis *z z*, qui, comme on voit, ont les filets écartés pour procurer de la vîtesse, & équivaloir à une vis à double filet. L'extrémité de ces vis est rivée sous les pitons mobiles *y y*, dont la forme est représentée par la Figure 22. En *Z* est un petit tenon quarré qui se loge & coule dans une rainure longitudinale pratiquée à coups de ciselet sur l'extérieur des branches & entre les deux pitons *X x* & *y y*: au moyen de ces tenons les pitons ne sont pas sujets à tourner par les mouvements des vis.

Les branches se tiennent naturellement écartées par la force du ressort *p*, lequel est attaché sur une des branches par une vis en *r*.

Le Tourniquet Foulquier est du prix de 12 liv.

ARTICLE ONZIEME.

Description d'un Trépan à manivelle.

ON a trouvé depuis long-temps un inconvénient dans le Trépan, dont la couronne tourne au moyen d'un vilebrequin tel que nous l'avons décrit, en ce que la main agissant circulairement, cache à tout instant le progrès de l'enfoncement de la couronne dans le crâne; on est par conséquent obligé de s'arrêter fort souvent pour examiner le point de l'opération. On a donc cherché les moyens de substituer au vilebrequin une autre machine qui laissât à l'Opérateur toute la liberté de voir continuellement ce qu'il fait, ce qui doit rendre l'opération toujours bien plus sûre. On a imaginé à cet effet un rouage, qui étant mis en mouvement par une manivelle qu'on tourne toujours du même côté, ne peut point cacher la plaie aux yeux de l'Opérateur. C'est cet instrument que je vais décrire: on en a exécuté plusieurs; mais je ne parlerai que de celui que j'ai exécuté moi-même.

La Figure 1 représente ce Trépan; la couronne se sépare de la douille de même qu'aux autres Trépans, par le moyen de la bascule pratiquée en *A B*, sur la tige de la douille représentée séparément de la couronne, *Fig.* 2; & la Figure 3 fait voir séparément la couronne & la bascule *a* garnie de son ressort de renvoi. PLANCHE 136.

La Figure 4 représente une roue de champ qui se place en *D*, *Fig.* 2, ajustée quarrément; & pour fixer la roue avec son arbre, il y a un écrou, *Fig.* 5, qu'on visse en *e*, *Fig.* 4: il reste un pivot en *G*, qui se loge dans le cul-de-sac *E*, *Fig.* 6.

Cette Figure *6* représente la partie de l'instrument sur laquelle est cimenté le manche. En *f* est un autre cul-de-sac qui reçoit le pivot du pignon représenté en *FR*, *Fig.* 7, dans laquelle on voit tout le méchanisme intérieur avec la plus grande partie de la boîte qu'il faut supposer verticalement sciée sur le devant.

Toutes les pieces que nous venons d'expliquer sont faites d'acier; mais la boîte est en cuivre jaune : on la voit en entier & fermée, contenant tout le mouvement en *h h*, *H H*, *Fig.* 1. Dans un trou fait au milieu de la platine *h h*, se loge la portion de la branche, indiquée par l'éminence *c*, *Fig.* 2 : c'est sur cette platine *h h*, qu'est soudée la virole de cuivre qui cache tout l'intérieur; la platine postérieure *H H*, n'est point soudée à la virole; mais elle l'est à la queue, ainsi qu'on la voit en *k k*, *Fig. 6*; de sorte que cette partie est brisée pour donner la facilité d'ajuster la roue dans la boîte, & de l'arrêter avec l'écrou. Ce qui étant fait, on présente la branche par le bout *E*, pour joindre & recevoir le pivot *G*.

Lorsque les deux branches sont unies ensemble, il faut les assujettir; or, deux longues vis suffisent: l'une se laisse voir en *L*, *Fig.* 7, traversant la branche fixe en *n*, & se visse à l'autre bout de la virole *m*; la seconde vis traverse également la boîte & la branche fixe : on voit le trou pour la recevoir en *i*, & la tête se fait voir en *j* sur la Figure 1.

L'union des deux branches étant faite, on présente le pivot du pignon au trou de la branche fixe *F*, *Fig.* 7 : (on l'y voit ponctué); & pour fixer le pignon dans la boîte, c'est la bride que l'on voit appliquée sur la boîte par les deux lignes *o o*, laquelle s'assujettit à la boîte par quatre vis : les deux de face sont vues en *p p*, & un de côté en *r*, & le quatrieme fait parallele au dernier. La manivelle est brisée en *q*, & se monte à vis, c'est ce qui donne la facilité de poser la bride en sa place, parce que la queue du pignon *q*, passe dans le trou de la bride jusqu'en *R*, pour aller s'ajuster sur la boîte.

La Figure 8 représente la boîte vue de face seulement, pour montrer le trou par où passe le pignon pour s'engrener avec les dents de la roue : on peut remarquer aussi que la bride y est ponctuée, & comment sont placés les trous 1, 2, 3, 4, qui fixent la bride avec la boîte.

Ce Trépan ne laisseroit rien à désirer, si l'on pouvoit profiter de la force du levier qui gît ici à manivelle; on ne peut lui donner que 4 pouces de longueur, & il lui en faudroit 10 au moins; mais il en résulteroit trop d'éloignement de l'œil de l'Opérateur sur la plaie, il en seroit à 21 pouces, par rapport au cercle que décrit une manivelle en faisant le tour; d'ailleurs avec cet instrument on trépane aussi diligemment qu'avec un vilebrequin.

Le Trépan à manivelle, muni de toutes les pieces qui composent le Trépan ordinaire, est de 96 liv.

CHAPITRE

CHAPITRE QUARANTE-SEPTIEME.

Des Instruments pour l'opération de la Taille ou la Lithotomie.

Il n'y a point d'instruments de Chirurgie qui aient subi autant de changements, d'additions & de corrections que ceux qui servent à l'opération de la taille ; cette opération a été regardée, pendant nombre de siecles, comme très-difficile, & même comme impratiquable. Elle paroissoit si dangereuse aux Anciens, qu'on n'osoit l'entreprendre; cependant le désir de guérir les hommes, parmi les Chirurgiens, les a portés à faire bien des essais & des recherches, qui, se trouvant suivies d'heureux succès jusqu'au siecle passé, les a animés encore davantage à perfectionner & à rendre moins dangereuse cette opération, par l'invention de quantité d'instruments, & par différentes méthodes d'opérer.

On entend par l'opération de la taille, les incisions qu'on est obligé de faire pour extraire des pierres qui se forment dans la vessie. Cette maladie est très-douloureuse, & devient mortelle si l'on n'ôte ce corps étranger, parce qu'il empêche l'évacuation des urines. Avant qu'on eût rendu l'opération de la taille aussi familiere qu'elle l'est aujourd'hui, ce qui sauve la vie à un grand nombre d'hommes, une infinité d'autres sont morts de cette maladie, parce que les douleurs en sont extrêmement aiguës : on voit par-là l'importance de la Chirurgie, & combien l'humanité lui a d'obligation.

Nous distinguerons ici dix-neuf méthodes de faire l'opération de la taille, qui, cependant, se réduisent à quatre : le *petit appareil*, le *grand appareil*, le *haut appareil*, & l'*appareil latéral* ; c'est cette derniere qui a paru la plus heureuse au plus grand nombre des Lithotomistes ; c'est aussi pour l'appareil latéral que le plus grand nombre d'instruments ont éte inventés : voici les noms des Auteurs de ces méthodes, ainsi que le nom de ceux qui ont le plus contribué à perfectionner cette opération.

1. Le *petit Appareil* ; le nom de l'Auteur est ignoré (*) : c'est la premiere méthode & la plus simple, en ce qu'il ne faut que deux instruments, qui sont un Bistouri pour faire l'incision, & un Crochet pour tirer la pierre.

2. Le *grand Appareil*, inventé par *Jean de Romanis*, Médecin de Crémone, Lithotomiste à Rome au quinzieme siecle.

3. Le *haut Appareil*, inventé par *Nicolas Franco*, Lithotomiste à Lausanne.

4. L'*Appareil latéral*, par Frere *Jacques*, Religieux Récolet. Voyez son histoire dans Dionis, *Cours d'opérations*, & dans M. Méri.

5. La méthode de M. *Rau*, Lithotomiste Hollandois.

(*) Celse est le premier qui ait détaillé le manuel de cette méthode ; mais on ne lui défere pas l'honneur d'en être l'Auteur.

6. La méthode de M. *Foubert*, alors Chirurgien-Major de la Charité.

7. La méthode de M. *Ledran*.

8. La méthode de M. *Moreau*, Chirurgien de l'Hôtel-Dieu.

9. La méthode de M. *Le Cat*, premier Chirurgien du Lieu-de-Santé, à Rouen.

10. La méthode du Frere *Jean-Côme*, Religieux Feuillant.

11. La méthode de M. *Cheſſelden*, Anglois.

12. La méthode de M. *Louis*, alors principal Chirurgien de l'Hôpital de la Salpêtriere, actuellement Secrétaire perpétuel de l'Académie Royale de Chirurgie.

13. La méthode de M. *Thomas*, alors principal Chirurgien de Bicêtre.

14. La méthode de M. *Hawkins*, Chirurgien Anglois.

15. La méthode de M. *Bromfeil*, Chirurgien Anglois.

16. La méthode de M. *Pouteau*, alors principal Chirurgien de l'Hôtel-Dieu de Lyon.

17. La méthode de M. *Vacher*, alors Prévôt de l'Ecole pratique, actuellement premier Chirurgien de Son Alteſſe Royale l'Infant Duc de Parme.

18. La méthode de M. *Hoint*, Chirurgien-Major de l'Hôpital de Dijon.

19. La méthode de M. *Favier*, Sous Aide-Major aux Invalides.

Voilà tous les Auteurs connus juſqu'à préſent; mais nous verrons dans la ſuite que pluſieurs autres Chirurgiens ont travaillé à perfectionner cette opération, ſoit par l'invention de quelqu'inſtrument, ou de quelques additions ou corrections faites à quelques-uns déja imaginés, mais qui n'ont rien changé aux manieres des méthodes ſuſdites; tels ſont, par exemple, le Gorgeret Lithotome, de M. Andouillet, Chirurgien du Roi; la Tenette à biſtouri, de M. Tenon, de l'Académie Royale des Sciences; la Sonde à dard, pour le haut appareil, de M. de la Faye, & pluſieurs autres à-peu-près ſemblables. En donnant la deſcription de tous ces différents inſtruments, nous enſeignerons la maniere de les fabriquer, ce qui doit faire notre principale application: nous commencerons par les Lithotomes, qui ſont les inſtruments tranchants pour couper le tégument; il en eſt d'autres qui inciſent le col de la veſſie, & qui ne different des premiers que par la forme qu'on donne aux pointes; enſuite nous traiterons des Sondes creuſes ou Cathéters, conducteurs des Lithotomes; après cela nous détaillerons les Conducteurs mâle & femelle, les Boutons à crête, les Curettes & les Gorgerets ſimples; nous donnerons la maniere de faire les Algalies ou Sondes d'argent de toutes les formes & courbures différentes; nous parlerons enſuite de la maniere de faire les Tenettes pour ſaiſir les pierres dans la veſſie; d'autres pour briſer des pierres dans la veſſie, lorſque leur volume eſt trop gros pour pouvoir ſortir par l'inciſion, d'autres pour tirer des pierres tendres & friables, & d'autres pour tirer les pierres épineuſes. Enfin c'eſt à la ſuite de tous ces inſtruments, qui ſont communs avec toutes les méthodes, que nous décrirons ceux qui ſervent aux méthodes particulieres, comme le Gorgeret Ciſtitome de M. Le Cat, le Lithotome caché du Frere Côme, celui de M. Vacher, celui de M. Pouteau, celui de M. Hoint, &c.

ARTICLE PREMIER.

Des Lithotomes servant à couper les téguments, & des autres pour incifer le col de la vessie.

Les Figures 1, 2, 3, 4, 5, 6, repréfentent les fix efpeces de Lithotomes, de la forme exacte que leur ont donnée leur Auteur. Ils different par les formes, mais ne doivent point différer par la bonté; tous doivent être faits du plus fin & du plus pur acier d'Allemagne ou d'Angleterre. PLANCHE 137.

A cela près de la forme, la maniere de forger un Lithotome, ne differe point de celle que nous avons enfeignée pour forger deux efpeces de Scalpels, celle à dos, & celle à lance, au Chapitre XXXVI de cette Partie. Après les avoir forgés, il faut les faire recuire, afin de pouvoir faire les trous; mais il ne faut point oublier de les battre à froid pour les bien écrouir, afin de leur procurer le plus de corps & le plus de bonté poffible.

La lame de cet inftrument eft repréfentée par la Figure 7: il a deux tranchants, un devant en *A d*, & un derriere en *a b*; depuis *A* jufqu'en *B*, c'eft le talon. Le dos regne depuis *B* jufqu'en *a*; fon épaiffeur eft repréfentée par la Figure 9: en *D*, eft une entaille faite de chaque côté, afin de réferver le tranchant au milieu; cette entaille répond en *a*, *Fig.* 7. Au bout du talon *B*, eft une lentille réfervée pour appuyer fur la châffe, & faire tenir le Lithotome droit pour faire l'opération; cependant cette lentille n'eft vue ici que par fon épaiffeur; mais on la voit par fa largeur en *E*, *Fig.* 9. En *C*, *Fig.* 7, eft le trou qui fert à clouer la lame avec la châffe; & en *e* commence la vive-arête qui continue jufqu'à la pointe, en féparant les deux tranchants. Après avoir bien limé le Lithotome, on le trempe à la couleur de cerife, & on le recuit à la couleur d'or. Voyez le Chapitre XIV, à la premiere inftruction fur la trempe & le recuit.

Pour émoudre le Lithotome, on le monte fur un faux manche de bois, ou dans les tenailles en bois; une meule de 9 à 10 pouces de hauteur, & une femblable poliffoire conviennent pour faire un bon tranchant à cet inftrument; lequel doit être émoulu bien vivement fur les principes du Grattoir. Voyez le *Chap.* XVI, premiere Partie: *Inftructions fur l'émouture*; au refte le tranchant doit être fin & plier fur l'ongle du pouce comme celui du Biftouri.

La châffe du Lithotome eft faite d'écaille de tortue, & dans le même goût que la châffe à Lancette: la maniere de la monter eft la même. La Figure 5 repréfente cet inftrument tout monté; la lame repofe fur une côte de la châffe en *f*, & l'autre côte eft ouverte en ligne droite *G*, fur laquelle pofe la lentille *h*.

L'affilage eft la derniere chofe que l'on fait au Lithotome: il fe fait fur les mêmes pierres & fur les principes indiqués pour la Lancette, *Chap.* XXXV. On effaye fi le tranchant eft bon, en enlevant un peu de peau fur la main, & on choifit un endroit où la peau eft fine, afin de s'affurer fi la coupe eft vive & nette.

La forme que repréſente la Figure 7, eſt la plus ancienne; cependant il y en avoit dont les pointes étoient plus mouſſes, & de plus on faiſoit les tranchants auſſi fins en *a A*, qu'en *d*; & pour éviter de ſe bleſſer en faiſant l'opération, on étoit obligé d'envelopper ces tranchants avec une bandelette: c'eſt ce qu'on appelloit un *Lithotome armé*.

La forme que repréſente la Figure 5, eſt une pointe renverſée en arriere; la concavité *H* ſe loge mieux ſur la convexité de la Sonde, que le précédent Lithotome.

La Figure 1 repréſente le Lithotome de M. Cheſſelden: il eſt fait comme un Scalpel à dos; ſon tranchant eſt ſur la partie convexe *j*, & tout le derriere eſt en dos d'une bonne ligne d'épaiſſeur; la lame eſt ajuſtée ſur le manche avec une queue, ſemblablement à un couteau à gaîne, & par conſéquent le Lithotome eſt fixe ſur ſon manche. Son prix eſt de 1 liv. 10 ſ. à manche d'ébene, & 2 liv. avec le manche d'ivoire.

La Figure 2 repréſente un Lithotome à manche fixe; ſa forme a été imaginée par des Éleves de l'École pratique: il eſt corrigé ſur celui de M. Cheſſelden, *Fig.* 1, & ſur l'ancien, *Fig.* 5; ſon tranchant eſt ſur la convexité *K*. La partie *L* eſt amincie, mais ſe terminant par un tranchant arrondi, afin de gliſſer ſur la Sonde avec douceur. Son prix eſt une liv. 10 ſ. avec le manche d'ébene.

La Figure 3 repréſente le Lithotome de M. Moreau; le manche eſt ajuſté à la lame par deux clous, ce qui fait un Lithotome fixe: il eſt à deux tranchants, ſéparés par une vive-arête, qui ſe perd avec la pointe; or, cette pointe eſt très-aiguë, & riſque beaucoup d'être émouſſée & caſſée au premier tact ſur la Sonde; pour cette raiſon il convient de recuire ce Lithotome à la couleur de cuivre rouge au moins.

La Figure 4 repréſente un ſemblable inſtrument, mais dont la lame ſe renferme dans la châſſe de même qu'une Lancette: on voit la châſſe un peu ſéparée en *i i*, & la Figure 5 la repréſente la lame appliquée ſur une côte de la châſſe, qui eſt d'écaille.

La Figure 8 repréſente la lame du Lithotome fermant de M. Moreau, ſéparée de la châſſe (*). Ce Lithotome eſt du prix de 3 liv. à châſſe d'écaille.

La Figure 6 repréſente le Lithotome à rondache de M. Ledran: il eſt fait d'une lame d'acier d'une ligne d'épaiſſeur dans toute ſa longueur; la largeur eſt repréſentée par la figure même; ſon dos eſt ſur la partie *o*: le côté du tranchant eſt auſſi arrondi comme le dos, depuis *n* juſqu'en *m*, où commence le tranchant qui continue juſqu'à la pointe. Son manche eſt fait de deux morceaux d'écaille fixés par quatre petits clous ſur la platine quarrée d'acier, *n M*. Le Lithotome de M. Ledran, eſt du prix de 2 liv.

(*) Les inſtruments dont ſe ſervoit Frere Jacques, pour l'opération de la taille, ne ſont point parvenus juſqu'à nous. M. Méry dit que la Sonde n'étoit pas cannelée; & à juger de ſon Lithotome, par ce qui en eſt dit, il devoit reſſembler à celui des Figures 2 & 3: » Puis prenant (dit Dionis) de ſa main droite un Biſtouri long » à pointe aiguë, fait en forme de poignard, il le » plonge droit vers la région de la veſſie.

Le célebre Lithotomiſte *Rau* a toujours

ARTICLE

ARTICLE SECOND.

Maniere de faire des Sondes creuses ou Cathéters, servant de Conducteurs aux Instruments tranchants dans l'opération de la Taille ; qualités essentielles que doivent avoir les Sondes.

LA Sonde creuse, que plusieurs appellent *Cathéter*, est un instrument fait d'acier : à une de ses extrémités, est une platine pour servir de poignée, sur laquelle naît une tige cylindrique jusqu'au tiers de sa longueur ; les autres deux tiers doivent être cannelés par une gouttiere longitudinale jusqu'à deux lignes près du bec, où elle reprend la forme cylindrique terminée par un bouton olivaire. PLANCHE 138.

Il est inutile de chercher du meilleur acier pour faire des Sondes, attendu qu'il ne s'agit pas de leur procurer de la dureté ; mais il est essentiel d'en avoir qui soit bien net & point pailleux, pour en faire ces instruments, parce qu'ils sont destinés à être introduits dans la vessie par le passage même des urines ; par conséquent un acier qui seroit filandreux ou fibreux, feroit beaucoup de ravage dans le canal, parce qu'il déchireroit dans tout le trajet.

La Figure 1 représente la Sonde, dont la poignée est faite en cœur ; depuis *a* jusqu'en *A*, regne une cannelure, dont la forme & la profondeur sont représentées par la Figure 2, qui représente une Sonde coupée transversalement : la cannelure est en *c*, & se fait avec une lime triangulaire. On forge la Sonde en quarré, en donnant une petite chaude grasse à chaque fois qu'on la met au feu ; après qu'elle est forgée, on la fait recuire pendant la nuit, mais il ne faut point la battre à froid pour l'écrouir, parce qu'il est nécessaire qu'elle soit fort facile à ployer à froid, pour lui donner la courbure nécessaire. Lorsqu'on a forgé la Sonde, on la lime sur les quatre faces, tant pour la blanchir que pour la mettre d'épaisseur convenable ; ensuite on la courbe en quart de cercle, comme le représente la Figure 3, pour avoir la facilité de faire la cannelure sur le côté convexe *B B*, ce qui s'exécute avec des limes triangulaires, bâtardes & douces : il faut creuser la cannelure aux trois quarts de l'épaisseur de la matiere ; après cela il faut dresser la Sonde, comme le fait voir la Figure 1 ; ensuite il faut faire un petit morceau d'acier de forme triangulaire, de deux lignes de longueur, qu'il s'ajuste bien dans la cannelure, pour fermer le bout pour deux usages, le premier pour donner à ce bout une forme ronde ou olivaire, pour en faciliter l'introduction dans la vessie, & la seconde pour arrêter la pointe du Lithotome, afin qu'elle ne passe pas outre, parce qu'elle perceroit le fond de la vessie. Ce petit morceau étant ajusté ; il faut le lier avec du fil d'archal & le souder ; mais

caché ses instruments ; mais on est presque d'accord que le Lithotome de M. Chesselden, *Fig.* 1, est celui de Rau : il avoit vu tailler le Frere Jacques à Paris, & c'est sur la méthode du Frere que Rau composa la sienne.

il faut faire attention de ne mettre qu'un très-petit paillon de soudure : on lui donnera de la pente sur le feu, afin que l'excédent de la soudure ne s'arrête pas dans l'angle intérieur, mais qu'elle passe à travers les joints, pour s'assembler au bout ; si l'on manquoit à cette attention, on seroit obligé d'ôter la soudure à coups de burin, parce que l'angle interne doit être vif dans sa profondeur pour arrêter la pointe du Lithotome.

La Sonde étant soudée & dressée, prenez un bois à limer de 7 ou 8 pouces de long, y ayant fait un sillon pour retenir & former un support à la Sonde ; donnez des coups de lime de long pour bien l'arrondir depuis *b* jusqu'en *A* ; ménagez la partie cannelée, pour lui conserver une épaisseur de demi-ligne sur les bords, afin qu'étant finie, ses bords ne soient pas tranchants, mais au contraire bien arrondis : ils sont représentés par *d d*, *Fig.* 2. Ayant *bâtardi* & adouci la Sonde, & fait l'extrémité en olive, comme le fait voir *A*, on polit cet instrument entre deux bois de noyer, en frottant en long : voyez la Figure 3, *Pl.* 71, premiere Partie, & ce que nous avons dit pour le poli à la main, *Chap.* XXXII.

La derniere opération que l'on fait à la Sonde, c'est de lui donner la courbure nécessaire pour l'introduction ; cela s'exécute à la main seulement, ou tout au plus entre les mordaches en bois ; commencez par faire obéir la partie *E*, *E*, *E*, *Fig.* 4, en l'appuyant sur le pouce en E, *E*, *E*, & les quatre autres doigts en dessus ; ensuite portez le pouce en *f*, & les quatre doigts en E, E, E, pour lui faire faire le coude ; enfin on observe attentivement qu'elle soit courbée sur le côté, comme le fait voir la *Fig.* 4, où l'on ne voit la platine que sur son épaisseur en *G* ; mais en regardant la Sonde de face, comme la Figure 1, il faut que le bout *A* soit bien en ligne droite avec le bout de la platine *h* ; cela est de la derniere conséquence ; parce que lorsque la Sonde est introduite dans la vessie, le Chirurgien ne voit que la platine : or, c'est le seul guide & la seule indication sur laquelle il puisse s'assurer de la situation où est la Sonde dans la vessie.

La Figure 4 représente la Sonde, dont la courbure est faite pour tailler selon plusieurs méthodes.

La Figure 5 représente la Sonde convenable à la méthode de M. Moreau : elle differe de la précédente, en ce que le coude *H* est plus sensible, & que le bec est allongé & presque droit en *j j*.

La Figure 6 représente la Sonde pour la méthode de M. Le Cat. La platine qui sert de poignée est plus longue & plus propre à être tenue avec fermeté : on la voit ici sur son épaisseur avec une courbure en *K*, & l'on voit la platine ou sa poignée dans sa largeur par la Figure 9 : elle est arrondie en *L L*. La forme de cette poignée est de conséquence pour opérer par la méthode de ce grand Lithotomiste, parce que la Sonde est tenue par un Aide.

La Figure 7 représente la Sonde de M. Pouteau, Auteur de la taille au niveau. L'intention de ce Lithotomiste est de pouvoir se passer d'un Aide dans l'opération de la taille ; pour cet effet après avoir introduit la Sonde dans la vessie, ainsi qu'il eſt d'uſage, il paſſe le petit doigt dans l'anneau *m*, releve les bourſes, ou le ſcrotum, & les contient avec le pouce de la même main qui tient la Sonde, en l'appuyant ſur *n*, pendant que la main droite dirige l'inciſion. Le ſeul moyen de ſe paſſer d'un Aide, étoit de ſubſtituer un anneau à la Sonde en place d'une platine de telle forme qu'elle puiſſe être.

Pour être bien aſſorti & pouvoir opérer des Sujets de tout âge, il faut au moins ſix Sondes de chacune des formes & de grandeurs telles que nous venons de les expoſer. La Figure 4 eſt la ſeconde de ſix, & la Figure 7 eſt la cinquieme. Pour faire les ſix Sondes bien graduées en longueur, la premiere doit avoir 7 pouces de tige, la ſeconde 8 pouces, la troiſieme 9, la quatrieme 10, la cinquieme 11, & la ſixieme 12 : notez que c'eſt la longueur qu'elles doivent avoir avant de leur donner les courbures. Les groſſeurs ou leurs diametres doivent auſſi différer entr'elles d'un cinquieme de ligne, de ſorte que la plus petite ne doit avoir qu'une ligne de diametre, mais plutôt un trait de plus que de moins, & la ſixieme 2 bonnes lignes. Le prix de chaque Sonde eſt de 2 liv. la piece ; ceux qui ne veulent les payer que 1 liv. 10 ſ. doivent être perſuadés qu'elles ne ſont point faites d'acier, mais de fer.

ARTICLE TROISIEME.

Des Sondes à galleries rabattues, & des Lithotomes qui s'ajuſtent dans ces galleries, ſuivant les méthodes de MM. Le Cat & Favier.

ON appelle *Sonde à galleries rabattues*, une eſpece de Cathéter, que M. Le Cat a imaginé pour contenir la pointe du Lithotome fixe dans la cannelure, ſans pouvoir en ſortir pendant le trajet de l'inciſion. Cette Sonde ſe fait ſur les principes que nous avons donnés par les figures 1, 2, 3 ; il faut, de plus, rabattre les bords ou les joues de 2 pouces de longueur, pour faire une cannelure à queue d'aronde. La Figure 10 repréſente cette Sonde, dont les bords ſont rabattus depuis *a* juſqu'en *A* ; & la Figure 11 en fait voir la coupe tranſverſale : cette figure déſigne que le fond de la cannelure n'eſt pas à angle vif : elle doit être ronde ; cette différence ne conſiſte que dans les outils avec leſquels on fait la cannelure. Nous avons indiqué les limes triangulaires pour faire les cannelures à angles vifs ; & pour les faire rondes, il faut ſe ſervir de limes à dos rond, d'une bonne ligne d'épaiſſeur. Ayant creuſé & adouci la cannelure, il faut la polir avant de rabattre les galleries, pour faciliter la marche douce à la larme tranſverſale. PLANCHE 139.

Pour rabattre les galleries, préparez un morceau de fil d'acier, d'une ligne de diametre, qui entre bien à l'aiſe dans la cannelure, pour ſervir de mandrin : il faut qu'il ſoit bien adouci en long, & oint d'un peu d'huile ; faites deux épaulements à la Sonde, l'un en *B*, *Fig.* 12, l'autre en *b*, ce qui répond aux lignes *a A*, *Fig.* 10 ; tenez le mandrin fixe dans la cannelure avec le pouce, &, ſur un tas & à petits coups de marteau, rabattez les bords sur le mandrin; ce qui étant fait, retirez le mandrin; soudez un bout à la Sonde pour fermer la cannelure, &c; & finissez cette Sonde comme il est indiqué pour les précédentes.

Les Lithotomes qui sont destinés à servir avec ces Sondes, sont différents des autres. La Figure 13 en représente un, c'est le Lithotome à larme transversale de M. Le Cat: en *E*, est un bouton pris sur piece, qui déborde le plat de la lame des deux côtés; ce bouton se loge dans la cannelure, y est retenu par les galleries qui sont rabattues, & ne peut en sortir qu'aux extrémités *G H*, *Fig.* 14. Or, en taillant par cette méthode, on est certain que le Lithotome est entré dans la vessie sans avoir fait une fausse route.

Ce Lithotome, *Fig.* 13, est à tranchant sur la convexité *h j*; le milieu de la lame, à commencer en *K*, est une large cannelure qui va en rétrécissant à mesure qu'elle avance à la pointe, & finit au bouton. Elle sert à conduire un Gorgeret dans la vessie: le manche est fait de deux côtes d'écaille, attachées & fixées ensemble, sur la soie plate, par trois clous. L'écaille ne garnit que de *K* en *L*, le reste est un bout d'acier limé ovale. L'intention de l'Auteur est de donner du poids à la queue de l'instrument, pour procurer la légéreté à la pointe; au reste cette larme transversale doit être ajustée dans la cannelure, de maniere à couler avec douceur, & ne pouvoir sortir qu'aux deux extrémités. Pour prévenir qu'elle ne s'engage & ne casse dans sa loge, il faut nécessairement recuire bleu, avec des tenailles, 2 lignes de la pointe du Lithotome.

La Figure 15 représente un semblable Lithotome, à la forme près: il n'a point de larme transversale; mais la pointe est un peu émoussée. C'est le Lithotome dont se servoit feu M. Le Cat, pour la taille des femmes; son tranchant est sur la convexité *g*: il est cannelé de même que le précédent.

La Figure 16 représente l'Urétrotome de M. Le Cat; le manche est fait à soie plate & couverte de deux côtes d'écaille arrêtées par trois clous: il est fait à deux tranchants, séparés d'un côté par une vive-arête, & de l'autre par une cannelure qui continue jusqu'à la pointe, pour conduire le Gorgeret-Cistitome dans la vessie. Les tranchants commencent en *M M*, & continuent jusqu'à la pointe. C'est l'instrument pour couper le tégument en taillant par la méthode de M. Le Cat; de maniere que lorsqu'on a découvert la Sonde par la premiere incision, on prend l'Urétrotome de la main gauche, en le contenant dans la cannelure de la Sonde; & à la faveur de la gouttiere, on introduit le Gorgeret-Cistitome, qui, étant arrivé à la pointe de l'Urétrotome, trouve la cannelure de la Sonde sur laquelle se fait l'incision au col de la vessie, en y faisant entrer le Gorgeret ouvert.

La Figure 17 représente le Lithotome de M. Favier; le tranchant est sur la partie convexe, & le dos est en *N N*, lequel dos est fait pour servir comme de larme transversale, & se loger dans la cannelure de la Sonde à galleries rabattues. Or, la coupe transversale représentée par la Figure 19, indique en *r r*, deux cannelures

cannelures faites sur le bord du dos, pour laisser une baguette *t* qui fait la queue d'aronde ou la larme transversale, qui se loge sous les galleries rabattues; cette même figure donne aussi l'idée de la lame : elle est concave d'un côté & convexe de l'autre; or, la concavité se trouve à la droite de l'Opérateur pour latéraliser en incisant.

La Figure 18 représente le Lithotome joint avec la Sonde, comme s'ils étoient dans la vessie: on voit que la queue d'aronde *N n*, *Fig.* 16, est logée dans la Sonde en *R S*. Le Lithotome est fait à soie plate, couverte de deux côtes d'écaille ou d'ivoire fixées ensemble par quatre clous de *q* en *q*.

Il est bien difficile de faire de tels instruments pour opérer sur tous les âges, & qu'ils operent bien: le défaut est dans les Sondes; il n'est pas possible de faire des galleries rabattues bien correctes, bien régulieres & bien solides, si la grosseur de la Sonde n'a le diametre d'une forte ligne & demie au moins; cependant il en faudroit trois au-dessous pour pouvoir opérer depuis 4 ans jusqu'à 14 ou 15 : or, il seroit à propos de renoncer aux galleries rabattues & aux larmes transversales pour les âges au-dessous de 15 ans. Les Sondes à galleries rabattues sont du prix de 3 liv. la piece, & le Lithotome de M. Favier 3 liv. aussi.

ARTICLE QUATRIEME.

Des Gorgerets simples, & des Conducteurs mâle & femelle.

ON appelle *Gorgeret*, un instrument fait en gouttiere, que l'on introduit dans la vessie pour servir de conducteur à la Tenette. La Figure 1 en représente un; depuis *b* jusqu'en *B*, est la poignée faite en cœur & percée en *A*, pour donner quelque élégance à l'instrument, & en même temps pour lui procurer un peu de légéreté; quelquefois on forme la poignée en croix, comme le font voir les deux figures qui sont à côté du Gorgeret. PLANCHE 140.

La Gouttiere du Gorgeret commence en *B*, & continue jusqu'à l'extrémité *a*. Cette gouttiere est de la forme d'un quart de cercle représenté par la Figure 2, qui indique aussi l'épaisseur. On forge le Gorgeret d'un acier net; on l'applatit à l'épaisseur d'une ligne: on amincit les bords; ensuite on l'emboutit entre les mâchoires d'un étau à demi-ouvert, en frappant à petits coups de pane de marteau: c'est ainsi qu'on forme une gouttiere. On fait un trou en *A*, on le bigorne un peu pour l'élargir; après l'avoir fait recuire, on lime la gouttiere avec des limes demi-rondes; & après l'avoir bien adoucie, il faut ajuster une platine au bout, ce qui s'appelle *crête* : on la voit en *c*; c'est un morceau d'acier de demi-ligne d'épaisseur, ajusté par un pied vu en *d*, *Fig.* 3, qui représente la crête dans toute sa forme & longueur naturelle. Après avoir rivé le pied dans un trou, on soude la crête avec un paillon de soudure d'argent; ensuite on finit l'instrument sans le tremper; mais il faut qu'il soit bien poli, & tous les angles bien arrondis : or, cette Figure représente un Gorgeret moyen ; mais pour qu'un Lithotomiste soit bien assorti, il lui en faut six pour les différents âges, qui different de 6 lignes de longueur, & de 2 de large. Le plus grand doit avoir 6 pouces de gouttiere de *B* en *a*, & 12 lignes de large de *D* en *D* ; & le plus petit, 3 pouces & demi de gouttiere, & 6 lignes de large, & que les largeurs aillent toujours en diminuant jusqu'aux extrémités ; les crêtes diminuent aussi de leur volume, parce qu'elles servent à faire glisser les Gorgerets dans la cannelure des Sondes, & à conduire les Gorgerets dans la vessie.

La Figure 4 représente le Conducteur femelle, & la Figure 5 le Conducteur mâle Ces deux instruments ne different que par les deux extrémités *E h* ; la crête *h* fait la fonction du Gorgeret : on l'introduit dans la vessie à la faveur de la cannelure de la Sonde ; & lorsque ce Conducteur mâle y est entré, on retire la Sonde : on présente la fourchette *E* du Conducteur femelle, sur la crête du mâle *F* ; on glisse tout le long de la crête jusqu'au bout *h* ; ensuite on dilate le col de la vessie ; après cela on retire l'un des Conducteurs ; & à la faveur de la crête, on introduit la Tenette dans la vessie : voilà la méthode appellée le *grand Appareil.*

Pour faire un Conducteur, on peut forger une lame d'acier de 8 ou 9 pouces de long, ensuite braser une autre lame sur la premiere pour faire la crête ; mais cela n'est pas solide. Prenez donc de l'acier bien étiré de 4 ou 5 lignes en quarré ; donnez-lui une forme triangulaire ; ensuite ayez une estampe fendue, comme le fait voir la rainure pratiquée en *H*, sur la bigorne de l'enclume, *Fig.* 6 : faites chauffer l'acier à blanc : portez l'angle *i* du triangle dans la rainure *H* : donnez des coups de marteau sur *G* ; en une ou deux chaudes la crête se trouvera forgée : ensuite finissez cette crête avec des limes quarrées.

La branche *K K*, qui fait la croix, est une lame rapportée ; ajustez les deux à la moitié de l'épaisseur, au-dessous du Conducteur, & les brasez ensemble.

La Figure 7 représente la coupe transversale d'un Conducteur, sur la ligne *F*, *Fig.* 5, ce qui en fait comprendre la forme, l'épaisseur de la branche, & celle de la crête : on voit que la crête *M* est comme plaquée sur le plan de la branche, & le dessous de la branche *L* est bien arrondi.

Au Conducteur mâle, *Fig.* 5, la crête déborde la branche, & se termine en *h* par une crête semblable à celle du Gorgeret ; mais dans la femelle, *Fig.* 4, la crête se termine en *l*, & laisse un endroit plan jusqu'en *E*, pour y former une espece de fourchette, dont la fente puisse recevoir la crête du Conducteur mâle. Au reste, ces Conducteurs doivent être bien arrondis, bien polis, & tous les angles mousses. Le prix de chaque Gorgeret est de 4 livres ; celui des deux Conducteurs mâle & femelle, 6 liv. les deux.

ARTICLE CINQUIEME.

Maniere de faire des Tenettes ordinaires.

LA Tenette eſt un inſtrument compoſé de deux branches ajuſtées par entablement, un bout terminant par deux anneaux, & l'autre par deux mâchoires dentées, pour ſaiſir une pierre dans la veſſie. Il ſuffit de dire l'uſage de la Tenette pour faire ſentir les perfections qu'elle doit avoir. PLANCHE 140.

Cet inſtrument eſt ſujet à trois défauts; 1°. à mal ſaiſir la pierre; 2°. à fléchir par les mâchoires & par les branches, dans l'effort qu'on eſt obligé de faire pour tirer une pierre un peu groſſe; 3°. enfin il eſt ſujet à pincer & déchirer les parois de la plaie & de la veſſie même. La premiere perfection de cet inſtrument dépend de la matiere avec laquelle on le fait.

La Tenette faite avec du fer eſt ſujette à ployer dans l'opération, & faire lâcher priſe aux mâchoires, par conſéquent à faire manquer l'opération; mais ſi, pour éviter cet accident, on la fait plus forte, alors elle eſt plus volumineuſe d'une ligne & demie à chaque mâchoire, ce qui fait trois lignes pour les deux; dans ce cas une pierre de 9 lignes de diametre exigera le même effort que celle de 12; ces trois lignes ſont en pure perte, c'eſt-à-dire, que le malade ſouffre une minute de temps de plus qu'il ne ſouffriroit, & qui plus eſt, le déchirement au col de la veſſie peut devenir de conſéquence, & retarder beaucoup la guériſon de la plaie. Voilà de bonnes raiſons pour établir la néceſſité de faire les Tenettes d'acier; il ne s'agit pas ici d'avoir le plus fin, mais ſeulement celui qui eſt doux, élaſtique & bien ſain: l'étoffe de Pont peut être préférée à toute autre connue juſqu'à préſent.

Pour forger une Tenette, prenez de l'acier de 5 à 6 lignes de groſſeur en quarré; donnez la premiere chaude graſſe pour entailler la mâchoire & la branche; & pour faire l'entablure, diſpoſez-vous de la maniere qu'indique la Figure 6: *r r* eſt un mandrin d'acier de 3 ou 4 lignes d'épaiſſeur, & de 6 ou 7 de large; poſez-le à plat ſur l'enclume, & faiſant chauffer la branche à blanc, poſez-la ſur le mandrin; & en frappant trois ou quatre coups de marteau bien d'à-plomb ſur *N*, l'entablure ſe trouvera bien diſpoſée. A la ſeconde chaude, applatiſſez la mâchoire *M*; emboutiſſez-la pour lui donner la forme d'une gouttiere; après cela coupez-la en *m* avec la tranche; prenez enſuite la mâchoire dans les tenailles pour étirer la branche, comme on le voit en *pp*, *qq*, *Fig.* 8, ou comme d'autres que nous aurons lieu d'examiner. Ayant forgé les Tenettes, faites-les recuire; enſuite il faut les limer: pour cela on commence à limer les entablures, chacune à moitié d'épaiſſeur des branches, ainſi qu'on les voit en *SS*. Dreſſez enſuite les deux branches & les deux mâchoires bien ſemblables en épaiſſeur, en largeur & en longueur; blanchiſſez le dedans des gouttieres, & les courbez enſuite pour leur donner la forme d'un cuilleron ou d'un bec-de-cane ; façonnez l'instrument & le polissez ; après cela il faut relever des dents dans la concavité des cuillerons : cela se fait avec un ciselet fait en burin, & tenant les mâchoires serrées dans l'étau entre les mordaches.

Pour ne pas avoir la peine de polir la concavité du cuilleron où l'on a fait des dents, il convient de leur donner une couleur bleue : à cet effet, mettez les mâchoires sur de petits charbons de bois bien allumés ; & sitôt que vous verrez l'intérieur violet, ôtez-le du feu & portez l'instrument à refroidir promptement dans quelque chose de froid, comme dans du sable froid & bien sec ; lorsque vous l'en sortirez refroidi, vous le trouverez bleu : si on le faisoit refroidir dans l'eau ou dans quelques matieres huileuses, la nuance seroit changée ; elle deviendroit sale & noirâtre.

On joint les deux branches d'une Tenette de deux manieres également bonnes ; la premiere, c'est de les clouer & noyer la rivure dans une fraisure faite à chaque trou ; la seconde maniere, c'est de les monter à vis, dont on noye la tête dans le trou fraisé à l'une des branches, & le trou de l'autre branche est taraudé pour recevoir la vis. Les anneaux se courbent à froid sur une bigorne, en frappant avec un maillet de bois : on finit de polir l'instrument au bois, &c. La Tenette ne doit pas être trempée.

La Figure 8 représente une paire de Tenettes droites à branches rondes & ajustées par entablement en croix.

La Figure 9 représente une paire de Tenettes à branches plates & unies chevauchant l'une sur l'autre ; c'est une invention du Frere Côme : les anneaux ne sont point pliés, mais percés & bigornés comme ceux des Ciseaux. Voyez le Chapitre XXV, premiere Partie. Les branches font un coude en *u u*, pour faciliter l'ouverture & l'écartement des mâchoires ; c'est-à-dire, que pour chercher la pierre dans la vessie, l'écartement des branches est très-petit en *y y*, au lieu que l'écartement *x x* de l'autre Tenette de la Figure 8, est bien plus considérable.

PLANCHE 141.

La Figure 10 représente les Tenettes, dont les anneaux sont ployés comme ceux des anciens.

La Figure 11 représente des Tenettes modernes : les branches sont serrées l'une contre l'autre pour ne point leur laisser l'écartement de celles des Anciens, comme en *B B*, *Fig.* 10 ; l'intérieur des branches est limé à plat pour en faciliter l'union, mais l'extérieur est bien arrondi : l'écartement des mâchoires en *a*, est très-propre à recevoir une pierre, & le bec est très-facile à être introduit. On observe que les mâchoires ne se touchent pas à l'extrémité, il faut qu'il y ait une ligne de distance entre les deux en *b*, moyennant quoi elles ne seront point en danger de pincer la vessie en cherchant la pierre ; de plus l'ajustement des entablures en *c c*, doit être bien arrondi & ne pas se toucher, ainsi que le font voir les lignes ponctuées ; enfin tous les angles *D D*, *Fig.* 12, doivent être adoucis & polis, ainsi que les arêtes des mâchoires, afin que rien ne puisse écorcher ni déchirer

déchirer les chairs vives qui viennent d'être incisées par le Lithotome.

La Figure 12 fait voir la courbure réguliere d'une mâchoire de Tenette vue à plat du côté des dents : on remarque la forme que doivent avoir les becs des mâchoires, pour en rendre l'introduction facile.

On voit beaucoup de Tenettes dont les dents couvrent tout l'intérieur du cuilleron ; cela est nuisible plutôt qu'utile, en ce que la pierre s'arrête entre les mâchoires, à l'endroit où se trouvent des dents ; ainsi si une pierre se trouve arrêtée en *e*, *Fig.* 11, elle occasionne un grand écartement aux mâchoires en *b* ; mais lorsque la pierre se présente en *e*, si elle ne rencontre point de dents, elle glisse d'elle-même jusqu'en *a*, au fond du cuilleron où commencent les dents ; ainsi la maniere de denter l'intérieur du cuilleron, indiquée par la Figure 12, est certainement la meilleure.

Il en est des Tenettes comme des Sondes ; il en faut six paires de droites & trois paires de courbes, pour qu'un Lithotomiste soit bien assorti. La Figure 14, *Pl.* 142, représente la plus forte Tenette, & la Figure 15 la moyenne : il en faut donc deux entre la Figure 14 & la Figure 15, & deux plus petites que la derniere : elles doivent toutes différer de 6 lignes de longueur de mâchoire, & d'une ligne de largeur ; les épaisseurs doivent aussi diminuer à proportion de leurs longueurs. Le prix de chaque Tenette est de 4 liv.

ARTICLE SIXIEME.

De la Curette, & du Bouton à crête.

QUAND il arrive que les pierres se brisent dans la vessie, le gravier reste au fond ; & pour l'en extraire, on a recours à la Curette. La Figure 16 représente cet instrument : c'est une tige surmontée d'un cuilleron *L*, dont la concavité est garnie de petites dents semblables à une rape à grains fins ; *K* est le manche fait en poire & limé à 8 pans. PLANCHE 141.

La Figure 17 représente une Curette semblable à la précédente ; mais elle est vue de côté pour en faire remarquer la courbure. Si l'on retranche la partie indiquée par *op*, on aura la courbure & la longueur qui conviennent à la précédente, *Fig.* 16 ; mais en la laissant telle qu'elle est avec son extrémité *p*, on a la courbure & la longueur du crochet des Anciens, avec lequel on tiroit la pierre par le petit appareil ; elle est concave & armée de petites dents comme la Curette : on la voit représentée sans manche, pour faire voir la forme de sa queue, qu'on doit cimenter dans le trou d'un manche semblable à celui de la Figure 16, en K. Le prix de ces Curettes est de 2 liv. la piece.

La Figure 18 représente la Curette à crête, ou Bouton à crête ; & la Figure 19 représente la même Curette vue de face. La partie *V* est faite en cuilleron pour ôter du gravier au fond de la vessie ; mais ce cuilleron n'est point denté : il est ſeulement bien poli dans toute ſa concavité ; l'extrémité *y*, *Fig.* 18, eſt terminée par un bouton olivaire bien arrondi, poli ſur tous les ſens, & ployé légérement en *S*. Depuis *r* juſqu'en *S*, eſt une crête ou languette ſemblable à celle du Conducteur femelle ; cette crête ſert à contenir les Tenettes dans la veſſie. Cet inſtrument eſt très-ancien ; c'eſt un de ceux dont on a le moins varié la forme : il eſt très-utile dans l'opération de la taille, même dans toutes les méthodes, non-ſeulement pour extraire le gravier, mais encore pour être introduit pluſieurs fois dans la veſſie, à l'effet de ſervir de conducteur aux Tenettes à chaque fois, pour aller chercher les pierres lorſquelles ſont en nombre dans la veſſie. On en tira vingt-quatre à Son Eminence le Cardinal de la Rochefoucault, Archevêque de Rouen.

La Curette ſe forge ſur les principes du Conducteur, quant à la crête ; & ſur ceux de la mâchoire d'une Tenette, quant au cuilleron. Après avoir limé & adouci la gouttiere, on la fait ployer ſur un tas rond ſerré dans l'étau ; on fait porter la concavité ſur le tas, & on frappe ſur le côté convexe ; lorſqu'il eſt ſuffiſamment en cuiller, que l'extrémité eſt relevée comme le fait voir *Q*, on emporte les inégalités avec un riffloir ; enſuite on polit tout l'inſtrument à l'émeri, &c. On obſerve avec attention d'émouſſer & arrondir toutes les vives-arêtes, les angles & tous les bords, parce qu'on ne peut pas éviter de racler, pour ainſi dire, la veſſie, pour ramaſſer les plus petits graviers. La Curette à crête, ou Bouton à crête, eſt du prix de 4 liv.

Article Septieme.

Deſcription de pluſieurs eſpeces de Tenettes.

Planche 142.

La Figure 13 repréſente une Tenette portant Biſtouri, imaginée par M. Tenon. Les pierres un peu volumineuſes occaſionnent toujours une taille laborieuſe. L'intention de M. Tenon eſt, que ſi après avoir fait l'inciſion ordinaire, la pierre étant ſaiſie par les Tenettes, on juge la ſection trop petite, alors, ſans quitter la pierre, on mette le pouce ſur la baſcule *A*, pour faire ſortir la lame du Biſtouri *B* ; & par ce moyen ingénieux aggrandir l'inciſion du col de la veſſie, & même du tégument ; enſuite on tire la pierre ; en lâchant le pouce de la baſcule le reſſort renvoie le Biſtouri dans ſa caze, de ſorte que cette Tenette agit après, tout de même qu'une ſimple qui n'auroit pas de Biſtouri.

Ces Tenettes ne different des autres que par le Biſtouri, qui ſe loge dans une rainure faite au ciſelet, ſur la mâchoire de la droite de l'Opérateur. Cette rainure eſt faite depuis *c*, *Fig.* 14, juſqu'en *d* ; le Biſtouri eſt tenu par une goupille qui traverſe en *c*. La même goupille eſt vue en *E*, *Fig.* 13 : en *b* eſt l'endroit où eſt viſſé le reſſort de renvoi.

La Figure 20 repréſente l'intérieur d'une des mâchoires de la Tenette, & la diſpoſition des dents. Le prix de cette Tenette eſt de 10 liv.

La Figure 21 représente une Tenette à briser les pierres dans la vessie, par l'effort compressif des branches serrées avec la main seulement. C'est une Tenette de la premiere force, dont les mâchoires sont limées à plat dans leur intérieur, & sur lesquelles sont ajustées deux dents sur chaque mâchoire ; ces dents sont quarrées & de forme pyramidale, représentée par la Figure 22 : on en voit deux en leur place en *e e*, *Fig.* 21, une troisieme en *j*, & la quatrieme ne laisse voir en *K*, que le bout de son tenon ; cela suffit pour faire remarquer que les quatre dents sont placées en quinconce d'un côté, par rapport à l'autre, afin que les pointes ne se rencontrent pas, mais qu'elles passent l'une à côté de l'autre. Frere Côme a voulu que les quatre dents fussent mobiles & à vis, afin de n'en mettre que trois ou deux seulement, ou même une seule, selon que la pierre se trouve figurée : quatre dents, en certains cas, feroient trop de fragments. La clef, *Fig.* 23, est faite pour monter & démonter les dents de la Tenette : elle a son bout *f* percé d'un trou quarré ajusté sur les dents.

Cette Tenette à briser les pierres, avec la clef pour démonter les dents, est du prix de 12 liv.

La Figure 1 représente une Tenette tenant une pierre épineuse (*). Cette Tenette a été imaginée par M. Bromfeil, Anglois. Cet instrument est composé de quatre branches, c'est-à-dire, deux qui composent la Tenette, *Fig.* 2, & deux autres branches auxiliaires représentées par les Figures 3 & 4. Expliquons comment ces quatre branches sont assemblées. PLANCHE 143.

La Figure 2 fait voir une Tenette ordinaire, dont le clou *A* qui unit les branches, est percé à jour après qu'on l'a rivé.

La Figure 3 fait voir en *a* un essieu rivé sur la branche, lequel est destiné à passer dans le trou du clou au-dessous de *A* ; de sorte que c'est la branche *B* qu'on voit à la Figure 1.

La Figure 4 fait voir en *E* un trou qui reçoit le bout de l'essieu tel qu'on le voit en *h*, *Fig.* 1. Voilà donc les quatre branches jointes ensemble ; pour les assujettir, on fait avancer le bouton *j*, qui fait pousser une clavette, dont la pointe traverse un trou fait à travers le diametre de l'essieu, ainsi que le fait appercevoir en *b*, la Figure 3. Les deux branches auxiliaires sont minces & flexibles : elles obéissent en *HH*, pour se prêter à la forme de la pierre. Il nous reste à expliquer le méchanisme de la clavette.

La Figure 5 représente une partie de la branche, *Fig.* 4, mais vue en dedans ; on fait un épaulement en *R*, & un autre en *p*, de demi-ligne de profondeur, prise sur l'épaisseur de la branche ; au milieu de cet épaulement on fait une rainure longitudinale avec le ciselet, laquelle reçoit la clavette que fait voir la Figure 6 ; ensuite on fait un trou en *G*, pour faire passer le bouton *M*, & on lui donne un

(*) M. Foubert tira une telle pierre d'une vessie en 1735, en présence de MM. Chicoineau, Margot, la Peyronie, Petit, Boudou, Malaval. Voyez le premier volume des Mémoires de l'Académie de Chirurgie.

eſpace ſuffiſant pour laiſſer monter & deſcendre la clavette, afin qu'elle puiſſe traverſer le diametre de l'eſſieu. Cela étant expliqué, il ne s'agit que d'indiquer l'expédient pour aſſujettir la clavette dans ſa rainure, & cependant la laiſſer à l'aiſe pour qu'elle puiſſe agir. Pour cet effet on fait une platine d'une demi-ligne d'épaiſſeur, qu'on ajuſte à queue d'aronde par les deux extrémités *p R*; & la faiſant entrer à force, cela ſuffit ſans braſure pour contenir toutes les pieces enſemble.

Pour ſéparer de la Tenette les deux branches auxiliaires, on n'a qu'à faire deſcendre le bouton de *j* en *K*, par un coup de pouce, la clavette ſort du trou de l'eſſieu, & l'inſtrument eſt démonté de maniere à pouvoir ſe ſervir des Tenettes ſeules. Les extrémités des branches ſont ployées en *n n*, & ſont une eſpece de crochet au lieu d'anneau: c'eſt-là la forme que lui a donné l'Auteur.

On juge bien qu'il ne ſeroit pas poſſible de ſaiſir une pierre dans la veſſie, ſi la Tenette étoit montée avec les quatre branches; c'eſt pour cette raiſon que les deux branches auxiliaires ſont ajuſtées de maniere à pouvoir s'appliquer commodément à la Tenette. On introduit donc la Tenette ſeule dans la veſſie; on cherche la pierre, & on la charge; enſuite on introduit par-deſſous la branche *Fig.* 3, portant l'eſſieu: on environne la pierre, & on fait entrer l'eſſieu dans le trou; enſuite on introduit l'autre branche par-deſſus: on pouſſe la clavette, & l'on tire la pierre. Il y a beaucoup d'ouvrage à cette Tenette; il faut plus de quatre jours pour l'exécuter. Le prix eſt de 24 liv.

PLANCHE 144.

On ſuppoſe une pierre tendre & friable, ce qui arrive aſſez ſouvent; ſi on la tire avec les Tenettes ordinaires, la pierre ſe briſe & occaſionne une taille laborieuſe. M. Le Cat a prévenu cet inconvénient, en inventant une Tenette, dont les deux branches ouvrent parallélement & peuvent être fixées de degré en degré, depuis une ligne juſqu'à trois pouces, contenir la pierre avec fermeté, & la conſerver entiere malgré ſa friabilité. Voyez la Figure 7: elle repréſente ces Tenettes tenant une pierre. Ayant forgé deux branches ſemblables, réſervez à l'extrémité *A a*, une platine fenêtrée au ciſelet pour recevoir une vis qui eſt rivée ſur la branche de deſſous *b*; la même branche eſt percée en *F*, avec un poinçon à chaud, comme ſi c'étoit une charniere femelle, pour recevoir la platine ſupérieure fenêtrée, qui eſt rivée par un clou en *E*; cependant cette platine *G* n'eſt pas ſi affermie dans ſon trou, qu'elle ne puiſſe faire un peu de mouvement de bas en haut: en *B d* on voit une entaille faite pour recevoir la bride dans toute ſon épaiſſeur; ſur le milieu de cette entaille, eſt fixée une vis qui reçoit l'écrou d'arrêt fixatif; tout cela poſé, on en conçoit aiſément le méchaniſme. Ainſi en déviſſant les écrous ailés *H*, *H*, *h*, d'un tour ſeulement, les platines ne ſe trouvent plus comprimées; alors on écarte les deux branches comme le font voir les lignes ponctuées, ce qui donne la facilité de les approcher enſuite de degré en degré depuis 3 lignes juſqu'à 3 pouces, pour ſaiſir une pierre, enſuite les arrêter à l'aide des écrous. Ces Tenettes paralleles ſont du prix de 9 liv.

ARTICLE

ARTICLE HUITIEME.

Description d'un Pêche-pierre de M. Le Cat.

LA Figure 9 représente le Pêche-pierre inventé par M. Le Cat, pour être introduit dans la vessie & prendre des fragments de pierre, ou de petites pierres, ou enfin de gros graviers. PLANCHE 144.

i i i est un morceau de ressort de pendule arrêté par quatre petits clous à ses extrémités *e*, *e*; lorsqu'on pousse la branche conductrice *M*, le ressort s'ouvre & prend la forme d'un demi-cercle: on le fixe là par une vis compressive *Q*; alors cet instrument fait la fonction d'une Curette, ramasse les graviers qui, par leur propre poids, descendent au fond de la bourse *P*; & lorsqu'on juge en avoir suffisamment ramassé, on détourne la vis *Q*, le ressort se débande, se plaque sur la boîte, il ferme ainsi la bourse, & on tire l'instrument avec les pierres.

Pour faire cet instrument, commencez par prendre une lame de fer bien doux, d'environ 9 pouces de long, un pouce de large, & une ligne d'épaisseur; ployez-le sur un mandrin quarré pour en faire une espece de boîte représentée par la Figure 10; ajustez à son extrémité *q* une platine à charniere, fixée par une vis, laquelle platine porte un des bouts du ressort.

Ayant forgé la branche conductrice, représentée par la Figure 11, il faut l'ajuster en sorte qu'elle entre à l'aise dans la boîte: on ajustera ensuite une platine à l'extrémité *X*, arrêtée par une goupille; cette platine étant percée de quatre petits trous, reçoit l'autre bout du ressort: ainsi les deux bouts sont fixés par quatre rivures; cela se voit en *N*, *Fig.* 9.

Le ressort est couvert avec de la peau mince, sur laquelle est cousue une partie de la bourse, comme on le voit en *i i i*; l'autre partie de la bourse est cousue sur le bord de la branche que l'on perce à cet effet de plusieurs petits trous sur le bord, comme on apperçoit en *q q R*; mais il faut observer que le frottement de la charniere *N* useroit bientôt le fil: il convient donc de faire une gouttiere de *q* en *R* avec le ciselet, de maniere à noyer tous les points de couture.

Le ressort couvre la partie de la boîte en *q*, *q*, *R*; il reste donc à couvrir depuis *R* jusqu'en *o o*, par une coulisse qui entre à queue d'aronde sur les côtés de la boîte dans deux rainures faites au ciselet affûté en burin; ensuite on recherche ces rainures avec des limes triangulaires: c'est pour y ajuster une coulisse, comme la représente la Figure 12.

Une partie de la boîte est abattue à la lime, ainsi qu'on le voit en *T*; cela est fait pour dégager cet endroit, afin que les petites pierres ne s'y arrêtent pas, mais qu'elles se logent bien facilement dans la bourse.

La Figure 13 représente la vis fixative, qui se place en *Q*.

La bourse est faite de soie de Grenade: on peut la faire faire exprès; sinon on peut choisir une de ces bourses à monnoie qu'on porte dans la poche, & la coudre à l'instrument avec de la soie forte.

Pour introduire le Pêche-pierre dans la vessie, on roule la bourse sur l'instrument; & lorsqu'il est introduit dans la vessie, on détourne l'instrument pour dérouler la bourse; ensuite on pousse la branche conductrice, & on l'arrête par la vis, &c. Le prix de ce Pêche-pierre, garni de sa bourse ou filet, est 18 liv.

ARTICLE NEUVIEME.

Description de deux Brise-pierres de l'invention de M. Le Cat.

PLANCHE 145.

M. Le Cat avoit éprouvé qu'un Brise-pierre qui n'opere que par la pression des branches dans la main, est souvent insuffisant, par rapport à la trop grande dureté de quelques-unes; en d'autres circonstances ces instruments brisant la pierre trop vivement, les fragments partent trop rapidement, frappent la vessie, & la contusion ne peut qu'être nuisible à l'opération. Ces considérations l'ont porté à imaginer un autre Brise-pierre représenté par la Figure 1: c'est une Tenette très-forte armée de dents prises sur piece dans l'intérieur des mâchoires *A*; ces dents sont autant de coins qui pénetrent la pierre, & dont l'effort compressif est conduit par le méchanisme de la vis *a a a*, laquelle est mue par une manivelle *b B*. Voilà l'instrument qui convient pour briser toutes sortes de pierres avec une force majeure, & avec toute la lenteur qu'on peut désirer pour sentir l'instant où les morceaux sont prêts à se séparer.

Un méchanisme qu'il faut aussi expliquer, c'est celui de la vis & de la manivelle. Cet attirail seroit trop embarrassant pour chercher une pierre dans la vessie; or, M. Le Cat y a pourvu singuliérement. La branche taraudée pour recevoir la vis en *a a a*, est brisée en *d* par une partie qui s'ajuste à charniere, ce qui est représenté en face par la Figure 2. La vis *f* est faite de deux moitiés, dont la séparation est vue en *e*; mais on les unit par le moyen d'un écrou *G*, qui fixe les deux branches pour n'en faire qu'une. Ainsi quand on a saisi la pierre entre les mâchoires, on présente la vis au trou des branches, qui, pour lors, sont écartées, comme le font voir les lignes ponctuées *h*, *h*; alors serrant la pierre de la main gauche, on fait approcher la branche, on visse l'écrou en sa place *e*; ensuite tournant la vis par la manivelle, en trois ou quatre tours la pierre se trouve brisée. Le trou de la branche *H*, *Fig.* 1, est ovale, afin de donner l'aisance à la vis de varier de 3 lignes de bas en haut.

Une pierre d'un volume effrayant, qui rempliroit toute la capacité de la vessie (*), offriroit une taille bien laborieuse, parce qu'on ne pourroit pas

(*) Il s'est présenté un tel Pierreux il y a deux ans à la Charité; on fit tous les efforts imaginables pour placer la Tenette & briser la pierre, sans pouvoir y parvenir: on fut obligé d'y renoncer pour le moment, & reprendre le malheureux le lendemain; on en tira la pierre par le haut Appareil. On juge bien qu'il ne survécut pas long-temps à un travail si long & si douloureux.

passer un Brise-pierre comprimant entre la pierre & la vessie. Pour un tel cas, M. Le Cat a imaginé un Brise-pierre par dilatation, représenté par la Figure 3, qui s'introduit par l'extrémité *M*, dans un trou percé dans la pierre; de sorte qu'en détournant la manivelle *N*, la pierre se brise de dedans en dehors; pour cet effet la branche *P* est taraudée, & la branche *q* ne l'est pas; mais elle est brisée pour recevoir le collet de la vis, qui a deux portées *R* & *q*, pour lui procurer deux points de résistance, l'un en *R* & l'autre en *q*; l'extrémité *M* est terminée par deux petites dents pour donner de la prise à l'instrument, & empêcher qu'il ne glisse. La forme des mâchoires est triangulaire, afin que les bords soient un peu tranchants, cependant d'un tranchant mousse. Voyez la coupe transversale, *Fig.* 4; *v* représente l'intérieur des mâchoires, & *u* fait voir le tranchant qui se trouve en *r r*. Quand on introduit l'instrument, les mâchoires sont jointes ensemble comme le représentent les lignes ponctuées *M*. Il nous reste à expliquer la maniere de faire le trou dans la pierre pour recevoir la Tenette.

La Figure 5 représente un Foret pour percer la pierre dans la vessie: l'extrémité *S* est aiguisée en quatre biseaux, & tout le reste du corps est rond: en *T*, *T*, est la bobine pour placer la corde de l'archet. Pour tenir ce Foret fixe, il faut un support ou porte-Foret. Or, la Figure 2 représente la tête de cet outil: il ne lui manque que la poignée, qui est semblable à la branche de la Tenette *j j*, *Fig.* 1, portant 4 ou 5 pouces de long; ainsi en plaçant le colet *y y*, *Fig.* 5, dans le trou *i*, *Fig.* 2, & l'écrou *G* vissé en sa place, cela est très-suffisant pour servir de palette de poitrine: on tient cette piece ferme dans la main pour percer la pierre; & si la pierre étoit tendre, il est certain qu'on la perceroit à la main sans le secours de l'archet. On peut tâtonner la dureté de la pierre, en contre-marquant le trou à la main avant d'y appliquer le Foret armé de l'archet. Ce foret doit être fait d'acier trempé à la couleur de cerise, & recuit à la couleur de cuivre rouge. Les manivelles *B N* se démontent à vis; c'est ce que l'on voit représenté par la Figure 6: le bout *z* est taraudé pour recevoir l'écrou *X*, qui est le bouton de la manivelle.

Les Brise-pierres doivent être faits d'acier pur, trempés couleur de cerise, & recuits gros bleu; mais il ne faut tremper que les mâchoires pour durcir les dents, comme dans la Figure 1: on ne doit tremper l'instrument que jusqu'en *A*, & dans la Figure 3 jusqu'en *r r*. La raison pour laquelle il ne faut point tremper les branches, c'est qu'on ne peut empêcher l'acier de faire, dans la trempe, tous ses mouvements ou ses efforts, qui en sont les effets naturels, & qui occasionnent bien souvent des cassures ou gerçures intérieures ou extérieures, quelquefois bien imperceptibles. Comme il n'en faudroit qu'une seule pour faire casser l'instrument au premier effort de pression fait par la manivelle, il est beaucoup mieux & plus prudent de n'en point tremper les branches; du reste, ces instruments doivent être bien arrondis & bien polis par-tout: il ne doit pas y avoir d'autres angles vifs que ceux des dents. Les deux Brise-pierres que nous venons de décrire, sont du prix de 40 liv. la piece.

Article Dixieme.

Des Instruments pour opérer la Taille selon la méthode de M. Foubert.

Planche 146.

La Figure 1 représente le Trois-quarts de M. Foubert, imaginé pour faire l'opération de la taille, sans le secours de la sonde; par conséquent le Trois-quarts porte 6 pouces de long, pour pouvoir atteindre jusques dans le corps de la vessie. La Figure 2 fait voir la canule séparée du dard.

Le dard est emmanché en ébene, & ne differe qu'en longueur de ceux que nous avons décrits au Chapitre XLII; on peut donc suivre les mêmes procédés en lui donnant 6 pouces de long.

La canule, *Fig.* 2, est faite de 4 pieces; *a b* est la canule soudée sur le pavillon; *c B*, est la gouttiere sur laquelle est rivé & soudé un anneau *d*, qui sert à tenir la canule. Toutes les canules qu'on fait par le moyen des soudures (*), ne peuvent servir, ou du moins elles operent en écorchant, parce que l'union de l'extrémité *a* se termine toujours par une breche. Il faut indispensablement le percer au foret: il est vrai que c'est une piece assez difficile à percer en appuyant le foret à la poitrine; cela cependant ne peut se faire autrement: on ne peut confier cette opération à un Apprentif; car il faut connoître parfaitement la perforation pour ne pas manquer la piece.

Il faut choisir l'acier bien net, & ne pas le corroyer (**); car la moindre soufflure ou petite paille feroit tout perdre. On peut s'assurer si l'acier est net, en en faisant une petite piece auparavant, c'est-à-dire, un Grattoir ou un Canif; enfin ayant pris toutes les précautions convenables, il faut donner à l'acier une petite chaude grasse & le forger à 4 lignes d'épaisseur en quarré, sur 6 pouces de longueur; le faire recuire une nuit dans le feu de charbons de bois (***), sans

(*) On ne pourroit que braser la canule, c'est-à-dire, la souder en cuivre rouge ou en cuivre jaune; c'est la plus forte soudure dont on peut se servir. Cette soudure étant toujours de beaucoup plus molle ou moins dure que l'acier, il se formeroit nécessairement une breche au bout supérieur, lorsqu'on rendroit cette partie tranchante comme il faut qu'elle le soit.

(**) On appelle *corroyer le fer ou l'acier*, parmi les Serruriers & d'autres Ouvriers, lui donner une ou plusieurs chaudes grasses ou suantes, & le bien battre & le bien forger. Mais chez les Couteliers ce terme a une signification différente: c'est faire un mélange de plusieurs especes d'acier, ou de fer & d'acier; on forge en lames l'un & l'autre séparément, & ensuite on les met ensemble: on les soude par des chaudes suantes, & on n'en fait qu'une seule barre, à laquelle on donne le nom d'*Etoffe*. Ainsi quand nous disons en cet endroit qu'il ne faut pas corroyer l'acier, cela veut dire qu'il ne faut pas prendre de l'étoffe, mais seulement de l'acier pur, qu'il faut néanmoins bien souder par quelque chaude grasse.

(***) Plusieurs Artistes de forge imaginent des moyens pour attendrir l'acier & même le fer: ils font des préparations avec des ingrédients, comme des pâtes avec des terres grasses, des cendres, jusqu'aux matieres fécales, &c: tout cela est nuisible à l'acier; car ce recuit lui ôte tout le corps & la dureté qu'on recherche dans ce métal. Il est certain qu'à force de cuisson on le fera devenir fer; dans ce cas, si l'on n'a pas besoin de dureté dans une piece, on feroit mieux de prendre du fer pour la fabriquer; mais faire recuire du fer avec les ingrédients dont je viens de parler, pour le travailler avec plus de facilité, est une fort mauvaise pratique; parce que ce recuit & cette cuisson dilatent si fort ce métal, qu'il en devient non-seulement fibreux, mais filandreux. Quand on a fini une piece qui a été ainsi recuite, on y voit des cendrures &, des saletés bien désagréables, & l'on dit alors que la matiere n'est point nette, tandis qu'elle a été gâtée par le recuit, en ce que le feu lent en a dévoré une partie de son phlogistique: il ne faut donc que le faire rougir tout simplement, & il ne se gâte point.

fans y rien ajouter pour l'attendrir: l'ayant limé fur les quatre faces, & ayant contre-marqué le trou au centre, on fe difpofe à le forer.

PLANCHE 146.

Il faut faire un foret de 6 pouces de meche, & de 2 lignes de diametre; on ne le diminuera qu'à mefure que l'on percera; autrement il cafferoit. La Figure 3 repréfente une partie de ce foret: on l'entaille en *E*; on le trempe couleur de cerife; on le recuit couleur de paille, à 3 ou 4 lignes de l'extrémité, & le refte doit être bleu. On ferre la piece bien horifontalement dans l'étau, & on la perce de la longueur du foret depuis *e* jufqu'en *E*; le foret étant entré jufqu'en *E*, on l'entaille enfuite en *F*, pour le diminuer, & l'on perce jufqu'à ce qu'il foit entré jufqu'en *F*; ce qui étant fait, on entaille en *g*: on perce, & enfin de pouce en pouce on entaille & on perce à mefure. Il y a deux obfervations importantes à faire; premiérement, tout le fecret pour forer droit, confifte à fe pofter ferme & tourner la piece que l'on fore, en forte que le deffus foit deffous dans l'étau à chaque quatre lignes de perforation. Je dis de tourner la piece de façon que le deffus foit en deffous, en pofant toujours la piece bien horifontalement dans l'étau; moyennant cette précaution exécutée littéralement, on percera droit.

La feconde obfervation eft de retrancher une pratique de la majeure partie des Ouvriers, en ce qu'ils mettent toujours de l'huile dans le trou & au foret; mais il faut renoncer à cette méthode pour cette piece-ci, parce que la profondeur du trou étant auffi confidérable, & la limaille, pour cette raifon, ne pouvant fortir que bien difficilement, elle formeroit avec l'huile un maftic, qui étant defféché par la grande chaleur qu'excite la rapidité du mouvement du foret, on ne pourroit plus retirer celui-ci, & l'un & l'autre feroient perdus: on percera cette canule en 6 heures de temps, fi, avec une bonne poitrine, on pouffe bien le foret.

On doit faire fon poffible pour que le même foret perce toute la canule; mais il ne faut point s'attendre que le trou puiffe être régulier: il y a une irrégularité de 4 en 4 lignes, parce qu'on aura tourné la piece fens deffus deffous dans l'étau de 4 en 4 lignes; j'ajouterai encore que tout foret à percer les métaux, dont l'extrémité qui fore eft quarrée, comme en *e*, *Fig.* 3, lorfqu'il eft mis en mouvement par l'archet, tend toujours à monter; de forte qu'un trou de 6 pouces de longueur, qui feroit percé d'un feul trait fans retourner fouvent la piece, fe trouveroit à la fin à un pouce de fortie hors du centre. Il ne faut pas croire qu'un foret pointu, tel qu'on le fait ordinairement pour d'autres ouvrages, fur-tout pour percer le cuivre, réuffit mieux, attendu qu'un foret en pointe ne réfifteroit pas auffi long-temps, & s'égréneroit fur l'acier; n'y ayant pas autant de matiere au bout, il fe détremperoit par la grande chaleur que le grand mouvement produit néceffairement.

Quant à l'irrégularité du trou de la canule, voici le moyen d'y remédier & de dreffer le trou: faites un bonnet quarré ou foret à quatre faces, repréfenté par les Figures 14 & 15, *Pl.* 10. Voyez ce que nous en avons dit au Chapitre VII, premiere Partie. Servez-vous de ce bonnet quarré comme il eſt expliqué pour le foret *Fig.* 3, en le diminuant de pouce en pouce, &c.

Après avoir percé la canule, on la dégroſſit en dehors, & on la met d'une épaiſſeur égale par-tout, & on la braſe ſur le pavillon *c*; après cela on dreſſe un petit pan en face de la concavité de la gouttiere, & ſur ce pan on creuſe au ciſelet une rainure depuis *A* juſqu'en *h*: on découvre ainſi le trou du foret; on juge bien qu'il faut beaucoup d'adreſſe pour cette opération. Pour y réuſſir, il faut d'abord faire en ſorte que le dard ſoit bien juſte dans le trou de la canule; on ſerrera le tout, c'eſt-à-dire, la canule avec le dard dedans, entre les mordaches en bois frottées avec du blanc d'Eſpagne, afin que la canule ne gliſſe pas; & on ſe ſervira d'un marteau du poids de 2 ou 3 onces, avec lequel on donnera des coups bien ménagés; on tiendra le tranchant du ciſelet toujours bien vif: il ne doit avoir que trois-quarts de ligne d'épaiſſeur tout au plus. On finit cette rainure avec de petites limes plates, &c. On obſerve de tenir le dard dans ſa canule en la poliſſant. La pointe du Trois-quarts doit être bien aiguë, & l'extrémité *a* de la canule doit être comme collée ſur la circonférence du Trois quarts. Le prix de ce Trois-quarts eſt de 18 liv.

La Figure 4 repréſente le Lithotome courbe à tranchant ſur ſa partie concave, & à pointe mouſſe, fermant à reſſort. Voyez ce que nous avons dit du Biſtouri à reſſort, *Chap.* XXXVII, Art. III, *Fig.* 9, *Pl.* 82. Ce Lithotome eſt du prix de 4 liv. à manche d'écaille.

La Figure 5 repréſente le Lithotome à manche fixe, fait ſur les principes du Lithotome quant au tranchant, & ſur les principes du Couteau à gaîne quant à la monture; le dos eſt coudé en *K*: c'eſt pour donner un peu d'élévation au manche, afin que la main ne touche pas au Trois-quarts. La pointe *H* eſt mouſſe & arrondie, afin qu'elle coule mieux dans la rainure de la gouttiere: le tranchant eſt ſur la partie convexe. Ce Lithotome eſt du prix de 2 liv. à manche d'ébene, & 3 liv. à manche d'ivoire & virole d'argent.

La Figure 6 repréſente le Gorgeret qui eſt tout à la fois dilatatoire & conducteur de la Tenette. La crête *L M* eſt priſe ſur piece étant ployée à chaud; les deux branches du Gorgeret ſont jointes par une charniere en *N*, & l'inſtrument eſt tenu fermé par l'élaſticité du reſſort fixé ſur la branche *P*. Cet inſtrument ſe fait comme le Dilatatoire pour la hernie, & il eſt du prix de 9 liv.

La Figure 7 repréſente le petit Bandage ou moraillon qui ſert à ſerrer le prépuce pour contenir la veſſie pleine d'eau: (il la faut ainſi pour tendre la veſſie quand on opere par la méthode de M. Foubert). Cet inſtrument eſt compoſé de deux branches élaſtiques jointes en *q* par une charniere; la branche *r* porte une crémaillere qui entre dans le trou *S* pour ſerrer le moraillon: ces branches ſont couvertes de peau apprêtée à l'huile, avec un matelas de coton entre la peau & l'acier: c'eſt en *X* que la branche fléchit pour aller d'un cran à l'autre. Ce Bandage eſt du prix de 4 liv.

ARTICLE ONZIEME.

Des Instruments pour opérer par la méthode de M. Le Cat.

LA méthode de M. Foubert semble avoir été une semence jettée en une terre fertile, qui a produit en France plusieurs excellentes méthodes de tailler, & qui ont eu une infinité d'imitateurs dans toutes les parties du monde; il en est même encore plusieurs qui sont indécis & ne savent à qui donner la préférence dans la pratique de la Lithotomie: tels sont en France MM. Le Cat, Louis, Pouteau, Hoint, Frere Côme & plusieurs autres; en Angleterre, MM. Chesselden & Haukins. Il paroît que les François l'emportent sur les Anglois; car les méthodes de M. Le Cat, de M. Pouteau & du Frere Côme, prennent le dessus à l'égard des autres; tous les trois ont donné & donnent toujours bien de l'exercice aux Couteliers, pour exécuter de nouveaux méchanismes dans la composition de leurs instruments: il est évident que les changements & les corrections que ces grands Maîtres de l'Art font à leurs instruments, ne tendent qu'à rendre l'opération du Lithotomiste plus facile, plus prompte & plus sûre. Nous ne nous arrêterons pas à plusieurs corrections qui ont été faites successivement; nous nous bornerons à représenter ces instruments sur les dernieres corrections.

PLANCHE 147.

La Figure 1 représente le Gorgeret-Cistitome de M. Le Cat. *b f A* est la gouttiere du Gorgeret, & *B* est la poignée. La Figure 2 fait voir la coupe transversale; *G* est la gouttiere qui sert de Conducteur à la Tenette: *h* est une rainure longitudinale, pratiquée à coups de ciselets pour loger le Lithotome que l'on voit sortir de la rainure *E e*, *Fig.* 1. Pour faire mouvoir l'instrument, on desserre la vis ailée *D*; on pousse ensuite l'anneau *c* en en-haut; les charnieres se prêtent à ce mouvement, & la lame *E e* sort de sa case; pour la faire rentrer, on fait descendre l'anneau en en-bas: on voit que la fenêtre *d D*, donne à la piece la facilité de glisser, & elle se trouve arrêtée aux deux extrémités par la vis fixative *D*. Pour bien connoître la construction de la lame & des pieces qui la composent, examinons la Figure 3: depuis *L* jusqu'en *M*, c'est la lame; en *m* elle est unie à charniere avec la piece du milieu *n m*, qui est aussi à charniere en *n*, sur la piece *n o i i*, qui porte l'anneau, & *i i* est la fenêtre qui donne passage à la vis fixative *D*; cette derniere a une portée, qui étant plus large que la fenêtre, appuie contre & tient la lame fixe à tel degré de saillie que l'on veut: on voit un trou à l'extrémité de la lame *L*; c'est par-là qu'elle est assujettie au Gorgeret, par le moyen d'une goupille en *e*, *Fig.* 1. La partie basse demande une explication, parce que la vis seule est insuffisante pour la contenir. La Figure 4 va nous faire voir ce méchanisme.

Quand la rainure longitudinale *N M*, *Fig.* 4, est faite, il faut en resserrer les bords depuis *N* jusqu'en *M*, sur les principes que nous avons donnés pour la

Sonde à gallerie rabattue, Art. II. de ce Chapitre : voyez-en la coupe transversale en *j K*, *Fig.* 2 ; on voit que l'entrée de la rainure *j* est rabattue ; cela posé, pratiquez une rainure à coups de ciselet depuis *o* jusqu'en *r*, *Fig.* 3 : adoucissez-la bien ; présentez ensuite la rainure *o* dans *N*, *Fig.* 4 : mettez-y un peu d'émeri, & faites marcher les pieces ensemble pour les faire aller facilement.

La Figure 5 représente le Gorgeret-Cistitome dilatatoire : il differe du précédent, en ce que le Gorgeret est fait de deux branches pour composer le dilatatoire. Cette Figure fait voir l'instrument en dessous, pour faire appercevoir le méchanisme de la lame, des vis & des autres pieces ; la lame & les autres pieces sont semblables à celles de la Figure 3. *L*, *Fig.* 5, est l'anneau ; *T* est la premiere charniere ; & en *R* est la seconde, qui est celle qui tient au Lithotome : en *P* est la vis fixative, qui est vissée sur un piton vu séparément par la Figure 7 ; il se monte à vis dans le trou de la charniere, & devient en même temps l'axe de l'instrument.

A l'extrémité de la branche en *K*, est une piece ajustée à charniere, dont l'autre bout arcboute sur la branche en *k*, ce qui sert à tenir les branches fermées pour l'introduction de l'instrument dans la vessie ; & à l'instant avant de dilater la vessie, on fait partir l'arc-boutant d'un coup de pouce. En *X*, est fixé un ressort qui tient les branches fermées ; quand la dilatation est faite, en fermant l'instrument, la jonction des branches pinceroit les bords de la plaie ; mais une vis ailée qu'on voit en *Q*, laquelle passe au travers de la branche, dans un trou taraudé, remédie à cet inconvénient, en ce que la pointe de la vis va appuyer sur l'autre branche en *z*, *Fig.* 6 : un tour de vis suffit pour empêcher les branches de se toucher.

La Figure 4 représente la maîtresse branche, qui porte une rainure pour recevoir le Bistouri : elle est aussi branche femelle pour la charniere.

La Figure 8 fait voir la coupe transversale du Gorgeret ; la ligne *V* indique la jonction des deux branches, & *y* fait voir la rainure qui sert de case au Bistouri, & qui est faite à coups de ciselet.

La Figure 6 représente la branche moyenne qui porte le charnon mâle ; c'est elle aussi qui porte le ressort de renvoi, ainsi que l'arc-boutant *K k*.

On voit que ces deux instruments, *Fig.* 1 & *Fig.* 5, ne sont point différents pour le Lithotome : ils ne different entr'eux que parce que celui de la Figure 5 dilate le col de la vessie dans le cas d'une pierre volumineuse ; & celui de la Figure 1 est simple & petit, pour tailler les sujets depuis 12 ans & au-dessous ; cependant il peut servir également pour un adulte.

Ces instruments semblent bien compliqués : en effet ils le sont ; mais ils ne le sont que pour le Coutelier ; car il est très-facile d'opérer par cette méthode : lorsque la Sonde est introduite dans la vessie, tous les instruments qui se succedent sont mutuellement conducteurs les uns des autres ; la Sonde est le conducteur de l'Urétrotome pour couper le tégument & découvrir la Sonde au col de

la

la vessie. L'Urétrotome étant cannelé longitudinalement sur le milieu de la lame, sert de conducteur au Gorgeret, pour le conduire dans la cannelure de la Sonde; alors glissant le Gorgeret tout ouvert le long de la cannelure & jusqu'au bec, le col de la vessie se trouve bien incisé, & une portion de la glande prostate, dont l'incision se fait de dehors en dedans, & latéralement sur le côté gauche du malade: sitôt l'incision faite, on desserre la vis fixative *D*; on tire l'anneau *C* pour faire rentrer la lame dans sa case, & on introduit les Tenettes à la faveur de la gouttiere du Gorgeret, &c. Or le Coutelier doit sentir que l'instrument doit être bien fait, puisque le tranchant doit entrer dans la vessie comme le feroit une Lancette; il doit couper nettement, sinon il bourre & ne fait que dilater. Les angles du Gorgeret doivent être bien arrondis & polis, pour rendre l'introduction facile.

Ces deux Gorgerets doivent être faits d'acier bien net, ou bien on doit le corroyer par de bonnes chaudes grasses, le faire recuire pour pouvoir ciseler les rainures avec un ciseler en bec-d'âne. La charniere s'exécute sur les principes du Valet à Patin, *Fig.* 7 & 8, *Pl.* 75, *Chap.* XXXIV. Le Gorgeret-Cistitome simple est du prix de 18 livres, & le Gorgeret composé ou dilatatoire, est de 36 liv.

ARTICLE DOUZIEME.

Des Instruments à tailler suivant la méthode de M. Louis, pour la taille des Femmes.

LA Figure 1 représente le Lithotome de M. Louis, pour la taille des Femmes. Cet instrument est composé d'un Lithotome à deux tranchants, & d'une gaîne d'argent faite de deux pieces, entre lesquelles le Lithotome se trouve caché sous la platine faite en forme de cœur *aa*. La piece du pouce étant en *A*, on conduit le Lithotome jusqu'en *B*, & la pointe se trouve toujours cachée entre les platines & le bout qui se termine en sonde. PLANCHE 148.

La Figure 2 représente l'instrument de côté: on voit la place du Lithotome; en *G* est la courbure du bouton olivaire qui sert de sonde pour introduire l'instrument; *d* est un anneau pour passer l'index & tenir l'instrument, en appuyant le pouce sur une platine *E*. Sur le milieu de la platine *e*, *e*, *e*, est une lame d'argent soudée sur la platine supérieure, pour servir de conducteur aux Tenettes: c'est une crête semblable à celle du Conducteur femelle. Pour empêcher que le Lithotome ne vacille dans sa gaîne de droite à gauche, on fait aussi une crête d'une ligne de hauteur sur la branche du Lithotome, comme on le voit de *K* en *K*, *Fig.* 4, laquelle s'ajuste dans une rainure longitudinale, dans l'intérieur de la platine supérieure. Pour s'opposer encore à un balottage, on ajuste un petit ressort, *Fig.* 3, qu'on fixe en *L*, *Fig.* 2, par une vis *m*, *Fig.* 3, dont la cheville *j* traversant en *N*, *Fig.* 2, appuie continuellement sur la branche du Lithotome.

La Figure 5 représente la moitié de la gaîne vue intérieurement; on voit la rainure de *H* en *h*, qui reçoit la crête du Lithotome; en *r r* on voit deux languettes soudées sur la platine & percées de deux trous pour recevoir deux vis pour fixer les deux platines ensemble: on voit les deux vis en *a a*, *Fig.* 1. Les deux platines sont fixées par l'extrémité au moyen d'un clou d'argent en *M*, *Fig.* 5, à tête noyée dans une fraisure, limé ensuite raz, de maniere à ne point paroître.

M. Louis a fixé cet instrument à trois Lithotomes, qui ne different que par la largeur des lames; le premier est vu par les lignes ponctuées *c c*, *Fig.* 1: le moyen est représenté par la Figure 4, & le plus petit par la Figure 7.

M. Le Blanc, Lithotomiste à Orléans, a ajouté un Lithotome à un seul tranchant, qui ne coupe que d'un côté: sa forme est représentée par la Figure 8.

Les lames de ces Lithotomes sont minces & ne portent qu'une ligne d'épaisseur; les deux tranchants sont séparés par une vive-arête. Il convient de les émoudre sur une meule de 15 à 16 pouces de hauteur. Voyez ce que nous avons dit du tranchant du Lithotome, au premier Article de ce Chapitre.

PLANCHE 149.

L'instrument de M. Louis a été comme corrigé par un Allemand dont j'ignore le nom, j'en connois seulement la correction; on le voit représenté par la Figure 1: c'est exactement le même; car le Lithotome ne differe point pour la forme, & je pense qu'on n'a voulu en corriger que le prix. Il est tout d'acier; *a*, *B*, *C*, est la sonde conductrice du Lithotome; *d d* sont les deux tranchants du Lithotome; *D* en est la branche: c'est en *D* que s'ajuste le manche d'ébene jusqu'en *E*; *C* est la poignée de la sonde, qui fait un coude en *e*, pour ne point gêner le Lithotome; *B* est une platine soudée sur la sonde, & en *a* est le bouton olivaire, contre lequel s'arrête la pointe du Lithotome.

La Figure 2 représente le Lithotome vu en dessous, sur lequel est pratiquée une rainure de *f* en G, qui reçoit la crête de la sonde qu'on remarque de *h* en *j*, *Fig.* 4; or, cette Figure représente la sonde vue de côté, & la Figure 6 en représente la coupe transversale comme elle est en *B*, *Fig.* 1: en *K*, *Fig.* 6, est la crête de la gaîne.

Le Lithotome est un peu épais, par rapport à la rainure: voyez-en la coupe transversale par la Figure 3; *i* indique la rainure: par rapport à cette épaisseur, on fait un bon tranchant moyennant qu'on évuide la lame sur une meule de 5 pouces de hauteur: au bout de *f*, *Fig* 2, la lame fait un coude pour laisser déborder la rainure; cela est représenté par la Figure 5, qui fait voir le Lithotome de côté: ainsi *f*, *Fig.* 2, répond à F, *Fig.* 5.

La Figure 7 représente le Gorgeret de M. Le Cat, pour la taille des Femmes. Il est Sonde creuse depuis *m* jusqu'en *n*, & de *n* en *o* il est Gorgeret; le reste *P* est la poignée de l'instrument faite en croix, ainsi que les Conducteurs mâle &

femelle. L'inſtrument de M. Louis étant d'argent avec les trois lames d'acier, eſt du prix de 50 livres; & celui qui eſt corrigé, & dont le conducteur eſt d'acier, eſt de 9 liv.

ARTICLE TREIZIEME.

Des Inſtruments pour opérer ſelon la méthode du Frere Côme.

LA Figure 1 repréſente le Lithotome caché du Frere Côme. La maniere de faire cet inſtrument eſt la même que celle du Biſtouri caché pour la hernie, *Chap.* XLI: il nous ſuffira de faire ici la deſcription de ſa compoſition, en indiquant quelques particularités qui ne ſont point dans le Biſtouri. PLANCHE 150.

Le Lithotome & la gaîne ſont joints enſemble par une charniere réſervée en *d* ſur la gaîne, & unis par une vis; en *e* eſt l'ajuſtement du reſſort en queue d'aronde dans la gaîne, lequel renvoie le Lithotome dans ſa caſe, ſitôt qu'on lâche la main de la queue *A*. En *E*, eſt la lentille de la baſcule, ſur laquelle on met le pouce pour faire fléchir le reſſort intérieur, & dégager le bout de la baſcule *F*, pour la faire ſortir de la coche de la virole, & tourner le manche pour changer la direction de l'ouverture du Lithotome.

La Figure 2 repréſente le manche vu en plan du côté de la virole, lequel eſt fait à ſix pans inégaux, & repréſentés par les numéros 5, 7, 9, 11, 13, 15; c'eſt le méchaniſme que Frere Côme a imaginé pour ſe procurer ſix différents degrés d'ouverture à ſon inſtrument, afin de pouvoir tailler toutes ſortes de ſujets avec le même Lithotome. La virole qui reçoit le bout de la baſcule *F*, *Fig.* 1, eſt d'acier; elle eſt fixée ſur le manche par trois vis placées triangulairement.

La Figure 3 repréſente la gaîne du côté de la loge du Lithotome: en *f*, on voit la ſaillie de la lentille, & en *G* le bout de la baſcule qui doit entrer dans les coches de la virole.

La Figure 4 repréſente la baſcule telle qu'elle doit être placée avec ſon reſſort *H* dans la rainure, & tenue par une goupille qu'on voit en K, *Fig.* 3.

La Figure 5 repréſente la gaîne pour faire voir la rainure *h*, faite au ciſelet pour loger la baſcule. La queue *m* eſt bien arrondie pour entrer dans le manche & tourner avec douceur ſans balotter: elle eſt aſſujettie par un écrou viſſé en *n*.

La Figure 6 repréſente le manche ſéparé; *L* indique comment on doit faire les coches ſur la virole pour recevoir le bout inférieur de la baſcule.

La Figure 7 repréſente la lame du Lithotome; ſon tranchant commence en *R*, & continue juſqu'à la pointe: il doit être émoulu ſur une meule de 13 à 14 pouces; au reſte c'eſt toujours un tranchant de Lithotome. On voit par la Figure 8 l'épaiſſeur de la lame & la longueur de la queue qui ſert de piece de pouce, & dont l'extrémité battant ſur l'un des pans du manche, regle l'ouverture ou la ſaillie du Lithotome hors de la gaîne.

En général, cet instrument doit être réguliérement fait, bien poli, & qu'il n'y ait point d'angles vifs. Comme la lame est extrêmement flexible, il faut la tremper couleur de cerise; mais pour qu'elle soit moins cassante, il convient de la recuire à la couleur de cuivre rouge au moins, attendu qu'il est arrivé quelquefois qu'elle a cassé dans la vessie.

Cet instrument a subi beaucoup de corrections par rapport à la pointe du Lithotome, à laquelle on a attribué de percer le bas-fonds de la vessie. M. Andouillet, alors Chirurgien-Major de la Charité, fut le premier qui émoussa la pointe de la lame pour y substituer un petit bouton, ou bien environ une ligne qui ne fût pas à tranchant. Depuis lui plusieurs Lithotomistes s'y sont conformés.

M. de Saint-Martin, Chirurgien de S. A. Mgr. le Duc de Chartres, & Lithotomiste d'Orléans, taille souvent selon la méthode du Frere Côme: mais son instrument n'est point courbe; il est droit, & la pointe est mousse: de plus, les ouvertures de la lame sont moindres; la plus petite ouverture est de 3 lignes, & la plus grande est de 12: du reste l'instrument est semblable à celui de la Figure 9, qui représente le Lithotome du Frere Côme.

Le Lithotome du Frere Côme est du prix de 18 liv.

Article Quatorzieme.

De l'Instrument de M. Thomas.

Planche 151.

La Figure 1 représente l'instrument de M. Thomas, pour faire l'opération de la taille au corps de la vessie. Cet Auteur a voulu réunir les avantages de la méthode de M. Foubert, & de celle du Frere Côme, & de plus, encore ajuster un Gorgeret à la gaîne du Lithotome, pour rester dans la vessie & servir de conducteur à la Tenette. Nous allons faire la description des pieces qui composent cet instrument, qui, du reste, se fait sur les principes du Bistouri caché, excepté une queue d'aronde, & la bascule *a* & l'extrémité de la gaîne, qui se termine en espece de Grattoir, que plusieurs ont appellé *Poignard*: il est à deux tranchants, & on envoit l'épaisseur ainsi que de toute la gaîne, par la Figure 2.

CdD, est un Gorgeret représenté seul par la Figure 3: on y voit deux tenons en *e*, *e*, qui s'ajustent dans deux rainures pratiquées sur l'épaisseur de la gaîne en *EE*, *Fig.* 2; de sorte que l'on introduit cet instrument à travers le tégument, coupant les graisses & tout ce qui se rencontre, pour pénétrer dans la vessie & dans son corps, (on la contient ferme en passant l'index dans l'anus); alors empoignant le manche *B* avec la branche *A* dans la main, l'instrument s'ouvre comme le font voir les lignes ponctuées; tenant le Gorgeret de la main gauche en *C*, on le contient dans la vessie, tandis qu'on fait l'incision en sortant le Lithotome; ensuite on introduit la Tenette pour pincer la pierre.

Le méchanisme qui dirige l'ouverture du Lithotome, est dirigé en quart de cercle;

cercle; c'est une queue d'aronde qui se loge dans l'intérieur de la branche A, T, qui est creusée pour la recevoir ; cette coulisse porte une bascule qui se termine par un crochet à l'extrémité K, lequel s'engrene dans des coches.

La Figure 4 représente la lame géométralement : on voit une partie des coches & une partie de l'intérieur de la queue d'aronde qui commence en *M* & finit en *g*.

La Figure 5 représente la coulisse portant le charnon mâle en *N*, & le ressort de renvoi pour la bascule en *P*.

La Figure 6 représente la bascule portant la charniere femelle en *q* ; l'extrémité *r* fait voir la dent qui s'engrene dans les coches, de sorte que pour faire marcher la coulisse on appuie le pouce en *T*, *Fig.* 1, & l'index en *R*, pour faire obéir le ressort & lâcher la dent de la coche, ensuite la faire descendre ou monter pour la faire tomber dans une autre coche.

Pour faire la rainure de la coulisse à queue d'aronde, on tire deux lignes paralleles sur la queue du Lithotome, & qui soient de l'une à l'autre à 3 lignes de distance ; ensuite on creuse avec un ciselet plat jusqu'à une ligne de profondeur, & on élargit le fond pour faire la queue d'aronde; ensuite on unit bien cette rainure avec des limes triangulaires : on ajuste la coulisse dans la rainure, & on la fait entrer un peu à l'aise.

Tout cet ouvrage se fait les pieces droites ; mais il faut les ployer : pour cet effet tracez un cercle de 4 pouces de diametre, & ajustez la courbure de la branche sur la ligne circulaire du cercle : observez qu'il faut que la coulisse soit dans sa rainure en ployant la branche ; or, le cercle sera bien trouvé lorsque la coulisse en sortira aussi aisément qu'elle y étoit entrée lorsque les pieces étoient droites ; cependant si elles étoient gênées, on peut les égayer en mettant un peu d'émeri clair, & les frottant ensemble. Le tranchant du Lithotome est en *V*, *Fig.* 4, & continue jusqu'à la pointe *u*, laquelle doit être mousse. La trempe doit être à la couleur de cerise, & le recuit à la couleur de cuivre rouge. Le Lithotome de M. Thomas est du prix de 40 liv.

ARTICLE QUINZIEME.

Des Instruments pour faire la taille au niveau, par la méthode de M. Pouteau.

LA Figure 1 représente le Lithotome de M. Pouteau, pour faire la premiere incision sur la cannelure de la Sonde, pour y introduire le Conducteur par son extrémité *a*, *Fig.* 2. Cette Figure 2 représente le Lithotome à niveau, sur lequel est monté le Modérateur *A A B* : on voit la lame lithotome en *c c*, *d E F*, placée dans la fente *B* du Modérateur, dont la disposition des pieces est représentée comme prête à entrer dans la vessie. PLANCHE 152.

Entre les deux vis du Modérateur, est placé un tuyau de verre plein d'espritde-vin, & fermé hermétiquement, auquel on laiſſe une bulle d'air *b*, qui étant arrêtée au milieu, annonce que l'inſtrument eſt placé de niveau; de ſorte que tenant la platine *D* du Modérateur avec la main gauche, on prend le Lithotome de la droite, en paſſant l'index dans l'anneau *E*, & le pouce appuie ſur *F*: on fait ainſi l'inciſion au col de la veſſie.

La Figure 4 repréſente l'anneau ſur lequel ſe montent tous les Lithotomes qui ſont repréſentés par les Figures 5, 6, 7: ils entrent dans le trou *G*, & ſont retenus par une cheville qui tient à l'anneau, dont le bout entre un peu dans les coches *e*, *e*, *e*, *Fig.* 5, 6, 7. Pluſieurs Lithotomiſtes ne ſe contentent pas de cet anneau, les uns veulent un manche à chaque Lithotome, & d'autres ne veulent qu'un ſeul manche pour chaque lame; enfin ces derniers ſont encore partagés: car les uns veulent que la queue entre & ſorte, étant retenue par le crochet d'une baſcule comprimée par un reſſort, ſemblablement à celle qui eſt indiquée pour la couronne du Trépan, & qu'on voit ici repréſentée par la *Fig.* 11; & d'autres préferent une vis compreſſive *H*, *Fig.* 8; ces derniers ont raiſon, parce que le Lithotome eſt tenu plus fixement qu'avec la baſcule.

La Figure 3 repréſente le Modérateur de côté: on voit la direction de la fente *h*, qui fait latéraliſer le Lithotome en *B*, *Fig.* 1; l'autre fente *j* eſt pour recevoir l'échancrure *i i*, *Fig.* 9, de la Sonde conductrice: on voit qu'ils ſont joints à queue d'aronde. En *K K*, ſont les deux ailes des vis; les extrémités des vis ſont percées pour recevoir les pointes du niveau *L L*, *Fig.* 10 (*); mais on ſerre les vis bien légérement.

La Figure 9 repréſente la Sonde conductrice du côté de la gouttiere faite depuis *R* juſqu'en *S*, pour conduire la pointe du Lithotome & la couvrir d'une bonne ligne.

Attendu la largeur des Lithotomes, les tranchants ne commencent que du biſeau qui paroît en *p*, *Fig.* 5; les épaiſſeurs doivent être égales depuis *T* juſqu'en *q*, pour gliſſer juſte & en douceur dans la fente du Modérateur. Comme ces Lithotomes n'éprouvent aucun choc de reſſort ni de baſcule, on peut leur donner toute la bonté de tranchant poſſible: alors la couleur d'or y convient; mais on fait attention de recuire les branches à la couleur bleue.

Tous les inſtruments qui ſervent à l'opération de la taille ſelon la méthode de M. Pouteau, ſont du prix de 30 liv. Il faut néceſſairement un étui pour les renfermer, lequel coûte 6 liv.

(*) Je fais faire ces Niveaux par les Faiſeurs de Barometres.

ARTICLE SEIZIEME.

De l'Instrument de M. Vacher.

LA Figure 1 représente l'instrument de M. Vacher; c'est, proprement dit, le Lithotome du Frere Côme corrigé, dont toute l'industrie & tout le travail consistent à partager la gaîne en deux, de maniere que l'une serve de Modérateur pour diriger l'incision en appuyant contre les os pubis, qui est celle que l'on voit en *a*, *c*, *c*, & l'autre moitié *b B E F*, tient à la lame & reste dans la vessie, tant pour empêcher la pointe du Lithotome de la blesser, que pour servir de conducteur aux Tenettes. Pour que le Préservatif garantisse bien la pointe du Lithotome, le bout *b* est non-seulement mousse, mais encore il couvre le tranchant de 18 lignes de long, de maniere qu'il ne commence à couper qu'en *B*, & le tranchant ne déborde que d'une ligne & demie : on en voit la saillie depuis *B* jusqu'en *B*. Le bout *F* tient au Préservatif, sur lequel est vissé un petit manche; or, c'est le bout *a* qu'on introduit dans la cannelure de la Sonde pour être conduit dans la vessie; y étant entré, on empoigne le manche du Préservatif *e e*, de la main gauche, & le manche du Lithotome *G H* de la main droite, pour faire l'incision au col de la vessie en retirant l'instrument, mais laissant le Préservatif dans la vessie, pour servir de conducteur aux Tenettes. PLANCHE 153.

La Figure 2 représente le Préservatif dont le manche est dévissé, & ce dernier est représenté par la Figure 3. Le Préservatif, *Fig.* 2, est fenêtré à jour depuis K jusqu'en *L*, & ce bout se termine par une arcade *m*; c'est l'entrée du Préservatif qui doit se joindre au Lithotome représenté par la Figure 4; ainsi en présentant l'arcade *m* en coulisse en *N*, on le fait couler jusqu'en *R*; alors le Préservatif est retenu avec le Lithotome : en *o* commence le tranchant, qui continue jusqu'à la pointe *Z*, qui est ronde.

La Figure 5 représente la Branche modératrice; elle s'ajuste à charniere avec le Lithotome : l'un est vu en *S*, *Fig.* 4, l'autre en *Y*, *Fig.* 5. Cette branche, *Fig.* 5, est creusée sur son épaisseur de *p* en *q* : ici elle est gaîne, parce qu'elle reçoit l'extrémité du Lithotome & celle du Préservatif, qui se joignent ensemble & se logent dans cette portion de gaîne pour ne faire qu'un seul tout, & entrer commodément dans la vessie. La Figure 7 représente la coupe transversale prise sur la ligne *P*; l'épaisseur est naturelle; mais elle va en amincissant vers le bout *q*, & en grossissant vers la partie *Y* : en *x*, *Fig.* 4, est le ressort de renvoi.

La Figure 6 représente une bride portant une vis en *y*, qui est placée à la droite de l'instrument, ainsi qu'on le voit en *H*, *Fig.* 1. Cette vis sert à fixer la bride sur la queue de la branche, & la queue *z* de la bride sert à régler les degrés d'ouverture qui sont numérotés sur la queue de la branche.

On doit faire attention que cet instrument est composé de plusieurs pieces, par conséquent il a plusieurs angles; or, il n'en faut point laisser un seul de vif, tous doivent être arrondis & polis; toutes les pieces doivent être d'acier & écrouies; la lame seule doit être trempée & recuite à la couleur de cuivre rouge, ensuite émoulue sur une meule de 10 à 12 pouces.

La piece qui sert de bride au Préservatif, est soudée sur la branche du Lithotome, & occupe l'espace entre *N* & *R*, *Fig.* 4: elle a la forme d'un T, ainsi que le fait voir le bout *N*; mais pour le mieux faire sentir, voyez la coupe transversale *Fig.* 8, qui est grossie du double; la partie *P P* est la coupe prise sur *x*, la partie *r r* est la coupe de la piece qui sert de bride; on voit qu'elle entre dans une rainure en *K*, & enfin l'évidement en *u u*, qui reçoit la partie *t*, qui est la coupe de la coulisse du Modérateur, & qui fait l'arcade en *L M*, *Fig.* 2.

L'instrument de M. Vacher est du prix de 30 livres.

Article Dix-Septieme.

Des Instruments pour la Taille des Femmes, selon la méthode de M. Hoint.

Planche 154.

La Figure 1 représente l'instrument dilatatoire de M. Hoint, pour faire l'opération de la taille aux Femmes, par la voie de la dilatation; & dans le cas où la dilatation ne suffiroit pas, la branche inférieure de l'instrument sert de sonde cannelée pour conduire un Lithotome & faire une incision, comme le représente *a a B*, pour l'introduction, de maniere que lorsqu'il est arrivé à l'extrémité *A*, *A*, *b*, en lignes ponctuées, l'incision est effectuée.

La Figure 2 représente la maîtresse branche, portant la charniere femelle, laquelle branche est celle du dessous de l'instrument.

La Figure 3 représente la branche supérieure, laquelle porte le charnon mâle: elle porte aussi le ressort de renvoi, étant vissé à la piece de pouce en *D*, *Fig.* 1; les deux branches sont jointes par une charniere en *E*; néanmoins elles ne tiennent point fixement, parce qu'elles s'introduisent l'une après l'autre dans la vessie; mais elles se joignent par une clavette mobile représentée par la Figure 4. Ainsi pour faciliter l'introduction de la branche supérieure, on pratique une gouttiere à l'extrémité *f*, *Fig.* 3; on la présente sur l'autre branche qui est arrondie en dos-d'âne pour recevoir la gouttiere, & on fait glisser l'une sur l'autre jusqu'à l'extrémité *A*, *Fig.* 1, où elles sont bien ajustées ensemble: le ressort sert à indiquer les degrés de dilatation par les lignes qu'on voit en *h*.

Ce moyen n'indique pas bien la dilatation, parce que le ressort ne parcourt pas assez d'espace; il seroit préférable d'ajouter une petite branche comme on voit en *K*, sur laquelle on graveroit des chiffres de ligne en ligne jusqu'en *j*, ce moyen seroit bien plus sensible.

On ajuste trois Lithotomes à cet instrument, lesquels ne doivent différer que par la largeur des lames. La Figure 5 représente le plus petit; le moyen tient au

Dilatatoire

Dilatatoire, *Fig.* 1, & le troisieme est représenté par la Figure 6; les lames sont minces, & doivent être émoulues sur une meule de 15 à 16 pouces de hauteur. On rive & on brase le bout inférieur de la queue de chaque lame sur une platine d'acier *B*, pour lui servir de manche : cette platine est vue en plan par la Figure 7; il nous reste à expliquer comment s'ajustent les Lithotomes avec le Dilatatoire.

La Figure 2 représente la maîtresse branche vue en dessous; on y fait une cannelure depuis *N* jusqu'en *p*; ensuite on rabat les galleries depuis *M M* jusqu'en *p*. (Voyez la maniere de faire les Sondes à galleries rabattues, troisieme Article de ce Chapitre.) Or dans cette cannelure se loge l'extrémité *q* du Lithotome, qui, pour cet effet, est fait à larme transversale : voyez-en la disposition & l'épaisseur en *r*, *Fig.* 7. Il faut donner le recuit à la couleur de cuivre rouge à ces Lithotomes; mais par rapport aux larmes transversales, il faut recuire l'extrémité avec des tenailles rouges & détremper le bouton.

Les Chirurgiens devroient renoncer à ces larmes transversales; ces étranglements risquent toujours de se casser. Pour éviter ce danger, le Coutelier est obligé de détremper toute la pointe, ce qui ôte la dureté nécessaire à l'extrémité de l'instrument; outre cela encore, les larmes transversales font une élévation, & empêchent d'affiler parfaitement l'instrument, parce que le bouton racle la pierre. D'ailleurs, le Dilatatoire de M. Hoint, est un des meilleurs qu'on ait inventés pour la taille des femmes : il doit être fait d'acier; il faut l'écrouir, mais non pas le tremper. Le Dilatatoire de M. Hoint, en acier, avec les trois lames lithotomes, sont du prix de 18 liv. le tout.

ARTICLE DIX-HUITIEME.

De la Sonde à dard, pour tailler par le haut Appareil.

LA Figure 8 représente la Sonde à dard du Frere Côme, pour faire l'opération de la taille par le haut Appareil. PLANCHE 155.

Pour exécuter cet instrument, commencez par faire une Algalie ou Sonde d'argent, de demi-ligne d'épaisseur, (sur les procédés que nous indiquons au vingtieme Article ci-après); soudez deux forts anneaux, comme le fait voir *dd*; après cela il faut entailler en *e* jusqu'au bout, pour découvrir le trou intérieur, qui est le vuide de la Sonde, jusqu'à l'extrémité *Q*; ensuite on lui donnera la courbure indiquée par la Figure 9, où l'on voit en même temps l'épaulement en *f*, qui répond à l'entaille *e* de la Figure 8; il faut ensuite ajuster & souder un bout de fil d'argent de 6 lignes de longueur à l'extrémité *G*, pour lui faire un bouton olivaire. Après l'avoir fait ainsi, il faut lui faire une gouttiere avec une échope, & que cette cannelure aille en diminuant, comme le fait voir la ligne ponctuée *i i*, *Fig.* 10. La Figure 11 représente la coupe transversale prise sur la ligne *g*, mais bien grossie, pour mieux faire appercevoir le plein & le vuide, qui est la cannelure *f*, faite sur le fil soudé au bout. Après avoir exécuté la Sonde, il faut faire le Stylet.

Prenez du fil d'argent d'une ligne & demie de diametre, & de deux pouces plus long que la Sonde: soudez un bouton applati à l'extrémité *P*, ce qui sert de poignée pour pousser ce Stylet. A l'autre extrémité *Q*, il faut faire un petit trou & le tarauder; ensuite limer une face plane (au Stylet) de 4 pouces de longueur, sur laquelle il faut faire une cannelure semblable à celle d'une Sonde creuse; après cela il faut ajuster un bout d'acier de 5 lignes de longueur, & du même diametre du Stylet: l'ayant taraudé, on le lime à trois facettes pour lui faire une pointe semblable à celle d'un Trois-quarts; ensuite tremper ce dard & le finir de même comme si c'étoit un Trois-quarts. Voyez le Chapitre XLII. Ce Trois-quarts doit être ajusté au Stylet, de maniere à couler dans l'intérieur de la Sonde en le présentant en *P*, & le faisant sortir par l'extrémité *Q*; cependant quand on l'introduit dans la vessie, le dard est rentré dans la Sonde, de maniere à laisser le bouton olivaire seul pour être introduit; & lorsque l'introduction est faite, on pousse le Stylet *P* pour faire sortir le dard en perçant le fond de la vessie, & faisant sortir le dard par la partie supérieure du membre viril entre les deux muscles pyramidaux; alors la cannelure du Stylet sert à conduire la pointe d'un Lithotome ou d'un Bistouri, pour faire une incision à la vessie telle que le cas l'exige. Le prix de la Sonde à dard est de 15 liv.

ARTICLE DIX-NEUVIEME.

Du Bouton à crête Cistitome, & du Dilatatoire du Prépuce.

PLANCHE 155.

QUELQUES Chirurgiens m'ont représenté que le bouton à crête, décrit par la Figure 18, *Pl.* 171, deviendroit un instrument propre pour inciser le col de la vessie, si l'on pouvoit y ajuster un Bistouri. Saisissant cette idée, j'ai porté mes vues sur le méchanisme du Gorgeret-Cistitome de M. Le Cat, représenté par la Figure 1, *Pl.* 176; je l'ai pris pour guide, & j'ai exécuté le Bouton à crête Cistitome tel qu'il est représenté par la Figure 12.

Pour exécuter cet instrument, il faut d'abord forger le corps de la curette avec de l'acier bien net, réserver la crête sur piece, ainsi que nous l'avons indiqué pour les Conducteurs, *Fig.* 4 & 5, *Pl.* 170; cette crête doit régner depuis *a* jusqu'en *A*, & on fait le bout *C* en cuilleron; ensuite on donne les formes que doivent avoir la crête, le cuilleron, & la courbure légere qu'on voit en *E*.

Le corps de l'instrument étant ainsi disposé, on fait une rainure depuis *a* jusqu'en *F*, pour loger le Lithotome qui est représenté sorti de sa loge en *h*: on fait cette rainure à coups de ciselet, & ragréée avec des limes douces & minces; après cela on dirige le bout supérieur *D*, en une languette applatie; cependant elle doit être arrondie ſur tous les ſens, & de maniere qu'elle puiſſe entrer & couler librement dans la cannelure de la Sonde.

La Figure 13 repréſente la coupe tranſverſale du corps de l'inſtrument, priſe ſur la ligne *F*, *Fig.* 12. Cette coupe inſtruit de la forme des parties de l'inſtrument, & des deux rainures qui y ſont pratiquées: *H* fait voir celle qui ſert à loger le Lithotome; ce dernier eſt figuré par les lignes ponctuées *H*: or, cette rainure commence en *F*, & finit en *M*; l'autre rainure, repréſentée par *j*, *Fig.* 13, commence en *F*, *Fig.* 12, & finit en *L*, laquelle ſert à loger la baſcule qui fixe l'ouverture du Lithotome de la maniere que nous l'expliquerons. On voit par la lettre *K*, l'épaiſſeur, la forme & l'élévation que doit avoir la crête.

La Figure 14 repréſente le Lithotome à tranchant ſur la partie convexe: il eſt monté ſur deux pieces d'acier ajuſtées enſemble par deux charnieres *n*, *o*, leſquelles pieces ſont repréſentées ſur leur épaiſſeur & ſéparées l'une de l'autre; celle, *Fig.* 15, fait voir la branche du milieu, & la Figure 16, celle qui ſert de piece de pouce pour faire ouvrir & fermer le Lithotome.

La piece de pouce ne tient dans la rainure de la curette, que par le moyen des galleries rabattues, repréſentées par l'entrée rétrécie *S S*, *Fig.* 13, leſquelles galleries entrent librement dans deux rainures faites à la piece de pouce, comme on le voit de *r* en *R*, *Fig.* 14; mais pour une plus parfaite explication, voyez la coupe tranſverſale de la piece de pouce à la Figure 17, où ſont repréſentées les deux rainures ſur la ligne *V V*.

La Figure 18 repréſente la baſcule fixative, laquelle on ajuſte dans une rainure faite au corps de la curette, & repréſentée à la coupe tranſverſale en *j*, *Fig.* 13; cette baſcule eſt tenue dans la rainure par une goupille placée dans un trou fait à travers & ſur la direction de la ligne ponctuée *T*.

L'emploi de la baſcule eſt de tenir le Lithotome fixe dans ſa rainure, & de plus, pour en diriger les différents degrés d'ouverture par un méchaniſme que nous allons expliquer. On voit que la baſcule, *Fig.* 18, porte un tenon en *x*; or ce tenon ſe loge dans l'un des trous faits à la piece de pouce de *p* en *q*, *Fig.* 14; de ſorte qu'en faiſant douze trous à cette piece, on aura 11 degrés d'ouverture pour le Lithotome, pour approprier l'inſtrument aux grands, aux moyens & aux petits ſujets. Ainſi dans la poſition où l'on voit le Biſtouri *h*, *Fig.* 12, la piece de pouce eſt montée au point que le tenon de la baſcule eſt dans le trou *z*; or, pour ouvrir & fermer le Lithotome, on commence à appuyer avec un pouce ſur le bout de la baſcule, pour dégager le tenon du trou, enſuite avec le pouce de l'autre main, appuyant & pouſſant en en-haut la piece de pouce *u*; & lorſqu'on eſt au point d'ouverture que l'on déſire, on laiſſe tomber la baſcule par l'élaſticité du reſſort, qui fait tomber le tenon dans le trou de vis-à-vis; alors le Lithotome eſt fixe. Le reſſort de la baſcule eſt tenu à la baſcule même par le moyen d'un clou rivé à tête noyée.

La maniere d'opérer avec cet inſtrument, eſt de faire l'inciſion au col de la vessie ; pour cet effet après avoir introduit la Sonde dans la vessie, on coupe le tégument avec un autre Lithotome ; lorsqu'on a découvert la cannelure de la Sonde, on présente l'instrument tout ouvert, tel que le représente la Figure 12 : on porte le bout *D* dans la cannelure, & on coule le long de cette cannelure jusqu'au bout de la Sonde : par cette introduction l'incision est faite au col de la vessie & à la glande prostate, en coupant de dehors en dedans.

Cette incision est latérale, par le moyen que le Lithotome est placé sur le côté, (à la droite du Lithotomiste) & sur la direction que représente la coupe transversale, *Fig.* 13 ; en regardant la crête *K* comme la ligne verticale, on trouvera que la ligne ponctuée *H*, qui figure le Lithotome, est sur une ligne latérale, au 35e. degré d'un cercle de 90 degrés.

Lorsque l'instrument est entré dans la vessie, on fait rentrer le Lithotome dans la rainure : on sort la Sonde de la vessie ; ensuite à la faveur de la crête du Bouton, on introduit la Tenette pour charger la pierre & la tirer.

La Figure 19 représente le Dilatatoire du prépuce. Cet instrument est fait d'acier forgé d'une piece ; *N* est une tige d'acier taraudée & assujettie au côté *S* par une rivure : or cette tige entre librement dans le trou de l'autre branche, qui est ovale, pour donner lieu à l'écartement & pouvoir dilater. L'anneau *X* est une partie ronde, mais applatie, & fait ressort ; pour cet effet il faut que l'instrument soit trempé & recuit au bleu ; il suffit que la dilatation ait 12 lignes d'écartement des deux extrémités *m m* : mais l'élasticité de l'anneau doit être bonne, parce que l'introduction de l'instrument dans le prépuce, se fait lorsque les deux extrémités *m m* sont l'une contre l'autre, ce qui s'exécute en tournant l'écrou ailé de gauche à droite pour les approcher, & on tourne de gauche à droite pour dilater. Les parties supérieures *m m* doivent être parfaitement émoussées, arrondies & polies.

ARTICLE VINGTIEME.

Des Instruments pour l'opération de la Taille, de MM. Bromfeil & Hawkins.

PLANCHE 156.

LA Figure 1 représente l'instrument de M. Bromfeil. Il est composé de deux Gorgerets & d'un Lithotome fixé par deux vis sur le Gorgeret extérieur.

La Figure 2 représente le Lithotome séparé du Gorgeret, & on le voit en sa place en *a A*, *Fig.* 1.

La Figure 3 représente le Gorgeret supérieur, sur lequel se monte le Lithotome, & dont les trous des deux vis sont vus en *e e* ; la poignée est faite de deux côtes *G G*, clouées sur la soie plate, ce qui compose le manche de ce Gorgeret.

La Figure 4 représente le Gorgeret intérieur, qui est celui qu'on introduit le premier dans la vessie par le bouton olivaire *L*. Sur ce même Gorgeret on pratique deux rainures, une sur chaque bord & dans l'intérieur de la gouttiere : on en voit une

une en E, qui se termine en *f*; cette rainure sert de guide & de conducteur pour l'introduction du Gorgeret qui porte le Lithotome. Lorsqu'on a débridé le col de la vessie, on retire ce dernier Gorgeret, & on laisse le premier pour être le conducteur de la Tenette.

La poignée du Gorgeret, *Fig.* 5, tient à l'instrument: elle termine par une queue applatie & jettée sur le côté gauche, pour ne pas gêner l'Opérateur.

Le prix de cet instrument est de 12 liv.

ARTICLE VINGT-UNIEME.

Du Gorgeret de M. Haukins.

LA Figure 5 représente le Gorgeret de M. Haukins. Cet instrument est fait sur les mêmes principes du Gorgeret ordinaire, à la réserve qu'il faut faire la crête *h* de la même piece; pour ce faire, en forgeant le Gorgeret, on entaille cette crête à coups de pane de marteau sur l'épaisseur de l'acier; ensuite on le porte sur un fort étau ouvert de deux lignes, & par 5 ou 6 coups de la tête du marteau, on finit d'épauler cette crête: on observe de la faire un peu forte, parce qu'elle se termine en un bouton olivaire applati; la poignée est aussi jettée sur le côté, comme celle du précédent. PLANCHE 156.

On fait un tranchant sur le côté droit depuis *j* jusqu'en *i*, lequel devroit être aussi bon que celui de tout autre Lithotome; mais il n'est pas possible de le faire aussi parfaitement, parce qu'il n'est donné qu'à la meule de faire un tranchant fin: or, la gouttiere & la crête s'opposent à ce genre de travail. Cependant voici la maniere d'approcher du point de perfection.

Ayant limé le Gorgeret, il faut le tremper à la couleur de cerise, & le recuire à la couleur d'or; après cela finissez la gouttiere avec des pierres du Levant, l'une à face arrondie pour la gouttiere, & l'autre triangulaire pour les deux côtés de la crête. Cela fait, on finit de faire le tranchant sur la meule du côté convexe: on le polit sur la polissoire; ensuite on l'affile en travers pour le côté convexe, & en long pour le côté concave.

Cet instrument sert tout à la fois de Lithotome & de Gorgeret pour conduire la Tenette; c'est-à-dire, qu'après avoir coupé le tégument avec un Lithotome, & découvert la Sonde, on introduit le Gorgeret dans la vessie, lequel est conduit par la cannelure de la Sonde, & on fait une incision semi-lunaire, attendu la figure du Gorgeret, qui, faisant le quart de cercle, dirige l'incision de même, & de bas en haut; d'ailleurs c'est toujours la coupe de M. Le Cat faite de dehors en dedans.

Il y a encore une méthode qui a été tentée par plusieurs Chirurgiens, mais qui n'a jamais eu de crédit; je veux parler de celle qui ouvroit à jour deux pouces de la cannelure de la Sonde, pour recevoir la pointe d'un Lithotome de 4 ou

5 lignes de long. Cette méthode assuroit qu'on étoit réellement dans la vessie, & qu'on incisoit de la longueur que l'on vouloit, moyennant qu'on se munissoit de plusieurs Sondes, dont les ouvertures étoient toutes différentes d'une ligne. Mais les expériences réitérées sur le cadavre, ont enseigné que la pointe du Lithotome, en traversant la Sonde, ouvroit le col de la vessie des deux côtés; & par-là faisoit de grands ravages. Je me crois donc autorisé à ne point représenter ces deux instruments, attendu qu'ils sont déclarés mauvais par les Auteurs mêmes; d'ailleurs, ils different très-peu de ceux que nous avons indiqués *Pl.* 138, *Fig.* 1, 2 & 4: tous peuvent servir, en laissant seulement une éminence de demi-ligne de chaque côté sur le plat, & à 2, 3 ou 4 lignes de distance de la pointe, pour empêcher le Lithotome d'entrer plus avant. La Sonde ne différoit des autres que par une fenêtre qu'on y faisoit de 18 lignes de longueur pour les grands sujets, & de 8 lignes pour les petits; or cette fenêtre longitudinale n'étoit autre chose qu'une partie de la cannelure de la Sonde, qui étoit percée au travers de son diametre.

Ce que je dis de cette méthode, n'est que pour faire observer à mes Lecteurs que les Lithotomistes de ce siecle ont cherché & essayé tous les moyens pour perfectionner une opération aussi importante. Le prix de chaque Gorgeret Hawkins est de 6 livres.

Article Vingt-deuxieme.

Du Gorgeret-Lithotome, de M. Andouillet.

Planche 156.

Le Lithotomiste est souvent trompé dans l'opération; ayant fait une incision modérée au col de la vessie, il trouve ensuite une pierre d'un plus grand volume qu'il ne s'y étoit attendu; alors l'incision se trouve trop petite. M. Andouillet, premier Chirurgien du Roi en survivance, a imaginé un Gorgeret pour obvier à cet inconvénient.

La Figure 6 représente cet instrument: c'est un Gorgeret ordinaire, sur lequel est ajusté un Lithotome représenté par la Figure 7; de maniere qu'ayant introduit le Gorgeret dans la vessie à la faveur de la Sonde, on appuie l'index sur le dos du Lithotome *Q X*, *Fig.* 6, le tranchant fort en dessous *x*; alors en retirant le Gorgeret à soi, l'incision se fait sans retirer la Tenette qui étoit introduite auparavant.

Pour exécuter cet instrument, on fait un Gorgeret ordinaire; & après qu'on l'a bien dégrossi & dressé, il faut le percer à jour par une fente ou fenêtre longitudinale d'une ligne de large, de la longueur de *X* en *x*, & sur le milieu du Gorgeret; il faut ensuite ajuster une crête telle que la représente la Figure 8, fendue en *u* avec une lime à refendre, ensuite rabattre les bords pour fermer la fente & pour faire un cul-de-sac; après cela on l'ajustera au Gorgeret en faisant entrer la cheville *v* dans un trou, & on soudera le tout avec un petit paillon de soudure d'argent: je dis un petit paillon, parce qu'en en mettant plus qu'il ne faut, le cul-de-sac se boucheroit, & la piece ne seroit d'aucun service.

La Figure 7 représente le Lithotome ajusté sur le Gorgeret par une vis en *N*, & par un pied *t*: la partie *T T*, qui est la branche, est élastique; *S S* est la partie tranchante, & l'extrémité *r* est la languette qui se loge dans le cul-de-sac de la crête, lesquels sont ajustés ensemble comme on le voit en *y*, *Fig. 6*; afin que cette languette ne soit pas sujette à casser, après avoir trempé le Lithotome couleur de cerise & recuit à la couleur d'or, il faut, avec des tenailles rouges, recuire la languette à la couleur d'eau.

La Figure 9 représente la coupe transversale du Gorgeret & du Lithotome: on voit la fente du Gorgeret en *o*, & le tranchant prêt à sortir; de plus, cette figure indique l'épaisseur du Gorgeret & celle du Lithotome. Le Gorgeret de M. Andouillet est du prix de 9 liv.

ARTICLE VINGT-TROISIEME.

Maniere de faire des Sondes ou Algalies d'argent, servant à sonder les deux Sexes; description de toutes leurs especes.

QUAND une personne est attaquée d'une rétention d'urine, on a recours à la Sonde, tant pour connoître la nature du mal, que pour vuider la vessie des urines qu'elle contient, lesquelles augmenteroient le danger du malade, tant par leur corruption que parce qu'elles se mêleroient à la masse du sang; de plus, c'est la Sonde qui décide définitivement si le malade est attaqué de la pierre.

PLANCHES 157 & 158.

On fait les Sondes d'argent; c'est le métal qui leur convient le mieux. Le laminoir est un excellent outil pour préparer l'argent à faire des Sondes, parce qu'il amincit le métal avec précision; l'épaisseur étant par-tout égale, on n'est point en risque de percer la piece en la façonnant; mais comme c'est une machine qui est d'un prix assez considérable, on s'en passe fort communément. Il faut donc, étant privé du Laminoir, se résoudre à n'avoir recours qu'au marteau & à l'enclume; mais il faut étirer l'argent à trois quarts de ligne d'épaisseur, de 7 lignes de largeur, & de 2 pieds de longueur: ce sont les mesures pour les deux plus grandes Sondes. La lame étant forgée exactement & d'une épaisseur bien égale dans toute son étendue, commencez par dresser les côtés avec une lime douce; coupez ensuite un bout en pyramide, comme en *g*, *Fig.* 15; après cela portez la lame sur un bois qui aura une rigole faite avec une gouge, & frappez avec la panne d'un marteau pour ployer l'argent tout le long, comme pour en faire une gouttiere: voyez la Figure 15. Cela étant ainsi disposé, attachez la filiere à tirer dans l'étau, *Fig.* 16; passez le bout *g*, *Fig.* 15, dans le plus grand trou de la filiere, *Fig.* 16; saisissez le bout pointu avec des pinces dans la ſituation indiquée par la figure : ſerrez la pince en tirant avec la main ſeulement, & faites paſſer toute la longueur de l'argent dans le trou (*) ; préſentez enſuite le petit bout au ſecond trou : faites de même comme il eſt dit pour le premier trou ; & enfin de trou en trou vous parviendrez par degrés à reſſerrer les bords de l'argent pour le préparer à le ſouder.

On obſerve dans cette opération de faire recuire la matiere au feu après qu'on l'aura paſſée dans 4 ou 5 trous. Pour faire des Sondes avec plus de diligence, on peut donner trois pieds de longueur au tuyau ; on coupera enſuite les Sondes à la longueur convenable. Pour aſſortir complettement un étui de Sondes, il en faut huit : ſavoir, deux pour femme & ſix pour homme ; celles pour femme ont 6 pouces de longueur chacune ; la groſſe a 2 lignes de diametre, & l'argent trois quarts de ligne d'épaiſſeur ; la petite une ligne & demie de diametre, & demi-ligne d'épaiſſeur.

A l'égard des Sondes pour homme, la plus grande a un pied de longueur, 2 lignes de diametre, & trois quarts de ligne d'épaiſſeur ; la ſeconde a 11 pouces de longueur, & diminuée, plus que la premiere, de fort peu d'épaiſſeur & d'un peu de largeur. La troiſieme porte 10 pouces, la quatrieme 9, la cinquieme 8, & la ſixieme 7 ; ainſi à meſure qu'elles diminuent d'un pouce de longueur, elles doivent auſſi diminuer d'un trait de largeur & d'un d'épaiſſeur, comme nous l'avons dit pour les deux premieres.

Après qu'on a paſſé ces tuyaux de différentes groſſeurs à la filiere, on coupe les Sondes de la longueur déterminée, & on ſe diſpoſe à les ſouder de la maniere ſuivante : coupez les paillons de ſoudure les plus longs poſſibles, c'eſt-à-dire, à 24 ou 30 lignes de longueur ; placez-les bout à bout l'un contre l'autre, & préciſément ſur la jonction des bords : liez le tout avec du fil d'archal un peu ferme, ainſi qu'il eſt repréſenté & expliqué au Chapitre XLII, pour les canules de Trois-quarts ; ſoudez enſuite ces Sondes dans toute leur longueur au chalumeau ou à la poële. Voyez le Chapitre des Soudures, premiere Partie, *Chap.* XX.

Les Sondes doivent avoir un bout en trompette ; cela s'exécute en faiſant un bout de tuyau de figure conique repréſenté par la Figure 17 : ayant ſoudé les deux anneaux *K K*, on ajuſte le bout *h* de ce cône enſemble avec celui de la Sonde, en les faiſant entrer l'un dans l'autre d'une ligne ou environ ; on les ſoude enſuite enſemble : il arrive ſouvent que lorſqu'on a fait les paillons trop gros, la ſoudure ferme le tuyau ; cela arrive ſur-tout aux plus petits : on eſt alors obligé d'emporter cette ſoudure en la perçant avec un foret. Comme j'ai toujours recherché tous les moyens & les expédients pour accélérer ou abréger les opérations, ſans préjudice de la perfection & de la ſolidité de l'ouvrage, je

(*) On n'a pas beſoin du banc à tirer pour paſſer un tuyau à la filiere ; la ſeule force des bras ſuffit, ſur-tout lorſqu'on a une filiere bien faite.

proposerai ma méthode. Sitôt que mes Sondes sont passées à la filiere & coupées à la longueur qu'il les faut, j'ouvre un bout sur une bigorne ou avec un mandrin pour l'élargir, comme on le voit en *M*, Figure 18; après cela j'ajuste une piece de figure pyramidale représentée par la Figure 19; de sorte qu'en liant la Sonde, je lie aussi la piece, & je soude le tout d'un seul trait: c'est une avance de plus d'une heure sur chaque Sonde.

Après avoir soudé les Sondes, il faut souder deux anneaux de fil d'argent passé à la filiere & de trois-quarts de ligne d'épaisseur; il faut en couper 9 lignes de longueur, & les ployer avec des pinces, *Fig.* 20 : on fait joindre les bouts; ensuite on les attache avec du fil d'archal sur la Sonde, & on les soude en leur place comme en *K K*, *Fig.* 17.

Il faut aussi fermer le bout de la Sonde pour la faire terminer par un bout olivaire; pour cet effet on prend un fil d'argent du diametre de l'intérieur de la Sonde: on le fait entrer juste d'une ligne de profondeur; on le laisse déborder d'autant, voyez *N*, *Fig.* 18, & on les soudera ensemble. Il est nécessaire que les Sondes aient du corps, parce que lorsqu'on s'en sert pour sonder, elles peuvent se redresser ou se replier en passant sous l'arcade des os pubis : il est donc essentiel de les écrouir un peu sur un mandrin (*); on en choisit un qui entre le plus juste dans l'intérieur de la Sonde, & à petits coups de marteau (la Sonde posée sur un tas) on frappe sur la Sonde, faisant entrer le mandrin en avant : pour éviter de faire crever la jonction, on frappe à petits coups par-tout, mais plus particuliérement sur la soudure, sur laquelle il faut frapper avec plus de ménagement. L'écrouissement étant fait, on pose la Sonde sur un long bois à limer, sur lequel on a fait un sillon pour retenir la moitié de son diametre, & on adoucit de long; on a toujours l'attention de laisser le mandrin dans la Sonde: c'est avant de la polir, qu'on lui donne la courbure convenable; cela s'exécute en la faisant obéir entre le pouce qu'on pose sur le côté courbe en dedans *P*, & les trois doigts sur le côté convexe *q*; après l'avoir courbée, il faut percer l'œil que l'on voit en *R*, à travers la Sonde : on commence le trou avec un burin; & lorsqu'on a découvert l'intérieur des deux côtés, on lui donne la forme de l'œil allongé avec de petites limes douces appellées à feuille de sauge.

Pour polir les Sondes, on prend de la pierre de ponce bien broyée & délayée avec de l'huile; on en met un peu sur un morceau de chapeau, avec lequel on environne la Sonde, & on frotte de long: c'est ainsi qu'on les polit bien sans risquer de les écraser, parce que les Sondes & le morceau de chapeau ne sont tenus que par les mains.

Après qu'on a fini la Sonde, il faut ajuster un stylet; c'est un morceau de fil d'argent passé à la filiere, coupé de la longueur de la Sonde; on arrondit

(*) Nous avons déja remarqué que le Coutelier doit être muni de plusieurs mandrins; or c'est ici où il doit en avoir une trentaine, faits tous de fil d'acier ou de fil de fer, mais adoucis en long en deux limes : il faut qu'ils différent tous d'un degré de grosseur.

l'extrémité ſupérieure, & l'autre *c* eſt ployée en anneau pour ſervir de poignée. Ce ſtylet ſert pour dégorger la Sonde quand des graviers s'amaſſent en quantité à ſon œil ; ainſi la lettre *c*, à chaque figure, indique l'anneau des ſtylets.

PLANCHES 157 & 158.

Les deux anneaux *ee*, *Fig.* 8, qu'on voit à pluſieurs Sondes, ſont ainſi placés, afin d'y paſſer un ruban & arrêter la Sonde dans la veſſie lorſqu'il eſt néceſſaire ; ces anneaux ſervent auſſi de poignée pour tenir la Sonde. Les Anciens préféroient deux S, comme ayant plus de priſe ; c'eſt ce que l'on voit repréſenté par la Figure 9.

Les ſix Sondes ou Algalies pour homme, ſont repréſentées dans toutes leurs dimenſions & proportions, leurs grandeurs & leurs courbures reſpectives, convenables à tous les âges de l'homme, par les Figures 1, 2, 3, 4, 5 & 6 ; celles pour femme different en courbure de celles de l'homme : on en voit une repréſentée par la Figure 7 ; elle n'a qu'une légere courbure en *A*, & un ſeul anneau.

La Figure 10 repréſente une Sonde qui n'a point d'œil percé à travers ; mais le bout ſupérieur n'eſt point fermé : le ſtylet porte un bouton olivaire qui ferme exactement le bout de la Sonde quand on tire à ſoi le ſtylet *C* ; le bouton D ferme l'embouchure *d*, & donne la facilité d'introduire la Sonde dans la veſſie ; lorſqu'elle y eſt, on pouſſe le ſtylet pour donner paſſage à l'urine, & on retire le ſtylet pour dégager la Sonde de la veſſie : elle eſt de l'invention de *Franco*, & corrigée par feu M. Petit, le Chirurgien.

La Figure 11 repréſente la Sonde courbée en S ; cette forme convient à ceux qui ſe ſondent eux-mêmes (après qu'ils l'ont appris du Chirurgien) ; à l'extrémité, *a*, *a*, *a*, ſont trois trous percés à travers la Sonde : c'eſt au lieu & place de l'œil. Toutes les Sondes en S ne ſont pas percées ; ainſi cette maniere de faire ces trois trous au lieu de l'œil ordinaire, eſt déſapprouvée & même blâmée par pluſieurs grands Maîtres, attendu qu'ils ſont fort ſujets à être ſouvent bouchés, & bien promptement, par des graviers & par des glaires ; mais je les indique à cette Sonde pour ne laiſſer ignorer aucune méthode, ſoit ancienne ou moderne.

La Figure 12 repréſente la Sonde porte-bougie, c'eſt-à-dire, qu'on fait une boulette de cire ; on la fait entrer dans le bout *a* ; on pouſſe enſuite le ſtylet *D*, & le bouton *B* pouſſe la boulette pour la faire reſter au ſphincter.

Feu M. Delachaux ayant trouvé toutes les Algalies inſuffiſantes pour ſonder une veſſie malade, imagina un Stylet boutonné pour fermer exactement l'extrémité de la Sonde, & lui ſervir de bouton olivaire : le bout de la Sonde eſt ouvert. Le Stylet eſt repréſenté par la Figure 13 : en *d* eſt le bouton ; en *E* eſt une piece d'argent maſſive & de figure conique, bien ajuſtée dans la Sonde pour fermer le paſſage aux urines. Pour faire cet ajuſtement, après l'avoir fait à la lime, on met un peu d'émeri clair entre les parties, & on les frotte en tournant pendant 9 ou 10 minutes : on fait une partie plate ou en anneau en *F*, qui ſert de priſe au Stylet. Quoique cette Figure 13 repréſente une Sonde pour femme, elle ne laiſſe pas que de donner parfaitement l'idée de la Sonde pour homme, dont la différence ne consiste qu'en une plus grande longueur à la tige de *a* en *E*; & on les ajuste de même sur la Sonde avec de l'émeri.

M. Pean ayant observé que lorsqu'une femme est en travail, la tête de l'enfant appuie sur les os pubis & comprime la vessie au point de fermer le passage des urines, & que dans ce cas on a de la peine à faire passer une Sonde de forme cylindrique ou ronde; pour procurer plus de facilité à cette introduction, il a imaginé une forme de Sonde à peu-près ovale ou applatie, qui, sans en diminuer la capacité pour avoir la même quantité d'urine qui doit passer par le tuyau dans le même temps donné, devient plus commode & plus propre à passer plus légérement sous l'arcade des os pubis.

La Figure 14 représente cette Sonde; mais pour en donner une juste idée, il faut voir la Figure 15, qui en représente la coupe transversale: on gagne plus d'une ligne dans la diminution du diametre, ce qui suffit pour procurer une plus facile & moins douloureuse introduction.

Cette Sonde s'exécute sur les mêmes indications que les précédentes; mais lorsqu'elle est soudée, au lieu de la mandriner sur un mandrin rond, on le fait sur un mandrin applati. On conçoit aisément qu'il est nécessaire de donner au mandrin la forme que représente la coupe *Fig.* 15: on soude l'anneau du côté applati; du reste elle doit être finie avec le même soin que les autres.

La Figure 21 représente la Sonde de M. Tenon; l'introduction de cette derniere est bien plus facile que celle des autres: elle n'est point faite pour reconnoître une pierre dans la vessie; mais elle est propre à vuider entiérement une vessie pleine d'urine, de maniere à n'en point laisser dans tous les cas où le bas-fond de la vessie n'est point trop élevé. L'assortiment des Algalies est donc de six: or le prix est de 6 liv. la piece l'une dans l'autre, c'est-à-dire, que les deux petites compensent les deux plus grandes. Les Algalies de M. Delachaux, à cause du Stylet, sont de 10 liv. chacune.

ARTICLE VINGT-QUATRIEME.

Maniere de faire des Algalies flexibles.

PLANCHE 158.

UNE espece de Sonde que l'homme peut porter continuellement sans guere l'incommoder, c'est une Algalie flexible, qui étant faite en spirale, se prête facilement à toute la sinuosité du conduit urinaire.

Pour faire cette Sonde, prenez du fil d'argent passé à la filiere, du diametre de trois quarts de ligne, & qu'il ne soit point recuit; il en faut près de 7 pieds de longueur: il vaut mieux en prendre plus que moins, parce qu'il est possible d'en retrancher une partie de reste, & on ne peut pas en ajouter du tout.

Ayant décidé la grosseur qu'on veut donner à l'instrument, prenez le mandrin en conſéquence ; ployez deux ou trois tours du fil d'argent ſur le mandrin *r*, *Fig.* 22 ; ſaiſiſſez & ſerrez ſur la ligne *x x*, cette partie avec un étau à main pour vous en rendre le maître ; ſerrez enſuite ce petit étau dans un autre à l'établi, & tortillez tout le reſte du fil ſur le mandrin, en ſorte qu'il ſoit tourné bien ſerré ; pour cet effet il faut toujours avoir un pouce appuyé ſur *z*, c'eſt-à-dire, que le dernier tour qu'on fait ſoit tenu par le pouce, juſqu'à ce qu'un autre, qu'on fait par-deſſus, puiſſe l'aſſujettir. Cette opération étant toute finie, il faut rapporter deux bouts, l'un olivaire où ſont faits les yeux, repréſenté par la Figure 23, l'autre en trompette, portant les anneaux, repréſenté par la Figure 17, mais coupé ſur la ligne *X* : notez que ces deux pieces doivent être finies entiérement avant de les ſouder à la Sonde. Ces deux pieces étant ajuſtées, une à chaque bout du ſpiral, faites-en entrer trois ou quatre tours de chaque bout, en ſorte que l'ajuſtage ſoit un peu ſerré ; enſuite ſoudez-les à la ſoudure d'étain avec un fer à ſouder : (on peut le faire exécuter par un Ferblantier ;) on mettra un peu de réſine, & on ne fera couler que très-peu de ſoudure, afin de ne pas boucher l'intérieur du tuyau, ni même la jonction des tours du fil d'argent. Il faut bien ſe garder de les ſouder avec la ſoudure d'argent, parce que le ſpiral ſe recuiroit, & l'Algalie ne ſerviroit de rien.

Après avoir fait les ſoudures, faites entrer le mandrin bien légérement dans ſa place ; enſuite vous limerez légérement le fil d'argent tout à l'entour & bien également, pour le diminuer & lui ôter un tiers de ſon diametre ; enſuite vous l'adoucirez & le polirez à la pierre à l'huile.

Les Sondes qu'il faut couvrir ne doivent pas être polies, pour mieux faire tenir la cire ; mais les ayant ſeulement adoucies, on y met une légere couche de cire ; puis prenant du péritoine totalement dégraiſſé, ou bien de la peau de Batteur d'or faite de boyau, on en roule ſur l'Algalie 15 ou 16 épaiſſeurs : cette opération ſe fait en mouillant un peu le péritoine, & frottant un peu avec de la cire la partie déja roulée.

Pour introduire cette Sonde dans la veſſie, il faut qu'elle ait la même courbure qu'on donne aux autres Sondes. Pour cet effet on fait un ſtylet d'argent écroui, d'une ligne de diametre & paſſé à la filiere, auquel on donne la courbure ſemblable à l'une des Sondes repréſentées par les Figures 1, 2, 3, 4, 5, 6, ſelon l'âge du ſujet pour lequel on fait l'Algalie ; mais ordinairement c'eſt toujours aux adultes qu'on les applique : c'eſt donc une des trois dernieres Figures ; moyennant que le bout ſera bien olivaire, on fera entrer & ſortir le ſtylet ſans riſquer de gâter le ſpiral, & il prendra toujours la forme du ſtylet.

En général, les Sondes doivent être bien arrondies & bien polies par-tout ; les extrémités doivent être bien olivaires, mais point d'une olive pointue ; car c'eſt la vraie cauſe des fauſſes routes, parce que la pointe ne peut guere paſſer le *verumontanum* ſans l'accrocher & le déchirer ; au lieu que les têtes rondes telles que nous les repréſentent les Figures 1, 2, 3, 4, 5, 6, paſſent ſans accident,

& ne peuvent faire de fausses routes sans faire sentir une forte résistance, qui fait éviter l'accident.

La Figure 24 représente une canule flexible : elle est faite sur les principes de l'Algalie, mais avec un fil plus gros : une ligne de diametre lui convient. L'extrémité y est percée de deux gros yeux ; au bout *Z* est une platine d'une ligne d'épaisseur, soudée sur le bout plein de la canule, laquelle platine est percée de deux trous pour recevoir un ruban & fixer la canule dans la vessie, après avoir fait l'opération de la taille, & lorsqu'on veut faire suppurer la vessie. On fait de ces canules de trois grosseurs différentes ; celle que représente la figure est la moyenne : on en fait donc une plus petite d'une ligne de diametre, & plus courte de 4 lignes ; l'autre d'une ligne plus grosse que la figure, & de 4 lignes plus longue. Le prix des Algalies flexibles est de 24 livres ; & les canules, *Fig.* 24, 18 liv.

CHAPITRE QUARANTE-HUITIEME.

Des Instruments pour les Accouchements.

Il n'est point d'opération qui exige plus de prudence & d'application que celle de l'Accouchement. L'état d'une femme qui est dans les douleurs de l'enfantement, mérite, de la part de ceux qui font profession de lui donner du secours, une connoissance profonde de l'Anatomie, & une dextérité singuliere qui puissent aider, avec le moins de danger & de douleur, la naissance de la nouvelle créature qui va paroître : on doit prendre toutes les précautions possibles pour délivrer la mere & conserver son fruit. Ce sont deux sujets également chers à la Patrie ; la premiere, parce qu'elle donne des Citoyens à l'Etat ; le second, parce que par sa naissance il en devient membre & sujet. Ces considérations exigent certainement la plus scrupuleuse attention de la part des Accoucheurs, & doivent les convaincre que de toutes leurs opérations, il n'en est point de plus importante & de plus sérieuse.

Les difficultés qui se trouvent dans cette opération, peuvent venir ou de ce que la Nature ayant été ingrate envers la mere, lui a laissé quelque vice de conformation dans les parties internes destinées à la génération, ou de ce que l'enfant étant parvenu dans son sein à une grosseur extraordinaire, ou se présentant dans une situation non naturelle, rend l'Accouchement plus difficile & plus laborieux.

Dans ces cas, il faut que l'Art aide & rectifie même, s'il est possible, la Nature ; c'est le but que se sont proposés, dans leurs profondes recherches, les Chirurgiens-Accoucheurs : ils ont connu la nécessité d'avoir des instruments commodes pour tous les différents cas ; ils en ont imaginé de quantité d'especes : les uns servent à faciliter les Accouchements, les autres à les accélérer, & d'autres enfin à les forcer.

A considérer la nature des Accouchements telle qu'on la voit aujourd'hui, on est étonné que jusqu'à M. Moriceau, on n'ait eu que des instruments faits en crochet, pour les plonger dans la tête de l'enfant.

L'inventeur des Crochets pour l'Accouchement, est Hippocrate ; & quoique la Chirurgie ait bien de la peine à s'en servir, elle ne peut guere s'en passer : car lorsqu'on est certain de la mort de l'enfant, soit par la putréfaction ou d'autres indications bien certaines, les crochets sont les instruments les plus expéditifs ; c'est pourquoi plusieurs Chirurgiens ont changé les formes des anciens, en ont imaginé de plus commodes, d'autres enfin en ont inventé qui ne tiennent rien des anciens. Nous nous proposons d'en détailler la plus grande partie.

Nous commencerons par les simples, ensuite nous parlerons des composés ; ce qui nous conduira par degrés à la description des Leviers, des Forceps, des Tire-têtes, &c ; & nous finirons le Chapitre des Accouchements, par les Ciseaux qui servent à couper le cordon ombilical.

Article Premier.

Maniere de faire des Crochets simples pour l'Accouchement.

Planche 159.

Le Crochet est un instrument destiné à être introduit dans la matrice ou dans le vagin, pour accrocher quelque partie de l'enfant & le tirer dehors.

La Figure 1 représente le Crochet dont les Anciens se servoient. Cet instrument est composé d'une tige d'acier, dont l'extrémité est faite en crochet ; le manche est fait ordinairement d'ébene : il doit avoir 4 pouces de *a* en *A*, *Fig.* 7, se terminant par un rouleau pour contribuer à le tenir plus ferme à la main, & empêcher qu'il ne glisse. Ce manche tient à l'instrument de même qu'un Couteau à gaîne, par le moyen d'une queue cimentée dans le trou du manche, & rivée solidement au bout avec une forte rosette.

Ce Crochet est à tranchant par les bords en *b B* ; pour cet effet on fait le dedans *c d* en vive-arête au milieu, & le dehors est limé à plat. Les tranchants ne doivent pas être fins ; on les émousse à la pierre à l'huile, de même que l'extrémité *b d*, qui doit être pointue, mais la pointe émoussée aussi à la pierre à l'huile.

Lorsque le Chirurgien porte le crochet dans la matrice, le doigt indicateur & celui du milieu couvrent la pointe & les tranchants du Crochet, & ne les abandonne qu'après avoir accroché la partie ; or on sent que si la pointe & les tranchants étoient vifs, l'Accoucheur se blesseroit ; & retirant naturellement sa main, il estropieroit la femme.

Pour faire un Crochet, prenez de l'acier de 4 à 5 lignes de grosseur en quarré ;

ayant fait la pointe comme en *E*, *Fig.* 2, amincissez les bords *G G* en tranchant depuis *e e* jusqu'en *E*, en réservant la vive-arête dans le milieu. Pour bien comprendre cette forme, voyez la Figure 3 ; elle en représente la coupe transversale sur la ligne *G G*, en sorte que *j j* répond à *G G*, & la vive arête est indiquée par *h*; cette vive-arête doit se trouver au dedans du Crochet; par conséquent *h*, *Fig.* 3, répond à *C*, *Fig.* 1, & *K*, *Fig.* 3, répond à *B*. L'extrémité étant ainsi disposée, courbez-la sur la ligne *G G*, pour lui donner la forme de la Figure 1, ou celle de la Figure 4; finissez ensuite la tige depuis *e e* jusqu'en *f*, *Fig.* 2 : entaillez en *f*, pour faire la queue, qui se trouve séparée de la tige par une mître ou embase qui s'ajuste avec le manche : finissez ensuite cette piece à la lime, de maniere que toute la tige soit bien arrondie.

Il faut tremper le crochet jusqu'à 2 ou 3 pouces de la tige; après cela on recuira la tige à la couleur bleue, & on ne laissera que la pointe couleur de cuivre rouge ; finissez après cela la tige & le crochet à la pierre du Levant & au bois à polir à la main.

Quelques Praticiens veulent que les crochets soient brisés : alors on fait la tige de deux pieces ; supposons-la coupée sur la ligne *H*, *Fig.* 2, & que la partie *f* soit emmanchée comme dans la Figure 5 ; alors on visse *L* dans un trou fait & taraudé au bout inférieur du crochet, comme en la Figure 6, & on a un crochet brisé.

On fait encore des crochets brisés d'une autre maniere. La Figure 6 représente un crochet, qui, s'il étoit vissé en *N*, n'auroit rien de différent de celui de la Figure 1 : on fait deux crochets semblables à la Figure 6, ayant chacun un trou en *i* percé au travers pour recevoir un ruban ; du reste les deux doivent être ajustés également, & se visser sur la tige *N*, *Fig.* 7.

L'intention de l'Auteur (feu M. Sollerés) est de commencer par introduire un de ces crochets muni d'un ruban passé dans le trou, & ayant placé le crochet dans la tête de l'enfant, de laisser le crochet en sa place, mais de dévisser la tige, la faire sortir pour y visser l'autre crochet dessus, & introduire ce second à côté du premier, ce qui fait une double prise.

Plusieurs Praticiens se sont apperçus que la forme du crochet représenté par la Figure 1, étoit très-difficile à être appliquée, parce que le bout *b* ne peut accrocher qu'en le poussant plus avant, ensuite en tirant l'instrument à soi pour pénétrer les chairs & même les os; par conséquent la forme de la Figure 4, est plus propre à cette opération : ce dernier est de la forme que lui a donné M. Pean ; mais on en voit d'à-peu-près semblables dans les Planches de M. Moriceau (*).

La Figure 8 représente le Crochet à amputation de M. Pean : il sert à amputer un membre dans l'articulation, & de plus, à percer la fontanelle pour vuider le cerveau.

(*) Traité des Accouchements, *Fig. A B*, *page* 364.

Cet instrument est à tranchant dans sa partie *q*, *q*, *q*, & son dos est en *P o o*, épais de 2 lignes en *P*, & terminé en *o* en une pointe un peu arrondie à la pierre à l'huile. Ce crochet est trempé & recuit à la couleur de cuivre rouge; le tranchant se fait à la meule & à la polissoire, mais un tranchant robuste, semblable à celui d'un Couteau de cuisine; car s'il étoit trop fin, il seroit à craindre qu'il ne s'y fît quelque breche, dont les parties d'acier restant dans la matrice, y causeroient de très-grands ravages.

PLANCHE 160.

La Figure 9 représente le Crochet à amputation des Anciens, recommandé par Moriceau, pour amputer un membre & percer le ventre d'un enfant très-gros, pour en vuider les entrailles. Le dos est très-arrondi en *b*, *b*, *c*; la tige commence en *c* à prendre la forme cylindrique jusqu'à l'embase *D*. Le tranchant est à sa partie concave depuis *a A* jusqu'en *B*; la pointe est un peu émoussée à la pierre à l'huile.

La Figure 10 représente les Crochets doubles: on croit que c'est-là le Tire-tête d'Hippocrate. Cet instrument est composé de deux crochets, de deux chaînes & d'un manche; sur ce manche *E E*, est cimentée une tige d'acier ou de fer, portant une traverse en *ff*, où l'on place les deux doigts pour augmenter la prise: en *e* est un anneau destiné à porter les premiers chaînons d'une chaîne double; & à l'extrémité des deux chaînes *G G*, sont ajustés deux crochets semblables entr'eux, lesquels sont faits d'acier en fil rond, & pointus par les bouts *h*, *h*. Ces crochets doivent être trempés & recuits à la couleur bleue, ensuite bien polis.

Les chaînons sont faits avec du fil d'archal du diametre de demi-ligne, recuit au feu, ensuite tournés avec des pinces à main: on a soin de bien renfermer les bouts, afin qu'ils ne puissent ni blesser ni accrocher. On voit que chaque chaînon est fait de trois épaisseurs de fil, de sorte que le premier bout est renfermé sous la ligne *j*; & le dernier, qui est indiqué par *k*, est replié en dedans après avoir fait le tour. Le prix de chaque Crochet est de 6 liv. & le double, *Fig.* 10, 15 liv.

ARTICLE DEUXIEME.

Du Perce-crâne de M. Moriceau, de son Tire-tête & de son Crochet mousse.

PLANCHE 160.

LES instruments que nous venons de voir par la Figure 1, *Pl.* 159, & Figure 10, *Pl.* 160, sont en quelque sorte les seuls de l'antiquité: ils sont presque semblables, à cela près qu'ils ont quelque forme de crochet fort peu différente. Il semble que les Anciens ne se croyoient pas dignes ou capables d'inventer des instruments, de proposer de nouvelles idées, de mettre au jour des lumieres propres à instruire leurs Confreres sur cette importante opération, & 2000 ans se sont écoulés sans que personne osât dire autrement qu'Hippocrate: on se servoit toujours de Crochets pour opérer dans les Accouchements laborieux.

M,

M. Moriceau a rompu le silence ; il a inventé des instruments : il a proposé des idées ; & l'on peut dire que notre François a ouvert une belle carriere : on verra que tous les bons instruments qui ont été inventés pour l'Accouchement, sont une suite des lumieres de ce grand Accoucheur.

La tête d'un enfant étant la plus forte partie & la plus difficile à sortir, c'est aussi pour elle qu'on a imaginé le plus grand nombre d'instruments. D'abord Moriceau imagina une espece de Cuiller, (Fig. *C*, Planche de Moriceau, *page* 364,) qu'il appella *Crochet mousse* : il s'en servoit comme d'une main ; il l'appliquoit d'un côté de la tête, & plaçant l'autre main vis-à-vis, il facilitoit ainsi l'Accouchement : (voilà le premier Levier) ; mais pour une tête volumineuse, ou un bassin étroit, ou quand il y avoit des vices de conformation, ce moyen étoit insuffisant : il est parvenu à inventer un Tire-tête composé, qui est celui que nous voyons représenté par la Figure 11. C'est le premier Tire-tête qui ait paru.

Cet instrument est composé de cinq pieces ; savoir, deux platines, l'une *L L*, qui est mobile ; l'autre *M M*, qui est fixe ; un tuyau *o*, *N*, *n*, *n*, qui renferme une tige *p*, *q*, *q*, laquelle porte la platine à l'extrémité *p*, ajustée à charniere, & l'autre bout *q*, *q*, est taraudé pour recevoir l'écrou aîlé *R R*.

En *r*, *r*, est une noix soudée au bout du tuyau : mais elle n'est point taraudée ; la vis y passe librement : elle n'est que pour donner de l'élégance à l'instrument, & procurer plus de fermeté dans la main. En *s s*, sont deux ailes de fer de deux lignes d'épaisseur, brasées parallélement sur les côtés du tuyau : elles servent comme de poignée à l'instrument.

Le tuyau est fait d'une lame de fer corroyé, de 8 pouces de longueur, d'une ligne & demie d'épaisseur, & de 18 de largeur ; l'ayant bien planée, bien dressée & blanchie sur les plats, on la ploie sur un mandrin rond : on la lie avec du fil d'archal, & on brase le tuyau dans toute sa longueur ; après cela avec des limes plates on fend le bout en fourchette depuis *o* jusqu'en *N* : on brase la platine *M M*, ensuite la noix *r r*, & enfin les ailes *s s*, & on finit cette partie à la lime.

La Figure 12 représente une portion de la tige, portant la platine supérieure ajustée par une espece de charniere en *z* : on voit que cette partie de la tige est applatie jusqu'en *x* : or elle est disposée pour s'ajuster dans la fente du tuyau *o N*, pour empêcher que la tige ne tourne dans le tuyau, sur-tout lorsque l'on serre l'écrou.

Comme la platine doit être mobile sur la tige & faire la bascule, il faut l'ajuster à charniere ; mais l'instrument est obligé de faire un tel effort, qu'une goupille ne résisteroit jamais en traversant le diametre *L L* ; or pour faire l'instrument solide, voici mon procédé : ayant forgé la platine de 2 lignes d'épaisseur, & 18 de diametre, l'ayant tracée d'un trait de compas pour la faire ronde, j'évuide à jour à coups de ciselet en *a A*, (*Fig.* 1, *Pl.* 161), pour laisser comme une cheville au milieu *b b*, du diametre d'une ligne & demie, laquelle étant bien arrondie avec des limes minces, forme une goupille ferme & solide, sur-tout si la platine est d'acier bien net. Cela étant ainsi disposé, je forge la tige de fer doux : on en voit la partie supérieure représentée par la Figure 2 ; je fais un trou au foret en *B* ; ensuite avec une lime très-mince, je fais une fente sur la ligne *C* jusqu'au trou ; ensuite faisant chauffer cette piece seulement à la couleur de bronze, je l'ouvre avec douceur par le moyen d'une vieille lame de couteau ; & lorsqu'elle peut recevoir la bride ou la goupille de la platine *b b*, *Fig.* 1, je la fais encore chauffer un peu pour passer la bride, laquelle y étant, je porte le tout entre les mâchoires d'un étau, pour serrer sur la ligne *dd*; la piece reprend la forme qu'elle avoit avant d'être fendue, parce que je la laisse totalement refroidir dans l'étau ; après cela je fais un trou suivant la direction de la ligne *d d*, dans lequel je passe un clou d'une ligne de diametre ; je le rive, & j'y mets ensuite un paillon de soudure d'argent ; je donne de la pente *E* à la piece au feu, afin que la soudure ne coule point dans la bride ; ce qui étant bien exécuté & l'instrument fini, on a de la peine à en concevoir l'ajustement.

Cet instrument doit être bien arrondi & bien poli par-tout ; les deux platines doivent se joindre ensemble parfaitement, parce qu'il est destiné pour être introduit dans un trou percé au crâne ; la platine mobile doit embrasser la partie intérieure du crâne, & la platine fixe l'extérieur ; de maniere qu'en serrant l'écrou aîlé, les os se serrent entre les deux platines assez fermement pour tirer l'enfant mort.

PLANCHE 160.

La Figure 13, *Pl.* 160, représente le Perce-crâne de Moriceau. Cet instrument se fait sur les principes du Crochet, excepté que l'extrémité doit être en pique à deux tranchants séparés par une vive-arête, comme le représente *y y* ; or c'est l'instrument qui précede le Tire-tête, c'est-à-dire, qu'en présentant la pointe au crâne, on y fait une ouverture capable de recevoir la platine mobile, étant dressée comme le fait voir la Figure 12 ; & lorsqu'elle est introduite, l'extrémité *u* touchant intérieurement, cette platine obéit par la charniere, & se range horisontalement.

Pour faciliter la prise aux platines, il y a deux dents à chacune, comme on le voit en *t t*, lesquelles dents sont semblables à celles d'une rape à gros grains ; on les fait à coups de ciselet fait en burin ; or chacune de ces dents a vis-à-vis d'elle une loge qui la reçoit, pour donner la facilité aux platines de se rapprocher l'une contre l'autre. Ces loges sont des trous percés au foret à moitié d'épaisseur des platines ; de sorte que chaque platine a deux dents & deux trous.

La Figure 3 représente l'instrument de Moriceau, appellé *Crochet mousse* ; ce n'est pas cependant un Crochet, mais une espece de Spatule courbée dans le goût des Mains de Palfin, qui embrasse une partie de la tête ; pour cet effet l'instrument doit être d'acier poli, & tous les angles arrondis : il ne doit pas être trempé, mais écroui.

Le Perce-crâne de Moriceau est du prix de 6 livres ; son Crochet mousse même prix : le Tire-tête est du prix de 18 liv.

ARTICLE TROISIEME.

De l'Instrument appellé Mains de Palfin.

PALFIN (*) ayant reconnu un grand avantage dans le Crochet mousse de Moriceau, imagina de faire faire un instrument composé de deux crochets mousses, pour nous servir du même nom de Moriceau ; mais quittons ce nom, & appellons-le *Cuiller*. Palfin fit donc ajuster deux Cuillers semblables, représentées par la Figure 4, auxquelles il donna le nom de *Mains*.

Cet instrument est composé de deux cuillers, de deux tiges ayant chacune un manche, & d'une bride *G G*, qui unit les deux branches ensemble : mais elle ne les fixe point ; au contraire, la bride laisse les lames vacillantes.

Ces branches ne s'introduisent que l'une après l'autre, une de chaque côté de la tête de l'enfant ; pour cet effet la bride n'est fixée à l'une des branches que par l'anneau fermé. En *K*, *Fig. 5*, l'anneau n'est point fermé, afin de donner passage à la branche après que l'introduction des deux est faite ; alors la bride étant en liberté, glisse le long des branches & se fixe à l'endroit où la pente la fait arrêter ; l'Opérateur tenant un manche *L L* de chaque main, les petits doigts appuyés contre les rouleaux *j j*, la tête se trouve embrassée entre les parties concaves des cuillers *H H*, de maniere que les extrémités *h h*, sont portées jusqu'au col de l'enfant : dans cette position Palfin accouchoit la mere.

La Figure 6 représente une branche vue de face pour faire voir la largeur de chaque cuiller ; la tige est bien arrondie depuis *M* jusqu'en *N* : là elle prend en mourant la forme d'un ovale applati, & va en diminuant & s'amincissant insensiblement jusqu'à l'extrémité *P o*, où elle n'a qu'une ligne d'épaisseur ; mais toutes les quarres doivent être bien arrondies & polies ; les branches doivent être faites d'acier écroui & non trempé : voilà le premier instrument composé qui ait été imaginé pour tirer un enfant vivant ; mais malgré ses imperfections, il a servi pendant plusieurs années avec succès ; cependant les corrections dont il étoit susceptible, ont été faites bien avantageusement, ainsi que nous le verrons par la suite. Les Mains de Palfin sont du prix de 15 liv.

(*) Jean Palfin, Chirurgien à Gand.

Article Quatrieme.

Du Tire-tête de M. Grégoire.

Planche 162.

Une tête séparée du corps & restée dans la matrice, embarrasse beaucoup les Accoucheurs. M. Grégoire supposant une tête fixée aux os du passage (ce qui arrive très-souvent,) tournant l'os occipital vers l'orifice, il a imaginé un Tire-tête pour extraire cette tête de la matrice.

La Figure 1 représente le Tire-tête; il est composé de deux branches bien égales jointes ensemble par deux charnieres *a d d*, & d'une bascule *A B*, qui tient les deux branches ouvertes & fixées par le moyen de deux tenons qui se logent dans deux trous percés un à chaque branche.

La Figure 2 représente le même instrument; mais il est vu plié tel qu'il doit être pour être introduit: or pour le mettre tel, il faut appuyer le pouce sur le levier de la bascule *b*; alors le tenon *j* sort du trou de la branche *i*, & à l'aide des charnieres les lames se plient sur elles-mêmes pour ne former qu'un volume de 4 lignes en quarré dans son corps; mais les deux extrémités l'une contre l'autre, ne portent pas plus de 2 lignes, qui étant bien arrondies en les présentant au trou de l'os occipital, y entrent assez bien; ensuite en ouvrant les deux branches, on leur donne la forme de la Figure 1: le trou *i* reçoit le tenon *j* de la bascule; alors la tête se trouve prise par les deux cornes *h h*; on empoigne les branches *H H*, & on tire la tête dehors.

Pour faire cet instrument, forgez les deux lames d'acier & les limez quarrément; faites ensuite trois trous à chaque branche pour placer les charnons, mais faites-les de maniere que la branche porte un charnon en *a*, & deux en *d d*; l'autre branche fait le contraire, elle en porte deux en haut & un en bas: cela doit être ainsi pour égaliser la force d'un instrument.

Ces charnieres exigent d'être réguliérement faites; & parce qu'il n'est pas possible de les prendre sur piece, il faut les placer artistement. Pour cet effet, faites trois trous à chaque branche; mais qu'ils soient dirigés diagonalement de quarre en quarre comme le fait voir la Fig. 3, selon la ligne *KK*: le foret doit avoir une ligne de grosseur; après cela faites six charnons en forme de piton, représentés sur deux sens par les Fig. 4 & 5: ils doivent être faits d'acier bien net, les trous *M* percés au foret, & réservez une queue *o o* pour les ajuster dans les trous percés aux branches: on a soin de fraiser un peu ces trous, & on place les charnons dans la direction représentée par la coupe transversale, *Fig. 6*; ensuite rivez un peu le bout *N*. Ayant ainsi disposé & placé tous les charnons, on les présente l'un contre l'autre pour examiner si la direction des trous sera juste; après cela on met un petit paillon de soudure d'argent pour les souder; mais il faut observer de placer la piece au feu, de maniere que la soudure ne coule pas dans les trous

des

des charnons ; après cela on les ajuste les uns dans les autres avec de petites limes: s'il se rencontroit quelqu'irrégularité dans les trous des charnons, on y remédiera par de très-petites queues de rat, avec lesquelles on emportera ce qui nuira à l'ajustement. On passe ensuite une goupille aux charnieres pour achever l'ajustement; mais il faut laisser ces goupilles plus longues qu'elles ne doivent être, parce qu'il faut les retirer pour finir chaque branche séparément.

La charniere qui porte la bascule en *D*, *Fig.* 2, est prise sur piece sur la branche même, & forme la charniere femelle pour recevoir le charnon mâle ; à cette bascule, en *q*, est fixé un ressort de renvoi rivé en *b*: cette bascule est représentée séparément par la Figure 7 : en *S S* est le charnon mâle, & en *r r*, sont deux trous percés au foret pour recevoir deux tenons d'acier rivés en dessus pour déborder en dessous, dont on en voit un en *j*, *Fig.* 2 ; l'autre fait parallele, & se trouve en sa place caché dans l'autre branche.

Les branches de cet instrument ont une forme de quarré applati ; la largeur est représentée par la Figure 1, & l'épaisseur par la Figure 2 ; mais il faut que les quarres soient bien mousses, & que tout l'instrument soit bien poli sans aucunes aspérités. Le Tire-tête de M. Grégoire est du prix de 24 liv.

ARTICLE CINQUIEME.

De la Pince à mordache.

LA Figure 8 représente la Pince en mordache de M. Levret, imitée de Fried. Cet instrument est composé de deux branches unies à jonction passée ; l'une des branches *T*, est faite en grand anneau ployé; l'autre est terminée par un manche d'ébene, dans lequel la queue de la branche est incrustée & fixée par deux vis en bois. PLANCHE 162.

L'autre extrémité de cette piece se termine par deux mâchoires portant chacune deux dents, comme on les voit intérieurement en 1, 2, 3, 4 ; chaque dent a son trou pour se loger & permettre aux mâchoires de s'approcher pour tenir quelque chose de mince, comme de la peau, &c.

Non-seulement il y a deux dents à chaque mâchoire, mais encore l'intérieur des mâchoires est taillé en lime : tout cela est représenté par la Figure 9, laquelle indique les deux dents & les deux loges ; 5, 6, sont deux dents, & 7, 8, sont deux loges des dents de l'autre mâchoire. Les dents sont quarrées & de figure pyramidale, comme les représente la Figure 10 ; la hauteur est de deux lignes : elles sont fixées à vis, leur queue *x* étant taraudée ainsi que le trou percé à travers la mâchoire ; mais il faut faire une petite rivure à la queue, qui se noie dans une fraisure, & limée à plat bien raz.

Cet instrument doit être fait d'acier : il est limé à huit pans ; mais les angles doivent être émoussés, & même les quarres de la jonction passée *u*, *u*.

Avec cet instrument on peut saisir toutes les portions de membres qui restent dans la matrice, même la tête; si l'on peut l'introduire dans la bouche & saisir l'une des mâchoires, il est certain qu'elles ne peuvent pas lâcher prise.

La Pince à mordache de M. Levret, est du prix de 12 liv.

Article Sixieme.

Des Crochets paralleles, du Tire-tête à bascule, & du Perce-crâne de M. Levret.

Planche 163.

M. Levret, dont le nom est souvent répété dans ce Chapitre, envisageant que les pointes des Crochets sont toujours dangereuses, leur a fait une sauve-garde par un autre crochet semblable. Pour y parvenir, il a imaginé deux crochets d'une courbure égale, mais opposée, ainsi que les représente la Figure 1: on voit que les pointes sont jointes l'une contre l'autre en *A*, de maniere à pouvoir sortir sans risquer de blesser la matrice.

On fait ces crochets sur les mêmes indications qui sont décrites au premier Article de ce Chapitre: ils n'en different que par la courbure & la forme des manches.

Quoique ces deux crochets soient joints ensemble, rien ne les unit, sinon l'ajustement de l'un contre l'autre; car ils peuvent servir séparément & seul à seul. Les crochets & leurs branches sont égales en tout, & ils laissent entr'eux une distance égale au Forceps, afin de pouvoir loger la tête d'un enfant entre *b b*, & l'extraire.

Il est certain qu'il est difficile que les deux pointes *A* se trouvent bien de niveau l'une à l'autre lorsque la tête est entr'elles; mais voici le moyen d'y suppléer.

Les deux manches ont chacun trois gouttieres transversalement faites autour des deux manches avec une queue de rat: on les voit en 1, 2, 3, *a* a *B*, & à distance égale; de sorte que si *B* se trouve en ligne droite avec 2, alors *d* se trouvera aussi avec 1, de maniere qu'on aura toujours deux gouttieres ou deux rainures pour serrer les deux manches ensemble avec un cordon, & empêcher que les pointes ne varient en sortant & ne blessent la mere; & quoique les manches soient sortis plus élevés l'un que l'autre, en sorte que leurs rainures respectives ne se rencontrent pas, les crochets *A* ne seront pas moins hors d'état de blesser, parce qu'il y aura toujours 4 lignes de l'un qui couvriront la pointe du plus élevé, pourvu que les gouttieres soient dirigées comme elles sont représentées. On pourroit en faire quatre au lieu de trois, l'instrument n'en seroit que meilleur, parce qu'on auroit trois points de fixation au lieu de deux; mais l'Auteur les a fixées à trois, & je les représente tels.

La Figure 2 représente le Tire-tête à bascule (du même Auteur) vu de côté & sans manche, & la Figure 3 le représente de face & avec son manche, qui eſt d'ébene : on voit deux échancrures en *C C*, faites avec une queue de rat, pour placer deux doigts, afin d'avoir plus d'avantage à tirer.

Cet inſtrument eſt ſimple ; c'eſt une tige d'acier fendue au bout depuis *d* juſqu'en *D*, *Fig.* 2, pour recevoir une lame d'acier qui fait baſcule : on la voit ici verticale, & à la Figure 3, horiſontale en *e*, *e*. Cette baſcule eſt tenue à la tige par un clou rivé à tête noyée dans une fraiſure ; mais elle n'eſt point ſerrée : elle eſt, au contraire, très-lâche, afin qu'elle puiſſe baſculer au moindre tact ; pour cet effet on fait ſon trou plus grand que celui de la tige ; alors la tige reçoit le clou à force, & ſe trouve gai dans celui de la baſcule.

Pour ſe ſervir de cet inſtrument, on met un peu de cire dans le vuide de la fente *D*, pour contenir la baſcule droite pendant le temps de l'introduction ; lorſqu'il eſt introduit, la chaleur des parties fait fondre la cire ; alors pour peu que la pointe *j* touche intérieurement, la baſcule ſe fait d'un côté ou d'autre, & devient horiſontale comme elle eſt en *e e*, *Fig.* 3 ; mais pour introduire cet inſtrument, il faut, comme pour celui de Moriceau, percer le crâne avec un autre inſtrument, à moins que l'os occipital ne ſoit tourné du côté du paſſage.

La Figure 4 repréſente le Perce-crâne de M. Levret : il eſt compoſé de deux branches unies à jonction paſſée, un bout ſe terminant par deux anneaux, & l'autre *G*, par deux pointes bien jointes enſemble pour percer le crâne.

Ces eſpeces de Pinces ſont à tranchants à leurs bords extérieurs *h h*, de ſorte qu'elles coupent en dilatant ; c'eſt en quelque ſorte le Perce-crâne de Moriceau, qui a la faculté de ſe ſéparer en deux pour agrandir l'inciſion à volonté : cela dépend de l'écartement plus ou moins grand qu'on lui donne. Cet inſtrument ſe fait ſur les principes des Pinces à anneaux ou du Davier, *Chap.* XXXVIII. On prend de l'acier net & pur (l'étoffe de Pont) ; il faut tremper les lames juſqu'en *H*, & les recuire à la couleur de cuivre rouge ; enſuite on fera les tranchants à la meule & à la poliſſoire, mais forts comme celui d'un Couteau.

Les Crochets paralleles de M. Levret, ſont du prix de 12 liv. les deux. Le Tire-tête à baſcule eſt de 6 livres, & le Perce-crâne de 9 liv.

ARTICLE SEPTIEME.

Du Crochet à gaîne de M. Levret.

LA Figure 1 repréſente un Crochet, dont l'extrémité *A B* eſt ſemblable à un Crochet ordinaire ; & la Figure 2 repréſente la gaîne de ce crochet, laquelle étant creuſée aſſez profondément, renferme tout le crochet depuis *A* juſqu'en *B* : voyez les deux joints enſemble par la Figure 4. PLANCHE 164.

L'intention de l'Auteur eſt d'introduire le Crochet, *Fig.* 1, & d'accrocher quelques parties du corps de l'enfant, enſuite introduire la gaîne par le bout *a*, le long de la branche du crochet ; de ſorte que la partie *c* recevant la queue d'aronde *d*, on la fait couler dans sa rainure, & à la fin du trajet la gaîne arrive auprès de la pointe du crochet; & rencontrant la partie de l'enfant que le crochet tient, la force à se bien accrocher & à se bien loger dans le pli du crochet, comme en *D*, *Fig.* 4; ensuite on extrait le tout en dehors. Pour rendre cette opération facile, & fixer le crochet & la gaîne ensemble, il y a un méchanisme qui est tout dans le manche.

Pour faire cet instrument, on commence par forger & limer le Crochet sur les principes du Crochet ordinaire : on forge ensuite la gaîne avec du fer corroyé; le trou *a* se perce à chaud avec un poinçon: on juge bien qu'il faudroit laisser ce bout au moins d'un pouce de diametre, pour pouvoir percer un tel trou sans que la matiere creve même à plusieurs endroits; ensuite pour emporter l'excédent du volume, c'est un temps considérable. Or voici un expédient qui m'a toujours bien réussi, & qui n'est point dispendieux.

J'avoue que plusieurs lames de fer ou d'acier bien soudées ensemble, forment un corps étroitement uni; cependant quand on fait un trou au bout où plusieurs pieces sont rapportées ensemble, la matiere creve, cela est infaillible; or ce n'est pas tout-à-fait une crevasse, mais une désunion de deux lames que le poinçon fait écarter, parce que cet outil est fait en coin qui force les parties à se séparer.

Pour prévenir ce défaut, je forge une lame de fer d'un pouce de large, sur 2 ou 3 lignes d'épaisseur, & quatre fois plus longue que le diametre de la matiere qui doit faire la gaîne; les deux bouts étant amincis, je tourne cette lame en maniere de virole au bout de la barre, occupant à peu-près l'espace de *e* en *E*, *Fig.* 2. Les deux bouts étant bien frappés l'un contre l'autre, je soude cette virole par une bonne chaude grasse, & par une seconde je dispose le bout pour faire le trou; alors je le perce à coup sûr. Disposez un poinçon ovale, de figure conique & appointé de court; faites chauffer la piece à blanc; serrez-la dans un fort étau, & présentant le poinçon perpendiculairement & au milieu de la piece, en 5 ou 6 bons coups de marteau le trou sera assez profond. Ayez ensuite un second poinçon qui soit de la forme du crochet: faites-le entrer dans le trou par 2 ou 3 coups de marteau; ensuite portez-le sur l'enclume, & forgez un peu la gaîne sur le poinçon, le trou se fera bien & sans danger. On le finit avec des ciselets & de petites limes.

On fait le manche de deux morceaux d'ébene (*), sur lesquels les queues de la gaîne & du crochet sont incrustées & fixées par deux vis, comme on le voit en *ff*, *Fig.* 4; le bout de la gaîne est ployé en équerre *F* : c'est pour servir de rouleau, & empêcher la main de glisser. Le bout de l'autre queue, qui est celle du crochet, est aussi ployé, mais en dedans, afin de faire crochet au-dessous du manche sur lequel il est incrusté. Cette attention est essentielle, parce que l'instrument tirant de long, les vis pourroient se casser; mais le crochet soutient & résiste très-bien à l'opération.

(*) Les premiers ont été faits de buis, & la queue d'aronde prise sur piece; mais la suite a fait trouver mieux.

La

La Figure 5 est destinée à faire sentir tout le méchanisme du manche : elle en représente la coupe tranversale. Le quart de cercle figuré par les lignes ponctuées *g*, fait voir le crochet dont nous venons de parler, & les lignes *G* représentent le bout de la queue de la gaîne, qui est le même en *F*, *Fig.* 4.

Sur la partie *g*, sont ajustées deux lames de fer, une sur chaque bord, laissant un vuide au milieu entr'elles, pour servir de queue d'aronde femelle, lesquelles lames sont visibles en *H*, *H*, *H*, *i K*, *Fig.* 1 : elles sont fixées chacune par quatre vis en bois *H*, *H*, *H*. La Figure 6 représente la forme des vis ; les têtes doivent se noyer dans la fraisure, & être limées au raz des platines.

Le manche de la gaîne, *Fig.* 2, porte la platine à queue d'aronde mâle ; la largeur & la longueur sont vues sur la piece même *d h* : elle est fixée au manche par les deux vis qui tiennent la queue de la gaîne : on en voit le bout taraudé en *d h* ; mais il est limé raz.

La Figure 7 représente séparément une bascule : elle est destinée à fixer le crochet avec sa gaîne, au point qu'ils ne puissent se séparer qu'en appuyant sur le bout *M*, pour faire lâcher prise au tenon *o* ; cette bascule porte un ressort de renvoi *P*, ajusté en *q* en queue d'aronde ; cette bascule se loge dans une rainure longitudinale faite sur le manche de la gaîne : on creuse cette rainure avec des ciseaux en bois, dont la largeur égale l'épaisseur de la bascule : cette rainure est représentée par *R*, *Fig.* 5. Le tenon de la bascule *o* déborde le manche de toute la partie *L*, ainsi qu'on le voit en *j*, *Fig.* 2 ; ce tenon se loge dans un trou fait à la platine du crochet, comme on peut l'observer en *i*, *Fig.* 1. Sur la même platine, à l'extrémité *K*, est une échancrure plus sensible à l'entrée, & qui se perd en mourant : elle est faite ainsi pour faire lever le tenon & le faire couler en douceur le long de la platine : c'est un méchanisme semblable à celui d'un loquet ; & lorsque le tenon se trouve vis-à-vis le trou, le ressort renvoie la bascule, & y fait loger le tenon. Cette bascule est placée sur le côté droit de la gaîne, comme on le voit en *m*, *Fig.* 4, de sorte qu'elle répond à *M*, *Fig.* 7. Pour séparer la gaîne du crochet & les désunir, on applique le petit doigt & l'annulaire sur le levier de la bascule *m* ; alors on appuie, & en faisant obéir la bascule, on appuie le talon de la main sur le bout du manche du crochet *n* ; ce mouvement fait en même temps détendre le ressort, lâcher le tenon & glisser la gaîne en bas ; on finit ensuite avec les deux mains de faire glisser la queue d'aronde en tirant *F* en bas.

Le crochet doit être à tranchant & pointu ; mais il faut toujours émousser la pointe & le tranchant avec la pierre du Levant (*).

Le Crochet à gaîne ou Crochet méchanique de M. Levret, est du prix de 24 liv.

(*) Tantôt nous nous servons du nom de *Pierre du Levant*, & tantôt de celui de *Pierre à l'huile* ; c'est toujours la même pierre.

ARTICLE HUITIEME.

De la Pince à extraire les faux-germes ou môles.

PLANCHE 164.

JUSQU'A M. Levret, on n'avoit imaginé aucun instrument propre à extraire de faux-germes ou de petites môles retenues dans la matrice : on se servoit du Bec-de-gruë que nous avons décrit *page* 314, *Pl.* 97, *Fig.* 15; mais l'extrémité du Bec-de-gruë étoit trop petite pour saisir ces corps avec avantage. Pour faire cette opération plus commodément, M. Levret a imaginé des Pinces représentées par la Figure 8.

Cet instrument est composé de deux branches parfaitement égales, unies à jonction passée; l'extrémité *S* est terminée par deux anneaux semblables à ceux des Ciseaux; & l'extrémité supérieure *T*, qui fait la Pince, est faite en cuiller fenêtrée, dont l'intérieur est creusé comme une cuiller à bouche; de sorte que l'épaisseur des branches en *T*, ne porte pas plus d'une ligne d'épaisseur: quant à la largeur & à la légere courbure, elles sont représentées par la Figure 9.

On fait cet instrument d'acier bien net; mais il ne faut pas qu'il soit trempé. On commence par enlever les anneaux comme à une paire de Ciseaux, *Chap.* XXV, premiere Partie; on enleve ensuite la jonction, & on la passe comme il est enseigné pour le Davier, *Chap.* XXXVIII : on étire la branche supérieure en laissant la cuiller un peu large; on fait un trou avec un Ciseau plat: on le dégage ensuite sur la bigorne quarrée; & on observe que pour passer le mâle dans la femelle, si le trou est un peu court, l'anneau soit un peu applati; & lorsque le passage est fait, on le met sur la bigorne pour lui rendre sa forme primitive. L'évidement de l'intérieur des cuillers se fait au ciselet; ensuite on les finit avec des limes minces. Le corps de l'instrument est limé à huit pans, mais toutes les quarres arrondies, même celles qui font l'ajustement de la jonction; les cuillers sont bien arrondies de toutes les quarres, tant extérieures qu'intérieures. Le poli se donne au bois à la main & en long. La Pince à faux-germe est du prix de 10 livres.

ARTICLE NEUVIEME.

Du Levier de Roonhuisen, Hollandois. (*)

PLANCHE 165.

La Figure 1 représente le Levier de Roger Roonhuisen, vu de face, & la Figure 2 le fait voir sur le côté, où l'on peut examiner les épaisseurs, les courbures & les coudes; c'est le fameux Levier qui a été gardé en secret par l'Auteur.

Cet instrument est tout en fer, & couvert de peau ; c'est une lame d'une ligne

(*) Tous les Instruments de cette Planche sont revêtus de peau de chamois.

d'épaisseur aux deux extrémités, & près de 2 lignes au milieu : on le forge bien droit & bien plané, de 10 lignes de large, sur 10 pouces de long ; on fait les deux coudes en *a A*, étant encore un peu chaud, & le reste des courbures se finit à froid. On l'écrouit bien, & on ne le trempe point, dans le cas où on le feroit d'acier ; la lime y est pour peu de chose, il suffit de le dresser des inégalités avec une lime rude. Pour faire la garniture, commencez par couvrir le métal avec une enveloppe de linge : ceux qui nous ont transmis ce secret, ont dit que Roonhuisen mettoit une emplâtre de diapalme sur la partie du milieu en *B*; mais à tous ceux que j'ai faits jusqu'ici, j'ai seulement mis une espece de coussin en cet endroit, c'est-à-dire, que je plie un morceau de peau en quatre, ensuite avec un razoir je *pare* les deux bouts, c'est-à-dire, que j'emporte l'épaisseur des bouts pour ne laisser que celle des doubles au milieu *B* ; je mets ensuite ce coussin en place : il faut couper l'enveloppe de peau juste, & la coudre, mais à couture plate, & qu'elle soit sur la convexité de l'instrument *a*, *a*, *B*, *A*, *A*. Voilà toute la composition & la structure d'un secret long-temps ignoré & long-temps désiré, qui, cependant, n'est qu'une suite des idées de Moriceau. Le milieu *B* est ainsi tamponné ou garni avec l'emplâtre de diapalme, parce que l'Auteur faisoit le point d'appui contre les os pubis, & c'étoit pour en soulager la forte compression.

La différence de la grandeur du cercle de la courbure entre *C* & *d*, est pour servir selon les cas différents, dans l'enclavement de la tête.

La Figure 3 représente un semblable Levier en usage actuellement dans la Hollande : il est fait sur les principes du précédent, quant à la garniture ; mais la courbure est plus longue, par ce moyen elle embrasse une plus grande partie de la tête ; de plus, il a un anneau à l'extrémité *D*, qui n'est pas couvert ni de linge ni de peau : on n'y apperçoit qu'une bride de la bande de peau qui embrasse l'intérieur de l'anneau, qui étant cousue avec la peau même, empêche la peau de glisser le long de la branche qui est ronde.

Ces deux derniers Leviers revêtus de peau, sont du prix de 6 liv. piece.

ARTICLE DIXIEME.

Du Forceps de M. Smelie, Anglois.

PENDANT que les Mains de Palfin subissoient des corrections, tant en France, qu'en Hollande & en Angleterre, M. Smelie, en Angleterre, imagina un petit Forceps représenté par la Figure 4. PLANCHE 165.

Cet instrument est composé de deux branches semblables dans leur courbure, étant destinées à prendre une tête latéralement. La jonction des deux branches se fait par un enchâssement de l'une contre l'autre : elles sont mutuellement retenues par une languette qui ne les empêche pas de vaciller.

La Figure 5 représente une branche de ce Forceps, ce qui donne une idée parfaite de la languette, & du vuide *e* qui enchâsse l'autre branche. Pour faire cet instrument, il faut une barre d'acier d'un pouce en quarré : commencez par applatir toute la branche fenêtrée *H i*; entaillez ensuite vivement en *E* sur la quarre de l'enclume, & donnez un coup de ciseau en *e*, pour commencer la jonction ; ayant dégagé depuis *E* jusqu'en *f*, faites un trou en *H* avec un poinçon rond; après cela fendez toute la branche jusqu'en *t* avec un ciseau ; ensuite parez chaque branche sur les bigornes de l'enclume, &c.

La poignée de l'instrument est partie en bois & partie en acier ; pour la faire, applatissez-la de la même épaisseur que le représente la Figure 6. Ayant forgé les deux branches bien égales en longueur, en largeur & en épaisseur, finissez-les à la lime, & il suffit de les abâtardir : car l'adoucissement & le poli leur deviendroient inutile ; je dirai plus, ils y seroient nuisibles, parce que la peau & le linge glisseroient bien plus facilement sur le métal poli que sur le raboteux. Ajustez la jonction *e* de maniere que vous puissiez loger entr'elle de la peau doublée en quatre. Au reste on le fait aussi juste qu'il est possible : car cette jonction n'est qu'appliquée ; elle n'a ni vis, ni clou, ni tenon qui unissent les branches.

Pour faire le manche, prenez du bois léger (ordinairement je le fais de noyer) ; donnez-lui la forme de la Figure 5 ; quant à l'épaisseur, elle est indiquée par les lignes ponctuées de la Figure 4 : fixez ce manche par trois clous rivés à la distance indiquée par la Figure 6, en *h*, *h*, *h*, & arrondissez-le ; faites un évidement tout autour, comme en *K K* : cela est essentiel, en ce que c'est ce qui sert à fixer les branches ensemble par le moyen d'un cordon. Tout cela étant ainsi disposé, il faut le garnir de peau sur les principes du Levier de l'Article précédent, commençant par mettre une enveloppe de linge, & on fera la couture en dehors sur le côté convexe, selon l'idée de l'Auteur : cependant je remarquerai qu'elle devroit être en dedans plutôt qu'en dehors, & cela est sensible ; la couture ne peut faire qu'une très-petite pression à l'enfant, & au contraire elle fait une forte contusion à la mere, parce qu'il s'agit de tirer avec force ; or le frottement est considérable contre les parties où se trouve la couture. Il s'en est fait quelques-uns, mais très-peu, auxquels on vouloit une bandelette tournée en spirale sur chaque branche ; mais de grandes raisons ont fait abandonner cette idée.

La méthode de couvrir les instruments avec de la peau, n'est pas supportable en France ; cette peau boit, s'alonge & fait un embarras pour l'Accoucheur ; car il est obligé de tirer la couverture à lui pour la faire tendre ; c'est ce que j'ai vu rue S. Antoine, entre les mains d'un Accoucheur qui s'en servit pour la premiere fois, & promit sincérement de n'en plus faire aucun usage, non-seulement à cause de l'alongement, mais pour avoir plus de propreté ; car il faut convenir qu'il faudroit recouvrir l'instrument à chaque accouchement, tant cette peau se trouve salie en une seule opération. Les Forceps Smelie sont du prix de 15 liv.

ARTICLE

ARTICLE ONZIEME.

Du Levier corrigé de Roonhuisen, & du Levier de M. Pean.

LA Figure 1 représente le Levier corrigé par les François : il est fait d'acier bien poli par-tout & sans aucune couverture ; les deux extrémités *a A*, ont les courbures semblables à celui de Roonhuisen ; mais à l'imitation du Forceps, elles sont fenêtrées à jour comme on le voit en aa : en général, tous les angles en sont arrondis ; les concavités sont faites en cuillerons ; & pour en bien concevoir la forme, voyez-en la coupe transversale, *Fig.* 2, prise sur la ligne ponctuée *cc*. PLANCHE 166.

On voit par cette Figure l'épaisseur des branches *D D* ; les bords extérieurs sont amincis en tranchant mousse, de maniere que les extrémités *a A*, *Fig.* 1, sont de facile introduction.

Cet instrument doit être fait d'acier bien net, point trempé, mais un peu écroui, au reste bien arrondi & parfaitement bien poli.

La Figure 3 représente le Levier de M. Pean ; il n'a qu'un cuilleron à l'extrémité, & l'autre est muni d'un manche à rouleau fait en bois d'ébene, cimenté avec la queue, & rivé au bout avec une bonne rosette.

La cuiller est plus alongée que celle des autres Leviers : c'est afin que l'extrémité *f* soit portée bien avant, & jusque sous le menton de l'enfant, pour le dégager de l'enclavement. De *f* en *E*, la cuiller porte 5 pouces de long, & autant pour la tige de *E* au premier *d*, & 4 pouces de manche ; par le moyen de cette étendue, l'Auteur entend s'en servir des deux mains pour déclaver la tête, & ne point faire de point d'appui sur la mere (*). Pour cette méthode, après avoir introduit & placé la cuiller, il prend le manche *dd* d'une main en serrant près du rouleau ; il porte l'autre main en *E* ou en *e*, le plus près qu'il est possible de la tête de l'enfant : c'est cette main ainsi placée, qui sert de point fixe au Levier, tandis qu'il fait mouvoir la puissance du côté du manche.

Pour forger cet instrument, prenez de l'acier bien net, sinon corroyez-le, pourvu qu'il ne craigne pas le feu ; mais en choisissant bien une barre d'étoffe de Pont, on n'a pas besoin d'autre apprêt : il faut forger la tige, applatir la branche, & percer la fenêtre comme nous avons indiqué plus haut pour le Forceps Smelie, *Art.* 10 ; & après l'avoir forgé, il faut le faire recuire par rapport à la cannelure qu'on fait à coups de ciselet, pour vuider l'intérieur de la cuiller, ce que nous enseignerons à l'Article suivant, au sujet du Forceps ; nous disons ici seulement que cette cannelure fait faire une seconde prise, & empêche l'instrument de glisser sans emmener avec lui ce qu'il embrasse. Pour entendre la forme de cette cannelure, voyez la coupe transversale, *Fig.* 4 ; l'intérieur se trouve creusé en gouttiere en *K K*, ce qui laisse une élévation aux

(*) Cet instrument n'est pas encore publié par l'Auteur.

bords : voilà ce qui fait une seconde prise sans faire de contusions meurtrissantes ; car tous les angles en sont émoussés, de maniere que ce rebord doit être un simple bourrelet arrondi ; d'ailleurs l'instrument est parfaitement poli par-tout & sans aucune aspérité.

Le Levier représenté par la Figure 1, est du prix de 6 livres ; & celui de M. Pean, *Fig.* 3, est de 9 liv.

ARTICLE DOUZIEME.

Du Forceps de M. Levret, appellé aussi Tire-tête.

PLANCHE 166.

Si je voulois décrire toutes les corrections & toutes les additions qui ont été faites successivement aux Mains de Palfin, le discours & les figures seroient considérables.

Gilles le Doux a disputé à Palfin même l'honneur de l'invention de son instrument ; après eux beaucoup de grands Maîtres y ont fait des changements, tels que Dussé, Bengieux, Buter, Freke, Chamberlain, Chapman, Giffard, Roonhuisen, Petit, Grégoire pere, Grégoire fils, Rath-law, Smelie, &c, sans compter ceux qui ne sont pas parvenus à ma connoissance, & d'autres qui n'y ont fait que de légers changements. M. Levret même, de qui nous tenons les dernieres & les plus parfaites corrections, y a fait des changements trois fois ; 1°. il y a mis un axe ambulant ; 2°. un axe ou essieu fixe & conique ; 3°. un essieu mobile & à plan incliné, qui est le dernier. Je n'avance donc rien de trop, en disant que la description de toutes ces corrections seroit bien longue ; & d'autant qu'elles ne sont pas généralement approuvées, je crois qu'il suffit de citer les noms des Auteurs sans expliquer leurs idées, parce qu'ils n'ont rien fait de plus intéressant que ce que nous avons sous les yeux.

La premiere correction considérable qui fut faite aux Mains de Palfin, & que toute la Chirurgie a reçue avec applaudissement, vient du Docteur Chamberlain, Anglois : il imagina de donner plus d'étendue aux lames de Palfin, c'est-à-dire, dans la partie qui saisit la tête, & il les fit percer à jour par une fenêtre longitudinale, ne laissant que 4 lignes de plein sur le bord de la cuiller & tout autour : cette fenêtre reçoit la tête latéralement, laquelle se loge dans les fenêtres, & augmente la prise considérablement, sans pour cela augmenter la pression.

La seconde correction que le même Anglois fit aux Mains de Palfin, fut de supprimer la bride qui joignoit les deux branches ; il rejetta toutes les brides mobiles qu'on avoit imaginées jusqu'alors pour faire joindre ces branches en croix & par entablement, les arrêta par un axe fixe ; & par le moyen d'une coulisse qui fait clavette, il donna la facilité d'introduire chaque branche l'une après l'autre, & de les ajuster ensuite fixement par la coulisse. Nous avons bien de l'obligation à cet Auteur pour ses corrections ; mais nous lui devrions bien plus d'applaudissements & de louanges, s'il les eût publiées sitôt qu'il en eut reconnu la bonté réelle, puisqu'il accouchoit les enfants vivants; mais il le garda en secret pour lui & sa famille (*). Nous laisserons toutes les autres corrections, & nous viendrons à celles de M. Levret. PLANCHES 166 & 167.

Ce célebre Accoucheur François porta ses corrections sur les branches de l'instrument: elles étoient droites; il imagina qu'une courbure donnée aux branches, faciliteroit l'introduction & la prise de la tête de l'enfant, ce qu'il exécuta; ensuite pour augmenter la prise, il fit faire une cannelure tout autour des fenêtres, laissant les bords en bourrelet; cela fit des merveilles: en même temps il conçut l'idée d'un axe ambulant représenté par la Figure 5, & la clavette, *Fig.* 6; il fit l'entablement de 6 lignes plus long de *L* en *L*, *Fig.* 7, lequel étoit percé de trois trous représentés par la platine en 1, 2, 3, *Fig.* 6; or l'essieu étant mobile, il avoit le moyen & la facilité de le placer au trou que les circonstances actuelles de l'opération faisoient juger le plus convenable; alors il fixoit l'essieu, *Fig.* 5, au moyen de deux coulisses ou clavettes, *Fig.* 6, dont une étoit sur chaque branche. Le rebord *l*, *Fig.* 5, se noyoit dans une fraisure faite aux trous dans l'intérieur de l'entablement, & la jonction étoit faite lorsque la coulisse étoit logée dans l'étranglement *NN* de l'essieu, *Fig.* 5; mais cet axe mobile est présentement abandonné, & on ne se sert plus que du fixe, & du Forceps représenté par la Figure 7.

La Figure 8 représente la branche vue du côté de la largeur, pour indiquer la courbure précise que lui a donnée l'Auteur; de plus, on voit que le bourrelet qui est sur les bords des branches commence en *nn*, & continue en *o* & tout autour: on voit en *M*, l'essieu de figure conique fixé sur la branche, & la coulisse avec un seul trou est représentée par la Figure 9.

L'Auteur avoit d'abord fixé à 8 pouces la longueur du Forceps, pour la partie des branches fenêtrées, à 2 pouces d'entablure *L L*, & à 6 pouces pour les branches inférieures qui servent comme de manche à l'instrument *P P*, dont les bouts *q q* sont ployés en façon de corne ou de crochet ouvert, pour empêcher que les mains ne glissent. Ces longueurs & ces dimensions sont encore exigées par beaucoup d'Accoucheurs, tant François qu'Etrangers: elles sont recommandées par M. Pean; & même on distingue l'instrument, *Fig.* 7, dont nous venons de parler, par le nom de *Pean*, ou *le Forceps Pean*; & celui que nous allons décrire, *Fig.* 13, *le Forceps Levret*; par la seule raison de l'essieu fixe, & dont l'extrémité est faite en champignon, qui se loge promptement dans le trou de la branche, par le moyen d'une large fraisure faite avec une fraise, qui est un outil conique.

La Figure 10 représente une portion de la branche qui porte la coulisse, par le moyen d'une rainure *r R*, faite au ciselet & à queue d'aronde, pour recevoir deux tenons que font voir *s*, *x*, *Fig.* 9. Pour placer la coulisse, on présente *x* en *R*, on la fait couler jusqu'à ce que *x* soit parvenu en *r*, & *s* en *R*; mais

(*) Voyez ce qu'en a dit M. Levret, Traité des Accouchements, *page* 96, 4e. Edition.

cette couliſſe tomberoit ſi elle n'étoit pas arrêtée : on voit donc un bout de vis
Planches 166 & 167. en z, lequel ſe loge dans une courte rainure que l'on peut examiner en T : on voit la tête de cette vis en Q, *Fig.* 7, & la vis eſt vue ſéparément par la Figure 11. La forme des tenons eſt repréſentée par la Figure 12 ; t eſt le pivot qui ſert à le fixer ſur la platine par le moyen d'une rivure noyée dans la fraiſure faite à la platine.

M. Levret a fait deux autres corrections à ſon Forceps depuis environ 12 ans : elles conſiſtent, 1°. à avoir raccourci les cuillers d'un pouce, & les branches d'un pouce auſſi ; de ſorte que l'inſtrument a 2 pouces de moins de longueur, & eſt d'ailleurs plus mince : il a en tout 14 pouces, au lieu de 16. 2°. Il a rendu l'eſſieu mobile à pouvoir tourner, mais ſans ſortir de ſon trou ; & au lieu de la tête en champignon, il a fait continuer l'élévation de 8 lignes de hauteur en plan incliné ſe terminant par deux dents pour faire tourner le clou avec une clef. La Figure 13 fait voir la forme de cet eſſieu ; il exige un autre ajuſtement que le précédent : car il ſuffit que l'eſſieu fixe ſoit taraudé & viſſé ſur la branche, enſuite y faire une petite rivure noyée ; cela ſuffit, dis-je, pour le rendre bien ſolide, pourvu que les filets de la vis ſoient bons.

Celui qui doit tourner doit être fixé par un bon écrou repréſenté dans la Figure 15, en B, & ſéparé par la Figure 14, lequel écrou ſe noie dans une fraiſure d'une ligne & demie de profondeur.

La Figure 16 repréſente l'une des branches du Forceps, qui eſt celle qui porte la couliſſe dont l'épaiſſeur paroît en b ; une portion de la même branche eſt repréſentée par la Figure 17, pour faire voir la forme du trou rond en 2, percé au foret, enſuite fraiſé coniquement en II ; après cela on fait le trou long AA, avec des limes minces, par ce moyen l'eſſieu D, *Fig.* 13, paſſe librement ; alors la partie cc remplit la fraiſure conique, & la portion d eſt occupée par l'épaiſſeur de la couliſſe ; or, comme l'eſſieu eſt mobile, lorſqu'il eſt entré dans le trou de la branche, on le fait tourner dans le ſens que le fait voir $a\,a$, *Fig.* 18 ; alors il contient bien les deux branches enſemble.

On doit ajuſter l'eſſieu de maniere qu'il puiſſe tourner par l'effort des doigts ; mais comme il y a des cas où l'on a beaucoup de peine à faire joindre les branches enſemble lorſqu'elles tiennent la tête de l'enfant, on fait une clef repréſentée par la Figure 19, laquelle étant ajuſtée avec le bout ſupérieur de l'eſſieu, on place E dans e, *Fig.* 13, & d'un tour de main on force les deux branches à ſe bien réunir. C'eſt par rapport à la difficulté que l'on a de joindre les branches enſemble dans le vagin, que M. Levret a imaginé cette forme d'eſſieu.

Après avoir décrit les deux eſpeces de Forceps en uſage aujourd'hui dans toute l'Europe, nous allons décrire comment & de quelle matiere on doit les fabriquer.

Comme le Forceps mérite les plus grandes attentions, on doit bien s'attendre que je recommande de le faire d'acier. J'avoue que ſur 20 que l'on fait, il n'y en a pas trois qui ſoient faits de ce métal ; on ne les fait le plus ſouvent que de fer,

fer, par la ſeule raiſon que l'inſtrument ne coûte pas tant. Qu'on me permette là-deſſus les réflexions ſuivantes.

A l'envi les uns des autres, les Ouvriers vont ſouvent au rabais, dans l'intention d'augmenter leur commerce, & multiplier leur débit; on doit cependant ſe perſuader que les Artiſans ne ſont pas ordinairement les dupes du bon marché; ils trouvent toujours les moyens d'y faire leur compte. Le fer vaut 5 à 6 ſols la livre, & l'acier en vaut 20 & 30; mais ce n'eſt pas là l'objet le plus conſidérable, il faut près du double d'outils, tant pour le limer que pour le canneler; de plus encore, il faut quatre bonnes journées pour faire un Forceps de fer, & pour le faire d'acier il faut cinq jours & demi: le prix du Forceps d'acier eſt de 36 livres. On ſe trompe donc beaucoup en croyant l'avoir d'acier bon & bien fait à 24 livres. La preuve la plus claire que je puiſſe donner qu'on eſt dupe, c'eſt que malgré l'extrême épaiſſeur dont on les fait, on les voit plier au premier accouchement. Après tout, qu'eſt-ce que 12 livres de plus pour un inſtrument qui peut faire 100 accouchements ſans être altéré, tandis que celui qui eſt mauvais manque à la premiere opération, qui ſe fait fort mal! Quel malheur dans une circonſtance d'une auſſi grande conſéquence!

On ſait que le fer obéit; & comme cette matiere eſt molle, les branches ſe redreſſent; l'acier obéit auſſi, mais étant élaſtique, ſa fermeté naturelle fait qu'il ne lâche pas priſe, parce qu'il tend continuellement à reprendre ſa premiere forme, par ce moyen il n'obéit que pour mieux faire l'opération, attendu que ſa flexibilité n'a lieu que dans un vuide, mais toujours ſoutenant l'effort.

Je conviens qu'en faiſant un Forceps de fer, & le laiſſant plus épais du double qu'il ne le faudroit étant fait d'acier, il fera l'opération ſans plier; or cette épaiſſeur doit être d'une ligne & demie de plus ſur chaque branche, ce qui fait 3 lignes ſur les deux; dans ce cas, il eſt évident que pour vaincre la réſiſtance que ces trois lignes occaſionneront par le trop grand volume, il faudroit des efforts capables de dilater & de déſunir les os pubis, comme cela eſt arrivé. Il faut donc conclure que pour l'honneur de l'Artiſan, pour la gloire du Chirurgien, & pour le bien de l'humanité, le Forceps d'acier eſt beaucoup ſupérieur à celui de fer, & le ſeul dont on doive faire uſage.

Il eſt bon de remarquer qu'il ne faut pas tremper cet inſtrument comme il eſt quelquefois demandé par des Accoucheurs. Pour empêcher de tomber dans cette erreur, j'en expliquerai les raiſons.

Quelques précautions que l'on prenne pour tremper une piece d'acier, on ne peut empêcher que les efforts naturels que la trempe produit toujours dans ce métal, n'y occaſionnent des crevaſſes ou des caſſures, les unes intérieures, & les autres extérieures, qui ſont non-ſeulement capables de faire manquer l'opération, mais encore de bleſſer notablement la mere & l'enfant. Outre que c'eſt un inconvénient général dans toutes les pieces que l'on trempe, l'inſtrument dont il s'agit y eſt plus ſujet que bien d'autres pour pluſieurs raiſons que les

Planches 166 & 167.

Ouvriers connoiſſent très-bien, & que les Phyſiciens comprennent encore mieux. 1°. Chaque côté des branches fenêtrées doit être regardé comme étant deux parties jointes enſemble, l'une convexe & l'autre concave ; la convexe étant plus longue que la concave, ſubira une plus grande retirure, reſtant plus long-temps chaude que la concave, qui eſt plus courte ; les impreſſions de la trempe ſeront donc plus promptes ſur la plus foible partie : il eſt inévitable qu'il ne s'y faſſe pas de caſſures. 2°. Les branches ont déja été tourmentées par les opérations qu'on a été obligé de faire avec le ciſeau pour faire les fenêtres, auſſi bien que les coups de ciſelets pour faire la cannelure & les bourrelets, ce qui eſt plus à conſidérer qu'on ne penſe, pour être une cauſe des caſſures. Il eſt à préſumer que ſur vingt qu'on tremperoit, il en caſſeroit dix-huit. Après tout, à quoi ſert la trempe au Forceps ? il n'y faut pas de tranchant ; la dureté n'y eſt point du tout néceſſaire : la trempe y eſt donc tout-à-fait inutile ? Il ne lui faut que de l'élaſticité & du corps ; l'acier un peu écroui en acquiert ſuffiſamment, & reçoit une qualité bien ſupérieure à la trempe pour le cas préſent.

Pour faire un bon Forceps, choiſiſſez une barre d'acier d'un pouce en quarré (étoffe de Pont), qui n'ait aucune veine, parce qu'elles ſont toujours difficiles à ſouder ; qu'il n'y ait aucune caſſure en travers, parce qu'il faudroit l'emporter à la lime ; enfin une barre bien nette & d'un pouce en quarré (*).

Donnez une légere chaude graſſe pour applatir la partie qui doit être fenêtrée ; enſuite enlevez l'entablure *y* à coups de pane de marteau, & faites un trou en *G*, *Fig.* 20, avec un poinçon rond ; après cela avec un bon ciſeau, fendez la fenêtre depuis *G* juſqu'en *H*, toujours à chaud. Il faut enſuite écarter les branches pour pouvoir paſſer une lime, afin d'emporter les hachures & les ébarbures qu'a fait le ciſeau, ſans en laiſſer aucune ; car cela occaſionneroit des plis, dont il ſurviendroit des crevaſſes. Forgez la partie G ſur la bigorne ronde, & le reſte des branches ſur la bigorne quarrée ; & en parant proprement les branches, il faut leur donner la courbure à meſure qu'on les alonge : cette courbure eſt repréſentée par la Figure 16. Coupez la barre ſur la ligne *j*, & forgez la partie des branches inférieures, mais ſans la ployer : forgez enſuite la ſeconde branche ſemblable à la premiere, en ſorte que les deux ſoient bien égales en longueur, en largeur & en épaiſſeur, & faites-les recuire enſemble dans un feu de bois ou de charbon de bois ; vous les laiſſerez rougir & refroidir d'elles-mêmes ; mais il ne faut pas les expoſer au feu d'un fourneau à vent, parce qu'elles rougiroient trop, & la dilatation des parties ſeroit trop conſidérable : il ne faut pas qu'elle excede la couleur de ceriſe ; le feu de l'âtre eſt convenable à cela. Toutes ces attentions ſont néceſſaires, parce qu'on n'eſt point le maître d'écrouir fortement ces lames ; c'eſt la cannelure qui s'y oppoſe.

(*) Vouloir faire une Etoffe, c'eſt-à-dire, corroyer pluſieurs aciers enſemble, ce ſeroit tomber dans une autre erreur ; premiérement, parce que la piece eſt trop forte pour que les lames du centre prennent aſſez de chaleur pour ſe bien pêtrir, tandis que celles des bords ſe brûleroient. Il y a bien d'autres raiſons encore plus puiſſantes que celles que je donne ; mais ce détail nous méneroit trop loin : on les trouvera dans le Traité de Métallurgie que je promets.

PLANCHES 166 & 167.

Après le recuit, il faut limer les branches, en commençant par ajuster les entablures l'une sur l'autre. Cet ajustement doit être bien fait, parce que les extrémités *K L*, *Fig.* 18, ne devant pas se toucher, on ne peut y parvenir qu'en faisant battre & toucher les épaulements l'un contre l'autre, ce qu'on peut examiner en *i i*: cela étant exécuté, contre-marquez & faites les trous de chaque branche au milieu des entablures, & rivez-y légérement un faux clou; alors les branches ne se trouvant pas ordinairement exactement égales de courbure, c'est là le moment de les y mettre & d'en fixer l'ouverture: cela se fait à petits coups d'un moyen marteau; & si la différence étoit trop grande, il conviendroit de faire chauffer la branche à la couleur de bronze seulement. Quant aux crochets des branches inférieures, il faut chauffer le bout *K*, & leur donner la courbure que la Figure indique; après cela il faut limer les branches l'une sur l'autre, pour les mettre d'égale largeur; ensuite on limera l'intérieur des fenêtres pour égaliser les cuillers, & on se disposera à les canneler.

Il faut avoir un petit trusquin d'acier pour tracer la cannelure aussi bien que le bourrelet qu'on voit autour des cuillers en *n*, *n*, *o*, *Fig.* 8: on aura plusieurs ciselets, & principalement les deux de la forme indiquée par les Figures 24 & 25, *Pl.* 10, premiere Partie.

Serrez la piece dans un fort étau & bien taillé; prenez le ciselet d'une main, le marteau de l'autre, & mettez-vous dans l'attitude indiquée par la Figure 24 de la Planche 14, premiere Partie: ciselez le long de la branche, en commençant par former une gouttiere avec le ciselet en gouge, le long du trait déja tracé; ensuite avec le ciselet plat, dont les angles sont arrondis, finissez cette cannelure. On a soin de ciseler rondement & vivement les contours *n*, *n*, *o*, *Fig.* 8; pour s'en bien aquitter, on prend très-peu de matiere à la fois avec le ciselet; on serre la main qui le tient, & on donne de petits coups de marteau. La cannelure étant taillée, il faut l'unir à la lime.

Il faut avoir plusieurs riffloirs, qui sont des especes de limes ployées par les deux bouts, qui servent à limer dans des contours creux: voyez la Figure 24. Mais comme les formes ordinaires des riffloirs ne répondent pas bien à la forme de notre cannelure, je me sers de moyens qui me réussissent mieux: je prends des limes plates; je les recuis pour leur donner, avec un maillet, une courbure de quart de cercle: j'arrondis les deux quarres de la convexité, & j'y fais les dents avec une lime triangulaire; ces dents sont tout-à-fait semblables à celles de la lime même, puisque je me guide par le trait même de ces dents: les ayant bien disposées, je retrempe les limes, & ne leur donne point de recuit. Je fais trois semblables outils, l'un à gros grains, l'autre à grain bâtard, & l'autre en grain de lime douce: voilà les outils pour limer la cannelure le long des branches; mais ils ne suffisent pas encore: il en faut pour faire commodément les deux contours *n*, *n*, *o*, *Fig.* 8: le riffloir fait en maniere de marteau, représenté par la Figure 21, est très-convenable; la tête est arrondie par les quarres; mais le milieu eſt plat : il eſt taillé en lime avec un ciſeau (*) : il en faut au moins deux ; un à grain bâtard, & l'autre à grain doux. Avec ces outils on finit la cannelure, on dégroſſit & finit toutes les ſurfaces de l'inſtrument ; on arrondit les angles, & on adoucit le tout prêt à polir : on trace la rainure qui doit recevoir les tenons de la platine ; c'eſt ce que nous avons repréſenté par les Figures 9, 10 & 12. On ajuſte l'eſſieu & la couliſſe, & enfin on finit le Forceps par le poli au bois & à la main. Pour diligenter les opérations, il faut ſe ſervir en premier lieu d'émeri un peu gros, principalement pour la cannelure, qui eſt toujours longue à polir : on prend enſuite de l'émeri moyen, & on la finit par l'émeri fin, & enfin par la potée. Voyez ce que nous avons dit au ſujet du poli, au Chapitre XXXII, ainſi que la maniere de polir à la main, *Fig.* 3, *Pl.* 71, premiere Partie.

On voit en *B*, *Fig.* 15, l'écrou qui tient l'eſſieu avec la branche ; cet écrou eſt rond & noyé dans la branche ; pour le viſſer, on préſente les deux tenons *S, S*, du tourne-vis, *Fig.* 22, dans les coches de l'écrou *r r*, & l'on tourne pour les viſſer enſemble. Pour faire tourner l'eſſieu rondement dans ſa place, après l'avoir bien ajuſté à la lime, on met un peu d'émeri clair ; & faiſant tourner les pieces pendant 7 ou 8 minutes, elles s'ajuſtent parfaitement, parce que l'émeri uſe les inégalités des limes & de la fraiſe.

La Figure 23 fait voir la coupe tranſverſale des deux branches du Forceps, priſe ſur la ligne ponctuée *P*, qui eſt le plus large de l'évaſement : *q q* répond à la concavité *Q*, & *R R* répond à la convexité *T*.

L'évaſement du bord *q q*, doit être de 21 lignes, & celui de *R R*, de 2 pouces de plus. Ces quatre coupes font voir, 1°. l'épaiſſeur des cuilliers ; 2°. comment tous les angles ſont émouſſés ; 3°. enfin elles font voir la forme exacte des cannelures, dont les gouttieres ſont en *o, o, o, o*.

Il eſt vrai que tous les Forceps n'ont pas toutes les perfections que j'indique ; mais s'ils n'ont pas tous ces avantages, ils ne ſont pas faits ſelon les intentions des Auteurs, qui, alors, n'en ſont pas reſponſables.

Le prix du Forceps eſt de 36 livres, étant fait d'acier & parfaitement bien exécuté.

ARTICLE TREIZIEME.

Du Tire-tête à trois branches, de M. Levret.

PLANCHE 168.

La Figure 1 repréſente le Tire-tête à trois branches, inventé par M. Levret, pour faire l'extraction d'une tête reſtée ſeule dans la matrice.

Cet inſtrument, qui eſt d'une méchanique des plus compoſées entre tous ceux de la Chirurgie, eſt fait de trois lames d'acier élaſtiques, jointes à leur extrémité *B*, par une charniere, deſquelles branches deux ſont mobiles, étant ajuſtées ſur deux viroles *C D*, & la troiſieme eſt immobile. Ces trois branches s'ouvrent

(*) Nous devons eſpérer qu'un Tailleur de limes nous donnera la deſcription de ſon Art.

triangulairement ;

triangulairement, pour renfermer la tête d'un enfant entr'elles, & en faire l'extraction. Tout le méchanisme se trouve réuni à la partie supérieure du manche en *C D*.

La Figure 1 représente l'instrument prêt à être introduit pour aller chercher la tête; pour cet effet les trois lames sont comme jointes l'une sur l'autre par leur plat, & la Figure 2 le représente tout ouvert, & comme s'il renfermoit une tête dans l'espace le plus large *a A*.

Le jeu de cet instrument se fait en tenant le manche *E* avec les deux mains; les deux pouces appuyés, l'un sur *K*, l'autre sur *L*; alors les pressant chacun de leur côté, les lames se séparent pour former le triangle, ainsi que le fait voir la Figure 2: dans cette situation, elles se fixent par le moyen d'un ressort placé sur la virole *D*. Examinons maintenant chaque piece en particulier, afin d'indiquer les moyens d'exécuter ce Tire-tête.

La Figure 3 représente la noix sur laquelle sont ajustées deux viroles. Cette noix est composée de deux pieces: *G G* est fait d'un morceau de culasse de canon de fusil, que l'on brase avec le chapeau sur la ligne *ff*. Ce chapeau est représenté en plan par la figure 16.

La Figure 4 représente la queue de l'instrument, laquelle est composée de trois pieces; la principale est *g j*, faite d'un canon de pistolet très-petit: l'extrémité *g* est réservée dans toute son épaisseur, afin de pouvoir faire les filets, qu'on fait au tour: *h h* est une platine de fer ronde & brasée sur la queue, pour servir d'embase aux viroles; en *K*, est un bout de fer plein, brasé au bout du canon pour pouvoir être taraudé par le bout, afin de fixer la queue au manche par le moyen d'un écrou représenté par la Figure 5.

Les viroles sont faites avec du fer corroyé, percées au poinçon, ensuite bigornées comme un anneau de ciseaux; la queue, la noix & les viroles doivent être travaillées au tour sur les mandrins. Pour cette opération, voyez le Chapitre XXXIV, qui traite du Tour & de ses dépendances; la Figure 1 même représente une de ces viroles dans le mandrin.

On commence par tourner la noix & fixer son diametre à 8 lignes, & aussi 8 lignes pour la hauteur de *f* en *i*, & le diametre du chapeau est d'un pouce; faites ensuite les filets de la vis au tour; cela étant exécuté, ôtez le mandrin de l'arbre du tour, & vissez en sa place celui d'une virole; commencez par vuider l'intérieur pour l'ajuster avec la noix, & fixez la hauteur de chaque virole à 4 lignes, par ce moyen les deux occuperont l'espace de 8 lignes, que nous avons dit devoir être la hauteur de la noix.

Ayant mis la queue, *Fig.* 4, dans un mandrin, qui soit ajusté par le bas *K i*, tournez la partie supérieure *g*, *h h*, & faites les filets autour en *g*, qui s'ajustent bien avec ceux de l'intérieur de la noix. La Figure 17, qui représente la coupe longitudinale de cette noix, en fait voir l'intérieur; & la Figure 4 fait voir la queue par une semblable coupe: or on peut aisément juger des épaisseurs de la matiere,

PLANCHE 168.

Ayant ajusté les vis, joignez les viroles avec la noix, & vissez la queue dans la noix, que toutes les pieces soient jointes ensemble un peu serrées, & mettez le tout entre les deux pointes du tour, pour unir & tourner toutes les pieces ensemble; alors cette partie sera finie, à l'exception du poli, lequel on ne donne qu'après avoir ajusté les viroles avec les branches.

On forge trois branches d'acier, on laisse un talon à chacune en bas, comme on le voit en 1, 2, 3, *Fig.* 8. Ces talons servent à ajuster chaque branche sur les viroles; ces lames sont minces & élastiques: on les écrouit; & lorsqu'elles sont toutes finies, elles ne portent qu'une ligne d'épaisseur près le talon, & vont en diminuant de très-peu de chose; les trois lames sont jointes ensemble à l'extrémité *B*; le talon de la premiere 1, s'ajuste à queue d'aronde sur le chapeau en *e*, *Fig.* 3, & on la fixe par deux vis; la seconde lame 2, s'ajuste aussi sur la virole par deux vis, mais sans entailler la virole: elle est appliquée contre bien juste, & fixée par deux vis. Or dans le jeu de l'instrument cette seconde lame passe sur la premiere. La troisieme branche 3, s'ajuste aussi sur la derniere virole par deux vis; mais comme il faut que celle-ci passe sur l'autre, il faut laisser une épaisseur de deux bonnes lignes au talon, ainsi que le fait voir le talon 3, qui est au double plus épais en dedans que la lame, afin de jetter l'épaisseur de la branche en dehors.

Lorsque les trois branches sont ajustées sur les viroles par deux vis à chacune & à tête noyée, semblables à la Figure 9, on supprime une de ces vis à chaque branche, montées sur les deux viroles, & l'on ajuste en leur place une vis à bouton, représentée par la Figure 10. Après avoir limé les branches prêtes à polir, ayez une longue ficelle, & liez les trois branches ensemble en travers & d'un bout à l'autre; ensuite donnez-leur la courbure représentée par la Figure 1: cela se fait entre les deux mains seulement; *m n B* indiquent les trois différents sens de courbure; ensuite faites le trou au foret en *B*, mais sans délier la ficelle; ajustez la vis & l'écrou qui composent l'axe ou charniere, ce qui est représenté par la Figure 11, & en sa place en *B*, *Fig.* 1.

On peut ensuite délier les branches pour faire les ajustements intérieurs, lesquels demandent beaucoup de précision. L'ouverture des branches forme un triangle, & doit être fixée invariablement. Pour les bien ajuster & promptement, il faut les mettre au point qu'elles doivent être; ensuite démonter la vis à bouton *K* & *L*, *Fig.* 2: prenez un foret juste au trou des viroles, & percez un trou d'une ligne de profondeur sur la noix en *L*, lequel se trouvera en *r*, *Fig.* 3; percez-en un semblable à l'autre virole *K*, *Fig.* 1, qui se trouvera en *S*, *Fig.* 3; ce qui étant exécuté, démontez toutes les pieces en commençant par dévisser la queue; prenez la noix, & à coups de ciselet faites une gouttiere de *S* en *G*, *Fig.* 3, & une autre de *r* en *G*; après l'action du ciselet, il faut unir ces gouttieres ou rainures avec des limes bâtardes & douces: cela étant fini, remontez les pieces chacune en sa place; alors le bout *N* de la vis, *Fig.* 10, entrera dans la gouttiere *G r*, & l'autre vis en *G S*: on aura ainsi l'ouverture des branches fixées au point qu'il les faut, & elles ne pourront pas passer outre la cannelure.

Les lames étant ainsi fixées, il faut encore les assujettir par le moyen d'un ressort ajusté de maniere que les branches ne puissent pas varier sans débander le ressort; pour cet effet, prenez la derniere virole, & faites-y deux rainures à queue d'aronde, comme le représente la Figure 6, en *p q*; faites ensuite un ressort semblable à la Figure 12: ajustez-le à queue d'aronde, de maniere que *T* entre dans *p* bien juste, même un peu à force, & que *V* entre dans *q* librement, cependant qu'il ne puisse pas en sortir en élevant, mais qu'il ait du jeu sur les côtés, pour laisser agir l'élasticité du ressort: ajustez ensuite une vis aîlée en O, *Fig.* 12, qui sert à tirer le ressort en bas, pour faire lâcher prise; or cette prise se fait par la coche *u*, au talon de la branche 2, *Fig.* 8: on peut examiner la position du ressort en *D*, *Fig.* 1.

Jusqu'ici nous n'avons rien dit de ce qui fixe la queue avec la noix, ou qui l'empêche de se dévisser: en voici l'expédient. On voit une coche au bas de la noix *R*, *Fig.* 3, laquelle reçoit le tenon *z* de la Figure 13; pour donner passage à ce tenon, l'embase *h h*, *Fig.* 4, est percée à travers; or le tenon *z*, *Fig.* 13, est un vérouil que l'on fixe par le moyen d'une vis: on le voit en sa place en *Z*, *Fig.* 2.

On remarque une piece parallele en *x*, *Fig.* 1; celle-ci n'a point de tenon: on la voit représentée par la Figure 14: elle est fixée de même par une vis; son effet est d'empêcher que la queue ne tourne ou ne vacille dans le manche. Pour cet effet on pratique deux rainures sur le bord intérieur du trou du manche, ainsi que le représente *t t*, *Fig.* 15; de sorte que ces pieces étant bien ajustées dans les rainures, la queue n'a pas besoin d'être cimentée avec le manche, il suffit de la visser avec l'écrou *Fig.* 5, qui est au bout du manche *y*, tout l'instrument sera solide. Le manche est fait au tour: on le perce au moyen d'une lunette; la partie *E* est limée à 10 ou 12 pans, afin de procurer plus de fermeté dans la main.

On a fait des Tire-têtes à l'imitation de celui de M. Levret; mais ils ne sont pas aussi satisfaisants que celui que nous venons de représenter; les branches, au lieu d'être ajustées sur deux viroles qui puissent mouvoir l'une après l'autre pour bien chercher la tête & la renfermer bien au milieu d'elles, sont seulement fixées sur deux roues ajustées dans une douille; ces deux roues sont dentées par 7 dents, & ont entr'elles un pignon de 5 dents, qui s'engrenent avec celles des roues; de sorte qu'en tournant le pignon à l'aide d'une large vis aîlée, les roues font un demi-tour & les branches s'ouvrent; mais il n'est pas possible que ce méchanisme puisse faire un bon effet, parce que les branches tournant toutes ensemble, si l'une se trouve arrêtée par quelque obstacle, comme au nez, à l'oreille, &c, de la tête de l'enfant, il n'en faut pas davantage pour rendre l'opération considérablement plus longue, & même pour la faire manquer; c'est pourquoi je me suis restraint à n'en dire que deux mots, sans en présenter les figures.

Par la defcription que nous venons de faire, on juge aifément que ce Tire-tête eft très-compliqué. Il eft du prix de 96 liv.

ARTICLE QUATORZIEME.

Du Tire-tête à trois branches, de M. Petit.

PLANCHE 169.

M. Petit, Médecin, de l'Académie Royale des Sciences, trouvant que les branches du Tire-tête de M. Levret étoient trop minces pour fe bien foutenir dans le frottement fur les parois intérieures de la matrice & du vagin, a imaginé un Tire-tête à trois branches, repréfenté par la Figure 1.

Cet inftrument eft compofé de trois branches *A a*, *A a*, *A a*, qui font ajuftées triangulairement, ainfi que le repréfente la Figure 2, qui le fait voir en plan & comme une efpece de coupe tranfverfale : on remarque en *B*, que les bouts fupérieurs de ces branches ne font point fixés enfemble, mais feulement qu'ils s'ajuftent bout à bout, par ce moyen une tête plus groffe qu'à l'ordinaire s'y logera auffi bien qu'une moyenne.

L'inftrument fe brife en trois parties, c'eft-à-dire, que deux branches font mobiles ; elles ne font affujetties à la noix que par le moyen de deux vis *d d*, *Fig.* 1. La troifieme branche, qui eft celle du milieu, eft feule affujettie à la noix par deux vis à tête noyée *C* ; de forte que l'introduction du Tire-tête fe fait en trois parties. Ayant ôté les deux branches mobiles, on commence par introduire celle qui eft fixe, avec laquelle on cherche la tête ; celle-ci étant placée, on introduit la feconde, & l'on fait entrer la queue quarrée dans le trou de la noix, ayant foin d'examiner fon repere, & on fixe cette branche par le moyen de la vis : on introduit enfuite la troifiemebranche, mettant toujours la tête entre les trois ; & enfin on fixe cette troifieme comme on a fixé la précédente : ce méchanifme eft, comme on le voit, bien fimple.

Pour faire cet inftrument, commencez par forger la noix avec du fer corroyé qui ait au moins 17 à 18 lignes de groffeur ; & pour abréger le temps de la forge & de la lime, il faut ajufter la queue à piece rapportée, en faifant un trou à la noix, enfuite le tarauder, & on y viffera une queue de 3 lignes en quarré, laquelle queue fert à emmancher l'inftrument. Il fuffit donc de forger la noix maffive, former le triangle à coups de panne de marteau ; enfuite couper cette noix d'un coup de tranche, à 13 ou 14 lignes de hauteur.

La Figure 2 repréfente la noix en plan : on voit que c'eft un triangle dont les quarres font arrondies ; celui qu'indique *D*, eft creufé pour recevoir la branche fixe, laquelle y eft noyée, ainfi qu'on le voit en *C*, *Fig.* 1.

En *E E*, *Fig.* 2, font deux trous percés à travers la noix : ils font d'abord percés au foret, enfuite équarris avec des limes quarrées ; après cela on y paffe un mandrin pour unir le trou. Pour faire cette opération, voyez ce que nous avons

avons dit du Trépan, & de l'ajustement du pied des Couronnes avec la douille.

Les branches doivent être forgées d'acier pur & bien net, & on doit les écrouir; on les limera, & on leur donnera la forme ovale : on les adoucira bien, & on les polira en long entre deux bois.

La Figure 3 représente une des branches vue sur la largeur : on voit que l'extrémité *G* est très-mousse & arrondie sur tous les sens.

La Figure 4 représente la branche sur son épaisseur, ce qui indique toujours la forme des extrémités, & la courbure exacte que toutes les trois doivent avoir: elles ne different point l'une de l'autre ni pour la largeur, ni pour l'épaisseur, ni pour la courbure. On doit remarquer aussi que les deux queues des branches mobiles *H h* sont quarrées: elles s'ajustent avec la noix dans les trous *E E*, *Fig.* 2.

K représente une des vis fixatives, dont le bout entre dans un cul-de-sac du tenon *j*. Les culs-de-sac des tenons des branches ne sont pas taraudés; ce sont les trous de la noix qui le sont pour recevoir les filets de la vis; le bout de la vis doit entrer librement dans le trou de la branche *j*.

Il ne faut pas oublier de faire un repere à l'une des branches mobiles, afin que dans le temps de l'opération, l'Accoucheur ne se trompe pas de branche en en introduisant une pour l'autre : car il seroit obligé de la retirer pour introduire celle qui doit s'y placer. Ce repere n'est autre chose qu'un coup de pointeau qu'on donne sur le bas de la branche; ou bien on fera une petite étoile, ainsi qu'on la voit en *R*.

Le Tire-tête de M. Petit est du prix de 30 liv.

ARTICLE QUINZIEME.

Du Tire-tête à double croix, de M. Baquier.

LA Figure 1 représente le Tire-tête à double croix, inventé par M. Baquier, (*) pour être introduit dans l'os occipital, par un trou fait au crâne par le moyen du perforatif *A* : on ouvre ensuite les croix pour extraire la tête. PLANCHE 170.

La Figure 2 représente l'instrument formant la double croix : c'est la situation qu'il prend dans la tête de l'enfant après l'introduction, en faisant jouer la bascule & le bouton; toutes les autres figures sont les développements de l'instrument : toutes les pieces sont d'acier, à l'exception du manche, qui est d'ébene.

Le corps de l'instrument forme un quarré de 5 lignes de grosseur, dont les angles sont très-arrondis. Il est composé de deux parties égales; savoir, la queue qui ne tient qu'à une des parties; la Figure 3 en représente une, & la Figure 4 représente l'autre, qui ne va qu'à la ligne *B* : on y voit deux lames, qui sont destinées à servir de gaîne à une tige quarrée que l'on voit représentée par la

(*) M. Baquier, Maître ès-Arts de Paris, & Maître en Chirurgie de Toulouse.

Figure 5 : cette tige se loge à l'aise dans une cannelure pratiquée longitudinalement au milieu de ces lames par des coups de ciselet, ensuite limée & polie pour procurer un jeu aisé. Lorsque les deux lames sont jointes ensemble, la cannelure se trouve au centre pour loger la tige ; alors on fait trois trous de chaque côté & sur les bords, comme on les voit en 1, 2, 3, 4, 5, 6, qui, par le moyen de 6 petites vis à tête noyée, servent à unir & fixer les deux lames qui composent la gaîne. La queue que porte la Figure 3, sert à fixer la gaîne dans le manche par un écrou, *Fig.* 6, placé intérieurement au manche : c'est ce qu'on peut voir en *C*, *Fig.* 4.

Sur la jonction même des deux branches, on fait une rainure au ciselet pour découvrir la cannelure du centre ; cette rainure sert à loger une bascule vue de face en *D*, *Fig.* 1, & vue de côté en *d*, *Fig.* 2, laquelle est garnie d'un ressort par un bout, & de l'autre *e*, d'un tenon qui se loge dans une coche : c'est le méchanisme qui fixe l'instrument, soit ouvert en croix ou fermé. La coche qui reçoit le tenon de la bascule, est visible en *E*, *Fig.* 5.

La double croix est composée de huit branches parfaitement égales : elles portent chacune 14 lignes de long, y compris les charnieres, 3 lignes de large, & une ligne d'épaisseur : elles sont ajustées à charniere deux à deux, comme on le voit en *D*, *Fig.* 1 : elles sont dressées ; & en *K K*, *Fig.* 2, on voit que la croix est deux fois double, de maniere que la branche de dessous sert d'arc-boutant à celle de dessus : c'est ce qui doit être fait avec précision ; car si le tout ne se soutenoit pas mutuellement avec égalité de force, jamais de si petites charnieres & de si petites goupilles n'auroient assez de force pour tirer une tête enclavée au passage.

Les branches qui composent la croix, sont non-seulement ajustées ensemble à charniere par leur milieu *G*, elles le sont encore par les deux extrémités d'un côté, au bout supérieur de la gaîne *j*, dont une sur chaque face : on en voit la figure en plan par la Figure 7, qui est la même chose qu'en *B*, *Fig.* 3 ; ainsi les quatre faces *i i i i*, sont les quatre charnieres femelles qui reçoivent les charnons mâles des branches, comme on les voit assemblées en *j*, *Fig.* 1.

Les autres extrémités des branches sont ajustées à charniere en *H* ; mais c'est à la tige, *Fig.* 5, que l'union se fait, laquelle est représentée en plan, *Fig.* 8 ; le bout de la tige *M* porte une petite partie taraudée pour recevoir le perforatif *N*, qui est à quatre tranchants & bien pointu, parce qu'il est destiné à percer le crâne ; mais dans le cas où il ne faut point faire de trou, on ôte le perforatif pour substituer en sa place un bouton fait en poire, représenté par la Figure 9.

La Figure 10 représente un Tourne-vis, qui se place, avec le bouton, dans une loge creusée dans l'épaisseur du manche en *Q*, fermée ensuite par une coulisse *P*, *Fig.* 2.

A l'extrémité de la tige, *Fig.* 5, est un trou qui reçoit à vis un bouton olivaire : c'est celui que l'on voit placé en *X*, *Fig.* 1, & en *R*, *Fig.* 2 ; la tige de ce bouton coule dans une rainure faite au ciselet sur une face de la gaîne vue en *rr*, *Fig.* 3 ; c'est ce bouton qui donne la prise pour faire monter la tige, & pour écarter les branches, afin de former la croix.

Pour faire jouer l'instrument, on appuie du pouce sur la bascule *D*, *Fig.* 1, pour faire sortir le tenon de la coche ; lorsqu'il a lâché prise, on fait descendre le bouton *X* jusqu'en *V*, & alors l'instrument forme la double croix, comme le fait voir la Figure 2. Pour le tenir fixe dans cette position, c'est une seconde coche faite à la tige en *S*, *Fig.* 5, qui reçoit le tenon de la bascule.

Ce qu'il y a de plus difficile à exécuter dans cet instrument, ce sont les branches qui forment la croix ; pour que le jeu s'en fasse bien, il faut que toutes les branches soient parfaitement égales : pour y bien réussir, il faut nécessairement faire un modele d'acier, le percer, le bien dresser, le mettre de la longueur & de la largeur convenables, & enfin lui donner exactement la forme des charnieres & toutes les dimensions qu'il doit avoir ; après cela il faut le tremper & le recuire à la couleur de cuivre rouge, afin qu'il conserve de la dureté pour ne pas être gâté par un coup de lime : car il vaut mieux user une ou deux limes par un mauvais coup, que de s'exposer à gâter un modele auquel on a mis bien du temps pour le faire bien juste, & qui peut servir à faire plusieurs autres instruments de son espece, lorsqu'il est bien conservé.

Il est aisé de juger que lorsqu'on limera & percera tous les bras de la croix ensemble sur ce modele bien fait, & qu'on y donnera toute son attention, on trouvera sans peine toute la précision possible dans l'ajustement de la double croix.

De toutes les pieces qui composent cet instrument, on ne trempe que le ressort & le perforatif ; comme ce dernier doit percer les os du crâne, il convient de lui donner le recuit à la couleur d'or : ensuite on fera les tranchants à la meule ; mais le poli se donnera à la pierre du Levant à l'huile, parce que les quarres gâteroient certainement la polissoire, & l'Ouvrier s'estropieroit infailliblement lui-même.

Le prix du Tire-tête de M. Baquier, est de 72 liv.

ARTICLE SEIZIEME.

Du Porte-Fronde de M. Pean.

M. Pean voulant faciliter les Accouchements, même les naturels, en supposant que les eaux soient écoulées, & que la mere soit fatiguée par des douleurs lentes, a imaginé un instrument appellé *Porte-Fronde*, pour porter des rubans derriere la tête de l'enfant, en environner le col, & par-là accoucher la mere. PLANCHE 171.

Cet instrument est composé de deux branches d'acier bien élastiques, montées chacune sur une moitié de manche, & leur extrémité est percée d'un œil à chacune, pour recevoir & contenir les rubans que l'on veut introduire.

La Figure 1 représente l'instrument garni de sa fronde, les branches étant l'une contre l'autre prêtes à être jointes comme il les faut pour l'introduction: elles sont représentées un peu éloignées, afin de faire voir la languette *e e*, qui doit se loger dans la rainure *i i*, comme on la voit ponctuée en *i i*, ce qui en indique la profondeur: elle est représentée de face en *r r*, *Fig.* 2.

Quand on veut introduire les branches avec la fronde, on les unit immédiatement, en sorte qu'elles se touchent; alors au lieu de 6 lignes de distance où on les voit en *A*, elles sont au contraire rapprochées au point de n'avoir que deux lignes de distance.

La fronde n'est autre chose qu'un ruban de fil de 4 lignes de large, sur une aune de long; au milieu de celui-ci on en ajuste un autre de demi-aune & de même largeur, bien cousus ensemble en *A*, & applatis de maniere que cette fronde ressemble au bandage appellé T, fort en usage en Chirurgie.

L'application de cet instrument se fait de cette maniere: Les branches étant jointes ensemble sur le côté, comme le fait voir la Figure 1, mais se touchant, les deux bouts du ruban passés dans l'œil, comme l'indique *b b*, on prend les trois bouts du ruban comme appliqués sur les branches, pour les tenir tendus; alors on introduit l'instrument dans le vagin par la partie supérieure de l'orifice: on a soin que la fronde ne fasse pas de bourrelet; & lorsqu'on juge être arrivé au col de l'enfant, on prend le bout de la fronde *C*, pour le placer sur le ventre de la mere, vers le nombril; ensuite on dégage les deux manches *Es*, en faisant sortir la languette de sa rainure, & l'on donne une des branches avec son ruban à tenir à un Aide, qui doit le contenir ferme. Pendant ce temps l'Accoucheur tient l'autre branche, avec laquelle il tâche de faire le demi-tour de la tête, afin que le ruban environne la moitié de la circonférence du col de l'enfant. Etant parvenu sous le menton, il prend la branche que l'Aide tient, & lui donne à tenir celle qui vient d'être placée.

Supposons qu'il ait placé la premiere à droite, il fait faire faire à la seconde un semblable trajet qu'a fait la premiere, mais en sens contraire; car l'une étant à droite, l'autre doit être à gauche.

Quand la seconde branche est parvenue sous le menton, les deux branches se rencontrent; alors on joint les deux branches ensemble, comme le représente la Figure 2, (par le méchanisme du manche, que nous expliquerons ci-après); alors tirant les branches un peu à soi, on les fait tourner pour tordre les deux rubans ensemble jusqu'à 15 ou 16 tours, & retirant l'instrument à mesure qu'on tord, afin de ne pas trop forcer l'étranglement; on s'empare du troisieme ruban pour le joindre aux deux autres: on pose l'instrument, & l'on accouche la mere. Cet instrument n'est pas encore publié par l'Auteur: je donne, comme on le voit, une courte explication de son usage, en attendant que M. Pean veuille bien nous en détailler toutes les circonstances.

Les

Les branches de cet inſtrument ſont forgées d'acier bien net, bien écroui, & point trempé; le manche eſt fait de deux côtes d'ébene clouées ſur la plate-ſemelle ou ſoie plate; de ſorte que quand les deux branches ſont jointes enſemble comme l'indique la Figure 2, & juſqu'à ſe toucher, on n'apperçoit qu'un ſeul manche.

La jonction ſe fait par le moyen d'une baſcule placée intérieurement entre la ſoie & la côte d'ébene; mais c'eſt la côte qui eſt évuidée au ciſeau pour faire la place de cette baſcule. La Figure 3 repréſente le manche où l'on apperçoit l'évidement de *t* en *t*: en *x* on voit le trou par où paſſe la vis, qui fixe la baſcule avec le manche.

La Figure 4 repréſente la baſcule avec ſon reſſort de renvoi *K*: en *L* eſt le trou par où paſſe la vis fixative; la partie ſupérieure eſt rendue propre à recevoir le mentonnet repréſenté par la Figure 5; de ſorte que la pointe *o* étant limée en pente, auſſi-tôt qu'on la préſente, elle fait lever la baſcule à meſure qu'on la comprime; & lorſque la partie *M*, *Fig.* 4, eſt parvenue derriere le mentonnet où ſe trouve l'échancrure *j*, ils font enſemble l'effet d'un loquet par l'élaſticité du reſſort. Pour ſéparer les branches, il ne faut qu'appuyer le pouce ſur la baſcule en *P*, *Fig.* 2, & le loquet lâche priſe de lui-même. Ce loquet eſt placé vers le bout ſupérieur *N* du manche, *Fig.* 2; car ſi on le plaçoit au bas, il ne tiendroit pas les branches aſſez ſerrées enſemble: *q* eſt un cône d'acier qui ſe place dans le trou du manche fraiſé pour le recevoir: c'eſt un tenon qui empêche que les branches ne varient de côté.

L'opération Céſarienne n'a pas porté les Chirurgiens à inventer quelque inſtrument particulier à cet égard; nos Anciens étoient partagés là-deſſus: les uns ſe ſervoient d'un Raſoir ordinaire, d'autres d'un Raſoir fixe ſur ſon manche, d'autres d'un Scalpel à dos un peu long, & d'autres d'un Biſtouri droit ordinaire, de 4 pouces de lame, fermant, à manche d'écaille. Voyez la Figure 7, *Pl.* 84. M. Levret a imaginé qu'un Biſtouri dont le tranchant ſeroit ſur la convexité, ſeroit préférable à tous les autres inſtruments, parce qu'il embraſſeroit une plus longue étendue de chairs. Ce Biſtouri eſt repréſenté *Fig.* 9, *Pl.* 84, faiſant partie de l'Etui portatif.

Le Porte-fronde de M. Pean eſt du prix de 18 liv.

ARTICLE DIX-SEPTIEME.

Des Inſtruments propres à couper le cordon ombilical aux Enfants.

Il convient de finir le Chapitre des Accouchements, par les inſtruments dont on ſe ſert pour couper le cordon ombilical. PLANCHE 171.

La Figure 6 repréſente les Ciſeaux pour faire cette opération: c'eſt l'inſtrument le plus ordinaire, & celui qui eſt entre les mains des Sages-femmes; du moins elles doivent toutes en avoir de ſemblables, c'eſt-à-dire, que les pointes ſoient très-mouſſes & bien arrondies, afin de ne pas riſquer de bleſſer l'enfant, & même la mere, ſoit en faiſant l'opération ou en poſant les Ciſeaux. Les tranchants doivent être bons & fins, c'eſt-à-dire, qu'ils ne doivent avoir d'autres biſeaux que celui que lui peut faire la pierre à l'huile, pour emporter le morfil.

La Figure 7 repréſente les Ciſeaux de M. Levret, pour couper le cordon ombilical. Ils different des autres, 1°. par la longueur, parce qu'il s'en ſert pour d'autres opérations; 2°. en ce qu'ils ſont faits à tranchants un peu concaves, ce que l'on peut voir par *R*: cette concavité retient les choſes qu'on veut couper, les empêche de gliſſer, & fait, ſelon les termes de l'Art, que les Ciſeaux *ne fuyent pas la coupe*; par conſéquent ils coupent avec avantage le cordon, en le tenant comme entre deux demi-cercles; mais il ne faut pas porter cette concavité à l'excès; car les tranchants s'ébrécheroient. On peut conſulter la Figure; car c'eſt tout ce qu'ils peuvent porter: le cercle eſt de 9 pouces de rayon. Ces Ciſeaux exigent d'être mis parfaitement bien à la coupe; pour cet effet, il faut conſulter le Chapitre XXV, premiere Partie, qui enſeigne la maniere de faire des Ciſeaux, & celle de les bien mettre à la coupe.

Les Ciſeaux pour couper le cordon ombilical, repréſentés par la Figure 6, ſont du prix de 3 livres; ceux de M. Levret, *Fig.* 7, ſont de 6 liv.

CHAPITRE QUARANTE-NEUVIEME.

Des Instruments pour couper le Filet aux Enfants nouveaux nés ; & ceux pour faire l'Inoculation de la petite vérole.

DANS le nombre des opérations de Chirurgie, on comprend celle de couper le filet aux enfants qui naissent avec une membrane, tenant en quelque sorte leur langue attachée à la mâchoire inférieure, non-seulement jusqu'à les empêcher de la sortir hors de la bouche, mais encore jusqu'à mettre un obstacle au mouvement que l'enfant doit faire pour téter; alors il faut indispensablement faire l'opération.

Les premiers moyens que la Chirurgie ait mis en usage, sont deux instruments, l'un pour tenir la langue élevée, & l'autre une paire de Ciseaux à pointes mousses, pour couper ce filet sans toucher à la langue.

ARTICLE PREMIER.

Des anciens Instruments pour couper le Filet.

LA Figure 1 représente une Fourchette à pointes mousses & même boutonnées, avec laquelle on releve la langue; & tenant l'instrument obliquement par la platine *b*, de maniere que la membrane soit entre les deux fourchons *a*, on coupe le filet avec une paire de Ciseaux à pointes mousses. PLANCHE 172.

La Figure 2 représente un instrument destiné au même usage; la partie *A B* est une platine d'une ligne d'épaisseur, fendue au bout *B* pour donner entrée au filet: en *D* est un anneau servant à contenir l'instrument avec fermeté.

On fait ces deux instruments indifféremment d'argent ou d'acier bien poli: qu'ils soient d'un métal ou de l'autre, il importe beaucoup que les quarres soient bien arrondies. Quant à la Figure 1, ils le sont naturellement, parce que toutes les parties sont rondes sur tous les sens.

Ces deux instruments sont du prix de deux livres la piece étant faits d'acier; & lorsqu'ils sont faits d'argent, la Figure 1 vaut 6 livres, & la Figure 2, 9 liv.

ARTICLE SECOND.

De l'Instrument à ressort de M. Petit.

FEU M. Petit a aussi enrichi la Chirurgie de quelques instruments pour couper le filet. La Figure 4 représente le premier; il est composé d'une platine d'argent *c d*, avec un anneau *E*, qui sert à tenir ferme l'instrument. Cette platine est ployée en *e*, pour servir de gaîne & de préservatif à la pointe du Bistouri; cette gaîne est fendue au bout *e*, pour loger le filet, afin qu'il soit coupé ensuite par PLANCHE 172.

la pointe du Biſtouri. On remarque dans la même Figure le Biſtouri bandé par le reſſort avant de faire l'opération : on y voit en *f* le côté du dos du Biſtouri.

La Figure 5 fait voir l'inſtrument comme après avoir fait l'opération : on y voit que le tranchant a paſſé la fente *e*, & qu'il ſe trouve de l'autre côté de la platine en *g*.

En *H* on voit la vis qui tient le Biſtouri ſur la platine, & qui eſt comme l'axe de l'inſtrument : en *K*, eſt un bouton viſſé ſur la queue du Biſtouri, lequel ſert à bander le reſſort ; ce dernier eſt fixé à la platine par une vis *h*, & ſoutenu par un pied en *j*. Pour bander l'inſtrument, on appuie avec le pouce ſur la baſcule *i*, l'autre bout ſe leve ; & appuyant l'autre pouce ſur le bouton *K*, on force le tenon *L* à ſe loger dans la coche de la baſcule, ainſi qu'on les voit joints en *M*, *Fig.* 4.

La Figure 3 repréſente l'inſtrument de côté : on voit que la tige porte la charniere femelle en *n*, & que celle-ci porte la baſcule. La tige de la platine porte en *o* le reſſort de renvoi. Le Biſtouri doit être d'acier pur & bien net ; ſon tranchant doit être fin : le recuit eſt à la couleur d'or ; il doit être affilé ſur les pierres à Lancettes. Cet inſtrument eſt du prix de 18 liv.

ARTICLE TROISIEME.

Des Ciſeaux à gaîne & à reſſort, de feu M. Petit, pour couper le filet.

PLANCHE 172.

LA Figure 6 repréſente deux branches de Ciſeaux ſéparés de la gaîne, & celle-ci eſt repréſentée par la Figure 7. En *N* eſt un trou qui reçoit un tenon viſſé ſur l'écuſſon d'une branche de Ciſeaux que l'on voit en *k*, *Fig.* 6 ; l'autre trou ſert à recevoir une vis à bouton, que l'on voit en *M*, *Fig.* 8, lequel bouton à vis fixe les deux branches de Ciſeaux & la gaîne tout enſemble, comme le repréſente cette derniere figure : on peut voir qu'elle eſt prête à opérer. En *a*, eſt fixé un reſſort qui tient les lames écartées l'une de l'autre ; l'une des lames a la pointe arrêtée par une traverſe ou goupille en *o* : elle eſt aſſujettie à la gaîne de maniere à retenir le tranchant tout au bord de la fente de la gaîne ; l'autre lame n'eſt retenue que par l'axe, elle ſeule eſt mobile ; ainſi en portant la gaîne ſous la langue de l'enfant, on fait entrer la membrane dans la fente de la gaîne, laquelle y étant, on ſerre les branches des Ciſeaux, les lames ſe rapprochent & coupent la membrane. Les branches de ces Ciſeaux n'ont point d'anneaux, & ſont faites en pince ; d'ailleurs, les Ciſeaux ne different point des autres quant à la forge, à la trempe & à l'émouture. Voyez le Chapitre XXV, premiere Partie. Il ne doit point y avoir de biſeau ſur le tranchant, que celui de la pierre à l'huile, afin que les Ciſeaux coupent la membrane nettement ; pour cet effet, ſi les pointes n'étoient pas franches, elles ne feroient pas bien l'opération : pour s'en aſſurer, il faut eſſayer ſi elles coupent bien du cannepin bien fin ; au défaut

défaut de ce dernier, on peut faire cet essai sur du papier fin, qu'on doit mouiller; si l'une ou l'autre de ces substances est bien coupée sans accrocher, ni déchirer, ni laisser de la barbe après, les Ciseaux feront bien l'opération.

On remarque encore que les pointes doivent toucher à l'épaisseur d'un cheveu près le fond du pli de la gaîne, afin que la membrane soit coupée le plus près qu'il est possible.

La gaîne peut être faite d'acier; mais il convient de la faire d'argent, par rapport à la rouille; mais de tel métal qu'on la fasse, il convient de démonter la gaîne après avoir fait l'opération, ce qui ne consiste qu'à dévisser le bouton *M*; alors on essuie bien les pointes des Ciseaux sur-tout; car si on les laissoit rouiller, il faudroit les rogner, & les Ciseaux ne pourroient plus servir. Si la gaîne est faite d'acier, il faut laisser l'instrument tout démonté jusqu'à une autre opération, & cela toujours pour éviter la rouille. Cet instrument est du prix de 18 liv. ayant la gaîne d'argent, & 15 liv. avec la gaîne d'acier.

ARTICLE QUATRIEME.

Du Bistouri fixe & courbe, de M. Pean, pour couper le filet.

LA Figure 9 représente un Bistouri courbe & fixe sur son manche, imaginé par M. Pean, pour couper le filet; c'est une espece de Déchaussoir dont on se sert pour les gencives. PLANCHE 172.

Cet instrument est monté sur un petit manche d'ivoire ou de nacre de perle; son tranchant est à sa concavité, & le dos sur la convexité: la pointe est aussi aiguë & aussi délicate que celle d'une Lancette, parce que cette pointe pique la membrane dans sa naissance; & à mesure que l'instrument avance, elle se trouve coupée avant qu'elle soit parvenue jusqu'à la concavité, parce que l'instrument fait le coin. Pour que l'instrument fasse bien l'opération, il faut que non-seulement la pointe soit bonne, mais encore que le tranchant coupe parfaitement bien, & que le dos soit bien arrondi & poli: les pierres des Lancettes doivent servir pour l'affiler. Cet instrument est du prix d'une livre 10 s. emmanché en ivoire.

ARTICLE CINQUIEME.

Des Instruments pour l'inoculation de la petite vérole.

COMME il y a des méthodes particulieres pour toutes les autres opérations, il y en a de même plusieurs pour l'inoculation de la petite vérole. Les uns se servent d'un Bistouri ordinaire & droit, d'autres se servent d'un Bistouri à tranchant convexe; d'autres encore se servent d'une Lancette à grain d'orge: pour ces méthodes il n'y a point d'instruments particuliers; ce sont les mêmes Bistouris décrits au Chapitre XXXVII, & les mêmes Lancettes dont on se sert pour ſaigner, décrites au Chapitre XXXIV, qui ſervent à opérer dans ces cas. Mais en voici qui ont été imaginés exprès pour cette opération.

ARTICLE SIXIEME.

De l'Inoculateur de M. Tronchin (*).

PLANCHE 172.

CET Inoculateur eſt compoſé d'une boîte d'argent qui renferme un Biſtouri, & un reſſort qui renvoie le Biſtouri dans la boîte après avoir fait l'inciſion.

La Figure 9 repréſente l'intérieur de la boîte : on voit la poſition du Biſtouri & celle du reſſort; & enfin comment le bouton ſe trouve viſſé ſur la queue du Biſtouri.

La Figure 10 fait voir la boîte du côté de la fente, qui permet l'iſſue au tranchant du Biſtouri; cette fente eſt fixée à 12 lignes de *P* en *q* : *s* montre le bout de la vis qui fixe le reſſort ſur la boîte.

La Figure 11 repréſente la boîte du côté du bouton, ce qui fait voir la fente de *r* en *R*, qui en détermine le trajet: c'eſt ſur la couliſſe qui ferme la boîte, que cette fente eſt faite.

La Figure 12 repréſente le Biſtouri, lequel eſt à tranchant en *ſ*; ce tranchant doit être parfaitement bon: il doit plier ſur l'ongle comme un Raſoir, & être affilé ſur les pierres à Lancettes.

Pour opérer avec cet inſtrument, on poſe la boîte ſur la chair, du côté de la fente *P q*, *Fig.* 10; alors appuyant le pouce ſur le bouton, le tranchant ſort d'une ligne, & l'inciſion ſe fait en tirant le bouton en bas; ce mouvement fait parcourir l'eſpace dè *t* en *T*, *Fig.* 9, ce qui ſuffit pour que le tranchant, en ſciant, faſſe une inciſion longitudinale de 10 à 11 lignes de longueur, & d'une ligne de profondeur; pour cet effet le tranchant déborde la gaîne d'une ligne & un quart; d'ailleurs, on a la facilité de fixer ſoi-même la ſaillie du tranchant, au moyen du bouton à vis, qu'on peut déviſſer pour faire l'inciſion plus profonde, ou qu'on peut viſſer pour la faire moins profonde, par la raiſon que la tête du bouton appuie ſur la boîte.

La boîte de cet inſtrument eſt faite de deux platines d'argent de 3 pouces de long, de 5 lignes de large, & une d'épaiſſeur; d'une troiſieme lame qui ſert d'entre-deux, ajuſtée & ſoudée ſur le bord en *T t*; après cela on ajuſte une couliſſe, à laquelle on fait un rouleau en *u*, pour la tirer de l'étui; enſuite on fait les rainures au burin, au ciſelet, & avec de petites limes. Cet Inoculateur eſt du prix de 18 liv.

(*) M. Tronchin, Médecin de S. A. S. Mgr. le Duc d'Orléans.

ARTICLE SEPTIEME.

De l'Inoculateur du Docteur Gatti.

LA Figure 13 repréſente cet Inoculateur; il eſt compoſé d'une platine d'acier, de figure ovale, percée de petits trous tout autour, pour être couverte de peau: on peut cependant ſe paſſer de cette couverture; il ſuffit que l'inſtrument ſoit bien poli. Cette platine eſt concave en deſſous pour bien plaquer ſur le bras: il y a une fente de 8 lignes en deſſous, pour donner une iſſue & borner la courſe du tranchant du Biſtouri. PLANCHE 172.

La Figure 14 fait voir l'inſtrument de côté; en *v* eſt une piece d'acier refendue à la lime & ſoudée ſur la platine; cette piece eſt comme la noix de l'inſtrument: en *y* eſt une vis qui ſe viſſe ſur la noix; cette vis ſert à déterminer la ſaillie du tranchant, parce que le bout intérieur de la vis appuie ſur le dos: en *x* eſt un quarré rivé ſur la platine en deſſous par un pied; & entre le quarré & la platine, eſt un petit reſſort qui renvoie le Biſtouri dans la noix. Ce quarré porte un pivot taraudé, qui traverſe la fenêtre de la queue du Biſtouri; enſuite un petit écrou dont la tête eſt de figure octogone retient les pieces enſemble.

Pour opérer avec cet inſtrument, on commence par donner au Biſtouri la ſaillie telle qu'on la deſire en viſſant ou déviſſant la vis; on applique enſuite la platine ſur le bras, la tenant fixe d'une main, de l'autre on prend le talon *Y* du Biſtouri: en le tirant en bas, le tranchant ſcie & fait l'inciſion.

La Figure 15 repréſente le Biſtouri ſéparé, pour faire voir la largeur de ſa lame, & l'épaiſſeur de ſa queue; le tranchant eſt à ſa partie *X*, fait ſur les indications du précédent, *Fig.* 12.

La Figure 16 repréſente auſſi le Biſtouri, mais ſur l'épaiſſeur de ſa lame, & ſur la largeur de la queue: en *Z* eſt la fenêtre par où paſſe la vis déſignée par *z*, *Fig.* 14, & ſur laquelle repoſe l'écrou; c'eſt la longueur de cette fenêtre qui détermine la courſe du Biſtouri, pour la longueur de l'inciſion.

La Figure 17 repréſente la coupe tranſverſale de la platine, pour faire voir la forme de la concavité, & l'épaiſſeur de la platine, ainſi que la fente de la noix, dans laquelle ſe trouve logée la lame du Biſtouri.

Cet Inoculateur eſt du prix de 12 liv. Etant fait tout en acier, on peut faire la platine d'argent, en la réſervant de l'épaiſſeur de trois quarts de ligne; alors l'inſtrument vaudroit 18 liv.

CHAPITRE CINQUANTIEME.

Réflexions sur les usages des Instruments d'acier, considérés comme sujets à la rouille; moyens de les en garantir, soit dans les Arsenaux de Chirurgie, soit dans la traversée des mers, & de les mettre dans le meilleur état après les opérations.

S'il étoit possible de détruire les causes qui font rouiller l'acier, ce métal deviendroit bien plus estimable & plus précieux que l'or; non-seulement les Instruments en seroient plus agréables à la vue, mais encore les services en seroient de plus longue durée, les opérations beaucoup mieux faites, & les succès en seroient incomparablement plus heureux. Mais cette découverte, en supposant qu'elle soit possible, est encore à sortir du sein de la Chimie; par conséquent elle reste toujours à desirer.

La cause de la rouille de l'acier, vient de ce que les substances dont il est composé sont mal liées, mal digérées ensemble, ce qui les rend naturellement plus faciles à être décomposées.

Bien des gens ont fait beaucoup de recherches & de tentatives pour empêcher l'acier de se rouiller; on compte même un bon nombre de préparations qu'on appelle des *secrets*, qui sont la plûpart non-seulement dispendieux, mais encore impratiquables pour des Particuliers. Ces especes de vernis augmentent nécessairement l'épaisseur des tranchants; à cet égard les instruments sont hors de service; par conséquent ces compositions sont totalement inadmissibles pour tous les Instruments de Chirurgie tranchants. Pour ceux qui n'ont point de tranchants, & qui n'entrent pas moins dans le corps humain, il ne seroit jamais possible de les rendre propres après qu'on s'en seroit servi. De plus, la plupart ont des charnieres, des ressorts, des vis, & d'autres assemblages qui ne joueroient plus, qui cesseroient leurs fonctions principales, si on les enduisoit avec quelques-unes de ces compositions.

Nous venons de dire que le germe de la rouille réside dans l'acier même; ce métal est essentiellement composé de sel vitriolique, de soufre & de terre imparfaitement combinés ensemble; lorsque l'air les frappe immédiatement, il lui imprime son sel âcre & son humidité naturelle, qui s'insinuent dans ses pores, se mêlent avec le sel vitriolique de l'acier, aussi bien qu'avec les autres substances dont il est composé: il en résulte un corrosif, qui étant mis en mouvement par ces mélanges, & sur-tout par l'humidité, détruit & décompose le métal, & le réduit en une espece de terre destituée de tout phlogistique que ce corrosif a entiérement dévoré: c'est cette terre qu'on appelle *Rouille*.

On

On peut dire, comme il paroît le plus vraisemblable, que l'humidité de l'air est la principale cause de cet effet, sur-tout d'un air grossier ou chargé de sel, tel que celui qui est contenu dans une cave, dans une salle au rez-de-chaussée, dans un vaisseau sur mer; c'est dans ce cas où la rouille fait de plus grands ravages : cela est assez bien prouvé par la pratique ordinaire. Il est effectivement d'expérience journaliere, que si l'on tient de l'acier bien poli dans une armoire placée dans une chambre à feu, il se conservera long-temps sans se rouiller.

Beaucoup de substances âcres, comme les sels, les acides & les corrosifs, sont bien plus actives & plus promptes à faire rouiller l'acier que l'air; cependant cette activité n'a lieu qu'avec le contact de l'air, & d'un air renouvellé : car si l'on frotte le métal avec de l'eau salée ou avec du vinaigre, & qu'on le renferme sur le champ dans une bouteille bien bouchée, la rouille n'y prendra point; la liqueur séchera sans commencer la décomposition de l'acier.

L'eau commune, sans aucune préparation, agit assez subitement sur l'acier; mais c'est lorsqu'il est exposé à l'air libre : car si l'on met un morceau d'acier poli dans un vase plein d'eau, l'acier noircira au bout d'environ un mois, mais encore il n'y aura aucun commencement de rouille.

Ces expériences démontrent évidemment que l'air est la principale cause de la rouille dans l'acier; d'où il résulte que si l'on veut empêcher ce métal de se rouiller, & s'opposer totalement aux progrès de la rouille, il faut fermer les pores du métal avec des substances grasses & huileuses; mais il faut être bien assuré que ces substances aient été préparées sans eau ni aucun acide.

ARTICLE PREMIER.

Des substances propres à conserver l'acier contre les attaques de la rouille; composition d'une huile à cet effet.

J'AI fait usage de bien des sortes de graisses d'animaux; j'en ai toujours été mal satisfait. Les graisses de bœuf & de mouton, qui font le suif, sont travaillées dans des chaudieres pleines d'eau : la graisse de porc n'en vaut pas mieux; mais la meilleure raison est que toutes les graisses contiennent un acide, qui, quoique absorbé dans leur huile tant qu'elles sont récentes, vient cependant à se développer quand elles rancissent, & cet acide devient d'autant plus âcre, que les graisses sont plus vieilles; cet acide devient caustique avec le temps; & un instrument qu'on auroit enduit de quelque graisse que ce soit, peut demeurer plusieurs années sans que l'occasion se présente d'en faire usage; dans ce cas la graisse se ranciroit jusqu'à devenir âcre, & même caustique, ce qui produiroit infailliblement la rouille.

Il faut avoir recours à l'huile d'olive ; cette ſubſtance contient également un acide qui ſe développe lorſque l'huile rancit ; mais on ſait, par expérience, que cet acide, qui eſt un diſſolvant pour le cuivre, le plomb, &c, n'attaque que très-difficilement l'acier, & la préparation ſuivante contribue beaucoup à la conſervation de ce métal.

On prendra de l'huile d'olive, la plus claire & la meilleure, ſuppoſons-en la quantité d'une demi-livre ; il faut la mettre dans un pot de fayence ; enſuite on fera fondre environ trois onces de plomb, & on le verſera tout fondu dans l'huile. Ce plomb étant éteint, il faut tranſvaſer cette huile (ſans le plomb) dans une bouteille de verre propre à être bien bouchée, & dans laquelle on aura mis auparavant deux onces de cinabre : lorſque le tout y ſera, on remuera bien la bouteille, pour lier enſemble l'huile & le cinabre ; enſuite on laiſſera repoſer la préparation, que nous appellerons *huile plombée*.

ARTICLE SECOND.

Maniere de frotter les Inſtruments avec l'huile plombée.

ON peut appliquer l'huile ſur les Inſtruments, de deux manieres. La premiere, c'eſt de tremper dans l'huile un morceau de linge fin, blanc & ſec, & avec ce linge frotter les Inſtruments ; mais le linge s'empare de beaucoup d'huile qui devient en pure perte.

La ſeconde maniere eſt préférable ; après avoir bien eſſuyé les Inſtruments avec un linge bien ſec, prenez l'huile dans la bouteille avec une plume, & la mettez ſur l'Inſtrument ; ayant les mains nettes & ſeches, étendez bien l'huile avec les doigts. Il eſt inutile d'en mettre une grande quantité ; mais il importe beaucoup d'en bien couvrir toutes les ſurfaces du métal, en ſorte qu'il y en ait par-tout, afin que tous les pores ſe trouvent bien bouchés, ainſi que les traits de la lime & de la meule, que le poli n'a pas emporté.

Cette préparation n'empêche pas le Chirurgien d'opérer avec un Inſtrument ſans l'eſſuyer ; c'eſt un motif de plus qui doit faire préférer cette méthode à celle d'employer des graiſſes & du ſuif, parce qu'outre les préparations que j'ai données ci-deſſus, les Inſtruments qui ont été préparés avec l'une des dernieres ſubſtances, (ſuif ou graiſſes) ne peuvent pas ſervir ſur le corps humain, qu'au préalable on ne les ait eſſuyés avec un linge chaud, après même avoir fait un peu chauffer les Inſtruments, le tout pour faire fondre les ſubſtances qui ſe ſont ſéchées & durcies ſur le métal. L'huile d'olive, préparée comme ci-deſſus, eſt ce que j'ai trouvé de mieux pour entretenir les Inſtruments en état de propreté dans les voyages, & même juſqu'à la traverſée des mers.

Les Chirurgiens domiciliés peuvent faire uſage de cette huile pour en frotter les Inſtruments, & les renfermer dans des armoires ou vitrées ou fermant à portes. Il eſt bon, & même néceſſaire, que les Inſtruments ſoient ſuſpendus & un peu ſéparés les uns des autres, en ſorte qu'ils ne ſe touchent point entr'eux. Il convient encore que les armoires ſoient dans des chambres à feu, & point dans des rez-de-chauſſées.

Ceux qui ne font point uſage des armoires vitrées, qui tiennent leurs Inſtruments dans des commodes, ou dans des boîtes, ou dans des caiſſes, doivent avoir la précaution de les poſer ſur de la laine, non pas ſur du coton, & tenir les caiſſes fermées. Si cette laine étoit imbibée d'un peu d'huile de plomb, cela ne pourroit produire qu'un bon effet.

Après avoir fait quelques opérations, les Inſtruments ſont preſque toujours tout couverts de ſang; or, il eſt de la ſageſſe du Chirurgien de ne pas le laiſſer ſéjourner & ſécher deſſus. Immédiatement après l'opération, il convient d'avoir un vaſe plein d'eau un peu chaude, de mettre les Inſtruments dans le vaſe, pour entretenir la fluidité du ſang, & pour ramollir & détacher celui qui eſt déja ſéché; enſuite on lavera toutes les parties de l'Inſtrument l'une après l'autre: on pourra ſe ſervir de ſes mains pour les faces planes & les rondes, & d'une plume pour laver les rainures, les gouttieres & les concavités. La ſageſſe, la prudence, l'humanité, tout porte l'Artiſte à ne pas négliger ces ſoins. A meſure que l'un lave les Inſtruments, un autre doit les eſſuyer & y mettre l'huile.

Quelques Praticiens ſont dans l'uſage, avant de faire une opération, d'oindre les Inſtruments avec de l'huile d'olive; cette précaution eſt des plus louables: il en réſulte pluſieurs grands avantages, les Sondes, les Speculum, les Tire-balles, & tous les Dilatatoires entrent beaucoup mieux lorſqu'ils ſont huilés, que lorſqu'ils ne le ſont pas: il s'en faut bien que le ſang s'attache auſſi promptement & auſſi fortement ſur un Inſtrument huilé, que ſur celui qui ne l'eſt pas; or en joignant à ces deux effets & à beaucoup d'autres, celui que les Inſtruments en ſeront plutôt lavés, plutôt nétoyés, & ſe ſoutiendront plus beaux & plus propres pendant des années, on ne doit point ſe refuſer à ces ſoins, d'autant plus qu'ils ne ſont point diſpendieux, & qu'ils tournent tous à l'avantage & à la ſatisfaction du Chirurgien, ce qui ne peut que contribuer à la gloire de la Chirurgie, qui fait aujourd'hui un Corps bien célebre, étant compoſé d'un grand nombre de ſavants Artiſtes, auxquels j'ai eu l'avantage de conſacrer depuis long-temps mes travaux & mes veilles.

J'ajouterai, en finiſſant ces réflexions, que quoique je me ſois ſervi partout du mot *Acier*, on doit auſſi entendre le fer; quoique ce dernier ſoit ſuſceptible de ſe rouiller plus promptement, comme n'étant pas aſſez purgé des ſels groſſiers du laitier, &c.

Je dis de plus, que la même huile de plomb qu'on a mise sur un Instrument, ne doit pas être regardée comme un préservatif continuel ; le plomb, il est vrai, absorbe l'acide de l'huile ; mais il ne peut pas le détruire entiérement. Il est donc convenable de n'en laisser subsister une couche que six ou sept mois ; après lequel espace, pour prévenir l'entiere coagulation, on doit essuyer l'Instrument avec un linge un peu chaud, bien emporter la premiere couche, ensuite mettre une nouvelle couche d'huile de plomb, & enfin répéter cette opération tous les six ou sept mois. Il est certain qu'avec ces précautions le fer & l'acier se conserveront pendant des siecles sans que la rouille y prenne, pourvu toutefois que le métal ait été bien fini, c'est-à dire, poli à traits perdus à l'émeri, & même à la potée.

Fin de la Seconde Section de la Seconde Partie de l'Art du Coutelier.

EXTRAIT DES REGISTRES

DE L'ACADÉMIE ROYALE DES SCIENCES.

Du 11 Juillet 1772.

MESSIEURS FOUGEROUX, MORAND & DUHAMEL, qui avoient été nommés pour examiner la Seconde Partie de l'*Art du Coutelier*, par M. PERRET, en ayant fait leur Rapport, l'Académie a jugé que M. PERRET avoit bien rempli son objet; que son Ouvrage étoit écrit avec ordre & avec clarté, & qu'il étoit digne de l'impression : en foi de quoi j'ai signé le présent Certificat. A Paris, le 12 Juillet 1772.

GRANDJEAN DE FOUCHY,
Secrétaire perpétuel de l'Académie Royale des Sciences.

VOCABULAIRE
DE L'ART DU COUTELIER.

A

ABAISSEUR *de la langue*; c'est le nom d'un Instrument de Chirurgie, *fig.* 48, *Pl.* 104, *pag.* 336.

Abâtardir, l'action de passer la lime bâtarde sur une piece lorsqu'elle est dégrossie, pour emporter les traits de la grosse lime.

Abattre les quarres. Il n'y a pas de terme auquel le Coutelier doive faire plus d'attention qu'à celui-ci; il doit abattre les quarres de chaque piece qu'il repasse sur la meule, sans quoi il sera certainement estropié au premier coup lorsqu'il posera la piece sur la polissoire pour la polir.

Acanthabolon; nom d'un instrument de Chirurgie, pour tirer les corps étrangers arrêtés dans les œsophages, *fig.* 18, *Pl.* 98, *pag.* 315.

Acérer; c'est mettre une mise d'acier quelconque sur une partie de fer, & les souder ensemble: on dit *acérer un marteau*, *&c.*

Acier: c'est le métal le plus dur, le plus fort & le plus sonore de tous. C'est un fer purgé, purifié & épuré de toutes les parties terreuses & laiteuses; susceptible de se surcharger de phlogistique par l'opération de la trempe, & acquérir un degré de dureté très-grand. Il y a plusieurs especes d'acier qui se réduisent à deux: le premier est l'acier naturel, qui est celui qui se fait par le seul degré de chaleur dans le fourneau où on fond la mine; le second, est celui qui se fait par la voie de la cémentation. On en fait en plusieurs pays du monde, en Stirie, en Suede, en Angleterre, en Hongrie, en Allemagne, en Italie, en France, à Rives, en Dauphiné, en Auvergne, en Franche-Comté, &c.

Adulte, terme de Chirurgie: il signifie l'homme fait.

Affiler; c'est passer un instrument sur la pierre qui lui est convenable pour emporter le morfil, & rendre le tranchant propre à bien couper. Voyez le Chapitre des Affilages, premiere Partie, *Chap.* 17.

Affileur, celui qui affile. Le Maître se réserve toujours ce travail. Voyez *Pl.* 22.

Affinage, ou *affiner l'or & l'argent*; c'est les mettre au titre prescrit par la loi du Prince.

Affûter. Ce terme désigne l'action de faire le tranchant aux outils en les passant sur un grais à affûter les outils de Menuisiers, de Charrons, &c.

Aigre, en parlant des métaux, lorsqu'ils sont cassants; quand ils ne sont pas bien purifiés, épurés, ils sont aigres.

Aiguille à broder au tambour, *fig.* 63, 64, *Pl.* 66.

Aiguille à lardoire, *fig.* 54, *Pl.* 83.

Aiguille, Instrument pour abattre la Cataracte, *fig.* 1, *Pl.* 116.

Aiguille courbe, pour faire les Sutures, n°s. 1, 2, 3, 4, 5, 6, 7, 8, 9, *Pl.* 82.

Aiguille à seton, *fig.* 17, *Pl.* 96.

Aiguille à seton transversal, *fig.* 12, 13, *Pl.* 111.

Aiguille à anévrisme, *fig.* 23, 26, 28, *Pl.* 96.

Aiguille de Chesselden, pour les amygdales, *fig.* 46, *Pl.* 104.

Aiguille de l'anus. Voyez *Sonde à fistule.*

Aiguiser. Ce terme désigne faire le tranchant à un instrument, à une arme. Ce terme n'est pas ordinaire parmi les Artistes: ils disent *repasser* ou *émoudre*, au lieu d'*aiguiser*; cependant parlant de l'action de la meule, il est plus énergique & plus françois de dire *la meule aiguise*, que *la meule émout.*

Ailée (Sonde) pour la Hernie, *fig.* 1, *Pl.* 99, *page* 317.

Ailée (Vis), c'est-à-dire, qu'on peut la visser & dévisser avec les doigts. Voyez *E*, *fig.* 10, *Pl.* 100.

Ajuster, joindre deux parties ensemble, en sorte qu'il n'y ait point de jour entr'elles: ajuster un Couteau, ajuster la lame avec son ressort, le manche avec l'un & l'autre, ajuster les deux branches de Ciseaux, &c.

Algalie, Sonde d'argent pour sonder une personne attaquée de la pierre, & pour la faire uriner. Voyez *Pl.* 157.

Algalie flexible, Sonde faite en lame spirale, *fig.* 24, *Pl.* 158, *page* 157.

Amorçer; c'est amincir le bout d'une barre d'acier, la mettre de la figure d'un bec-d'âne, pour la souder à chaude portée avec une autre piece de fer ou d'acier, *fig.* 6, *Pl.* 123.

Amputation, opération de Chirurgie: amputer ou couper un membre.

Anel; ses instruments pour les points lacrymaux, *Pl.* 122.

Arbre, d'une meule, d'une polissoire; morceau de fer d'un pied de long, appointé par les deux bouts: c'est l'axe de la meule, *fig.* 15, *Pl.* 8.

Arbre de Trépan; c'est le fût où se montent les Couronnes.

Arbre de Scie, fût où est monté le feuillet d'une Scie à couper un membre, *fig.* 5, *Pl.* 123.

Archet, outil composé d'une corde & d'un fleuret, servant à percer des trous, *fig.* 1, *Pl.* 10.

Auge, piece de bois de chêne creusée pour contenir de l'eau, & sur laquelle Auge on monte les meules & les polissoires, *fig.* 1, *Pl.* 7.

B

Baguette, appellée aussi *Jonc*; c'est une moulure en relief, arrondie entre deux filets.

Bain, parlant des métaux fondus. L'or, l'argent, le cuivre, &c. étant fondus dans le creuset, prêts à jetter dans la lingotiere, on dit alors *que la matiere est en bain.*

Balottage; c'est le mouvement que font deux pieces mal ajustées ensemble : une charniere, une jonction passée n'étant pas bien justes, il en résulte un balottage.

Banc à tirer, machine où est ajusté un moulinet pour passer les métaux à la filiere, & les réduire en fil rond ou plat, ou de bien d'autres figures, *fig.* 11, *Pl.* 23.

Bandage, appellé aussi *Brayer*, instrument d'acier recouvert de peau, pour contenir une descente.

Bandage, ou machine pour saigner aux jugulaires, *fig.* 9, *Pl.* 128.

Barre de fer, *Barre d'acier*; c'est un parallélipipede, ou tringle d'acier ou de fer. Le fer sortant des grosses forges est réduit en barres.

Barre, (forger un Rasoir au bout de la) c'est-à-dire, d'acier pur & sans aucune préparation, *page* 204.

Bascule : (Couteau à) il a deux lames se joignant ensemble par leur talon; l'une est toujours fermée dans son manche, & l'autre est toujours ouverte, *fig.* 4, *Pl.* 38.

Bascule. (Tire-tête à) Voyez *Tire-tête.*

Bascule : tout levier ajusté à charniere & muni d'un ressort de renvoi, est appellé *Bascule.*

Bâtarde, (lime) espece de lime taillée à grains moyens. Voyez les Figures 5, 6, 7, 8, *Pl.* 17.

Battement : la partie du talon d'une lame de Couteau qui porte sur le ressort, s'appelle *battement.*

Bavure, espece de barbe que la lime fait venir sur les quarres d'une piece de métal; & on ne peut pas ajuster parfaitement deux pieces ensemble sans emporter ces bavures à chaque fois qu'on les présente l'une contre l'autre.

Bayonnette, (Couteau à) long d'un pied, dont le manche est arrondi pour entrer dans le canon d'un fusil, & par ce moyen servir de bayonnette, *fig.* 44, *Pl.* 37.

Bec-d'âne, outil, ciselet pour couper le fer, *fig.* 26, *Pl.* 10.

Bec-de-cane, *Bec-de-corbin*, *Bec-de-gruë*, *Bec-de-perroquet*, Instruments de Chirurgie pour tirer des corps étrangers, *fig.* 14, 15, 16, *Pl.* 97.

Bérenger; ses instruments pour l'opération de la Cataracte, *fig.* 2, *Pl.* 118.

Berge, (Ciseaux à la) dont les branches sont applaties, & l'axe est une vis, *fig.* 22, *Pl.* 54.

Berge, (Couteau à la) qui a deux lames ajustées à tête de compas par leur talon, & fermant toutes deux ou ensemble ou séparément, *fig.* 8, *Pl.* 38.

Bigorne, petite enclume portative, qui a deux extrémités en pointe alongée, *fig.* 16, *Pl.* 24.

Bigorne d'une grosse enclume. Il y en a ordinairement deux : on appelle l'une *quarrée*, qui est approchant d'une forme pyramidale, & l'autre est conique, que les Ouvriers appellent *ronde*, *fig.* 7, *Pl.* 5.

Bigorner, l'action de forger sur la bigorne de l'enclume, comme les anneaux des Ciseaux, &c.

Billot, piece de bois qui porte l'enclume, le tas, la bigorne.

Bistouri, instrument de Chirurgie pour faire des opérations, comme pour couper les chairs.

Bistouri à anneau, *fig.* 9, *Pl.* 109.

Bistouri à cataracte, *fig.* 10, 13, 15, *Pl.* 116.

Bistouri à croissant, pour amputer une mammelle, *fig.* 6, *Pl.* 111.

Bistouri à hernier ou caché, *fig.* 10, *Pl.* 100.

Bistouri à fistule lacrymale, *fig.* 3, 4 & 9, *Pl.* 121.

Bistouri convexe, *fig.* 9.

Bistouri courbe, *fig.* 8.

Bistouri droit, *fig.* 7, *Pl.* 84.

Bistouri-Gastric, *fig.* 13, *Pl.* 100.

Bistouri-Ledran, *fig.* 14 & 15.

Bistouri-Royal, *fig.* 7, *Pl.* 109.

Biseau, face plane tirée vivement d'un seul coup de meule : on dit *le biseau du dos d'un Rasoir*, *biseau d'un outil*, *&c.*

Blanchir. Ce terme est employé pour exprimer la premiere action que la meule fait sur une piece quelconque, après qu'elle a été trempée. *Blanchir à la lime*, c'est emporter le noir & tous les feux de forge.

Bobeche; (Rasoir en) c'est ainsi qu'on appelle un Rasoir, lorsqu'on le fabrique en soudant une lame d'acier fin entre deux autres lames d'un acier inférieur, *fig.* 4, *Pl.* 58.

Bois à limer, sur lequel on a fait des sillons pour contenir la piece qu'on veut limer à la main, *Fig.* 12, *Pl.* 17.

Bois à polir, morceaux de bois de noyer & de bois-blanc, pour frotter & polir avec l'émeri à la main.

Boîte à foret; la bobine dans laquelle on met le foret pour percer, *fig.* 4, *Pl.* 10.

Bonnet-quarré, espece de foret à quatre aîles, *fig.* 14.

Bonnet, espece d'écrou, dont le trou ne perce pas au travers, *fig.* 9, *Pl.* 105.

Bonnet, bandage pour la fistule lacrymale, *fig.* 1, *Pl.* 121.

Boucles d'acier. Voyez *Chap.* XXXI, *Pl.* 69.

Boudin, (Ressort à) celui du Pharingotome, *fig.* 14, *Pl.* 103.

Bouton, c'est la pointe arrondie des Ciseaux à cheveux, & de ceux à rogner les ongles.

Bouton à crête, instrument pour faire sortir le gravier de la vessie, *fig.* 19, *Pl.* 141.

Bouton à crête Cistitome, *fig.* 12, *Pl.* 155.

Bouton à feu, le Cautere actuel des dents, *fig.* 13, *Pl.* 87.

Bouton olivaire. Ce terme est donné à toutes les extrémités rondes des instruments; par exemple, le bout supérieur des Sondes & des Algalies sont olivaires.

Branche. La moitié d'une paire de Ciseaux est appellée *branche*: ainsi on dit *branche* de Ciseau, *branche* de Tenette, *branche* de Forceps. On distingue encore deux especes de branches dans un même instrument; alors l'une s'appelle *supérieure*, & l'autre *inférieure*.

Branloire, l'attirail avec lequel on met en mouvement le soufflet de la forge.

Braser; c'est souder ensemble, avec du cuivre jaune ou rouge, deux pieces de fer ou d'acier, après qu'on les a ajustées l'une avec l'autre au moyen de la lime.

Brasure, l'union de deux pieces, l'endroit où elles sont brasées ensemble.

Brayer. Voyez *Bandage*.

Bride; toute espece de virole qui n'est ni soudée ni brasée sur la piece même & qui coule dessus, est appellée *bride*.

Brisé; (ressort) un ressort ployé en deux, dont une partie fait bascule, & l'autre ressort: *Couteau à ressort brisé*, *fig.* 18, *Pl.* 35.

Brise-pierre, espece de Tenette forte & dentée, pour briser les pierres dans la vessie.

Brise-pierre du Frere Côme, *fig.* 21, *Pl.* 142.

Brise-pierre de M. le Cat. Voyez la *Pl.* 145.

Brochette, morceau de bois de 5 à 6 pouces de long, fait en fosset pour tenir la lame des Canifs sur la meule.

Bronchotome, nom de Trois-quarts pour pénétrer la trachée-artere, *fig.* 25 & 30, *Pl.* 102.

Brosse. (Polissoire à la) Voyez *fig.* 7, *Pl.* 72.

Broyer. On appelle ainsi la maniere de pulvériser l'émeri & toutes les substances propres à polir: on les broie sur une plaque de fer au moyen d'une masse de fer, *fig.* 4, *Pl.* 1.

Brunir, donner du brillant aux métaux avec une pierre sanguine ou un Brunissoir d'acier, *fig.* 15, *Pl.* 14.

Brunissoir; outil d'acier pur, trempé sans recuit & parfaitement poli, servant à brillanter les métaux. Il y a aussi des Brunissoirs de sanguine. Voyez ce mot, *fig.* 19.

Buffle, outil fait d'une bande de peau collée sur un bois, servant à polir à l'émeri, au blanc d'Espagne, &c.

Buffle, (Polissoire au) pour polir l'acier au poli noir, *fig.* 4 & 5, *Pl.* 72.

Burin, outil d'acier trempé pour graver.

Burin, Ciselet fait en burin pour ciseler les métaux, *fig.* 12, *Pl.* 10.

C

Cabanis. (Palettes de) Voyez *Palette.*

Cachet. Lorsqu'on soude une plaque d'acier, ou d'argent ou d'or, au bout des platines ou d'un ressort, cela s'appelle *Couteaux à cachet*, *fig.* 20, *Pl.* 24.

Calotte. Voyez *Cuvette.*

Camard: on appelle ainsi le Couteau à pointe arrondie, *fig.* 22, *Pl.* 46.

Canneler, faire des moulures sur le dos des Couteaux, sur les branches des Ciseaux.

Cannepin, peau blanche & fine, qui sert à essayer les Lancettes, les Instruments pour la Cataracte, les Trois-quarts, &c. C'est l'épiderme de la peau du chevreau: on le trouve chez les Gantiers-Parfumeurs; mais c'est à Grenoble où l'on en fait le plus.

Canif, instrument pour tailler les plumes. Il y en a de plusieurs especes, de droits, de ployants, &c. On en fait aussi en façon de Pince à deux branches assemblées à jonction passée: ils sont propres à tailler une plume d'un seul coup. Cette espece de Canif demande d'être très-bien exécuté, pour remplir l'objet qu'on se propose, sans quoi on en taille les plumes si imparfaitement, qu'on a bien de la peine à s'en servir.

Canule, la gaîne qui renferme le dard du Trois-quarts, *fig.* 6 & 11, *Pl.* 101.

Canule, instrument pour les Polypes, *fig.* 36, *Pl.* 114.

Capucine, (Couteau à la) espece de Couteau sans ressort, qui n'a que deux clous, *fig.* 27, *Pl.* 31.

Caret. Voyez *Ecaille de tortue*, Sect. II, *page* 23.

Carrelet, les aiguilles servant à la suture du Pelletier, *fig.* 45, *Pl.* 83.

Casse-sucre en marteau, *fig.* 24, *Pl.* 66.

Casse-sucre en pince, *fig.* 26.

Casse-croûte, *fig.* 55, 56, *Pl.* 68.

Casse-noisettes, *fig.* 53.

Cassure, fente qui se fait en travers d'une piece que l'on trempe. Assez communément il s'en fait plusieurs sur le tranchant, & quelquefois sur le dos; c'est le changement subit qui se fait du chaud au froid, qui occasionne ces cassures; & c'est toujours la partie qui a été la plus battue à froid, à laquelle il se fait des cassures.

Cataracte, opération faite aux yeux. Elle se fait de deux manieres, c'est-à-dire, par abaissement ou par extraction du crystallin.

Voyez les différentes méthodes de faire cette opération, au Chapitre XLIV.

Cautere actuel, instrument d'acier pour brûler des os cariés. Voyez les figures de la Planche 94.

Cautere pour la Fistule lacrymale, *fig.* 12, 13, *Pl.* 95.

Cément: on appelle ainsi un composé de poudre de charbon, de suie, de sel, de cendres & d'autres ingrédiens, si l'on veut en ajouter, pour changer le fer en acier, en stratifiant les lames dans un fourneau ou dans un creuset, séparées l'une de l'autre par le cément, & les exposant à un feu continuel assez long-temps.

Cendreux. On appelle ainsi un acier qui est rempli de petites piquûres. Cet acier ne peut pas faire de bons tranchants, parce qu'il laisse une multitude de petites breches. L'acier le plus net peut devenir cendreux en le surchauffant.

Cerise; c'est la couleur convenable pour tremper l'acier: c'est le degré de chaleur qui convient à l'acier de Stirie, du Tirol, de Dantzick, de Suede & de Carme.

Chaînes de montre, pour les deux sexes. Voyez *fig.* 11, 12, *Pl.* 70, & *Chap. XXXI.*

Chalumeau, tuyau de cuivre pour souffler au travers de la flamme d'une lampe, & par ce moyen souder une piece de cuivre, ou d'argent ou d'or, en y employant l'espece de soudure convenable, *fig.* 7, *Pl.* 24.

Chanfrein, biseau abattu obliquement.

Chanfrein (Tenailles à) *fig.* 12, *Pl.* 51.

Chapoter; c'est dégrossir les bois avec une plane, *fig.* 16, *Pl.* 14.

Charbon de bois: il sert à tremper, à recuire, à braser, souder & fondre les métaux. On s'en sert pour ces opérations, parce qu'il ne fait point de mâche-fer; il n'est point crasseux, chauffe plus lentement que le charbon de terre, & la piece reste plus nette: pour toutes ces opérations, il doit être employé sec.

Charbon de terre: il sert à forger le fer & l'acier. Il y en a plusieurs mines en France: les meilleures sont celles de Saint-Etienne en Forez. Celui de Moulin est léger, celui d'Auvergne est gras; de sorte qu'en mêlant l'un avec l'autre, moitié de l'un & moitié de l'autre, on a de bon charbon. Il faut mouiller toute espece de charbon de terre, & le tenir toujours dans l'eau.

Charoloise: (Couteau à la) il est à ressort à talon quarré, & le bout inférieur du manche se termine par un rouleau en arrondissant.

Charniere, nom de l'assemblage composé de trois ou plusieurs pieces qui s'enfourchent & s'ajustent ensemble: elles se fixent par un clou ou goupille qui les traverse & les contient.

Charnon; c'est le nom des pieces qui composent une charniere; ce sont comme des especes de pitons cylindriques, qui sont percés pour être tenus ensemble par une goupille.

Châsse. On appelle ainsi les manches du Rasoir, de la Lancette, du Bistouri & des Lithotomes.

Châsse, l'étui de cuivre qui renferme les Flammes, les Renettes, les Feuilles de sauge, tous instruments de Maréchal, *fig.* 17, *Pl.* 62.

Châsse, outil à relever les mîtres sur le tas.

Châsse, outil de forge, *fig.* 11, *Pl.* 41.

Chaude. Toutes les fois que le Forgeron met la piece au feu pour la chauffer & la forger de nouveau, cela s'appelle une *chaude*.

Chaude grasse. Ce terme désigne une chaude moyenne, qui n'est pas aussi ardente que la chaude suante. Lorsqu'on donne cette chaude, on jette du sable dans le feu, & on laisse mitonner la piece en chauffant lentement, & tournant la piece dans le feu.

Chaude suante; c'est faire chauffer le fer ou l'acier si fort, que la surface est fondante.

Chaude portée; c'est souder deux morceaux de fer ou d'acier bout à bout, en amorçant les deux bouts en bec-d'âne, les faire chauffer ensemble bien bouillants, ensuite les porter sur l'enclume, mettant un bout sur l'autre: on les frappe à coups de marteau. On fait de cette maniere une piece entiere avec deux autres. Voyez *fig.* 6, *Pl.* 123.

Chaux. Les métaux poussés à un fort degré de chaleur, se réduisent en chaux. Ce terme est celui dont on se sert en Chymie; mais parmi les Ouvriers on l'appelle *Potée*.

Chevalet, piece de bois qui pose sur l'auge, & sur laquelle est posée la planche où le Coutelier se couche pour émoudre, *fig.* 6, *Pl.* 7.

Chevalet, outil qui porte un foret pour percer un trou horisontalement, *fig.* 3. *Pl.* 10.

Chinoise, (Couteau à la) espece de Couteau à gaîne, court, large & mince.

Ciment. Voyez *Mastic*.

Cimenter; c'est mastiquer la queue d'un Couteau dans le trou du manche, en faisant chauffer la queue, pour faire fondre le mastic ou ciment dont on a rempli le trou.

Cisailles, espece de forts Ciseaux, courts de lame & longs de branche, pour couper le fer-blanc, l'or, l'argent, le cuivre, &c. réduits en lames, *fig.* 4, *Pl.* 24.

Ciseau, outil d'acier pour couper à chaud & à froid le fer, l'acier, & les autres métaux.

Ciseaux, instrument composé de deux branches unies par un axe servant à couper le linge, l'étoffe, &c. On en fait de droits, de courbes sur le côté, de courbes sur les plats, lesquels servent aux opérations de Chirurgie.

Ciseler : c'est faire des filets, des moulures, & d'autres ornements sur les métaux, *fig.* 23, 24, Pl. 14.

Ciselet, outil d'acier pour ciseler les métaux : il y en a de plats, de ronds, de quarrés ; d'autres faits en gouge, en burin, &c. *fig.* 22, 23, 24, 25, Pl. 10.

Clef, instrument du Trépan pour démonter les pyramides, *fig.* 25, Pl. 133.

Clef, instrument pour arracher les dents : *Clef de Garangeot*, *Clef Angloise.* Voyez la Pl. 91.

Clinquant, feuilles de cuivre très-minces & brillantes, passées au laminoir. On s'en sert dans notre Art pour mettre sous l'écaille entre la côte & les platines.

Cliquet, machine composée d'une roue taillée en rochet, c'est-à-dire, à dents inclinées, d'un ressort, d'une petite piece mobile d'acier qui engrene dans la roue, & enfin d'une manivelle.

Clou. On appelle ainsi une goupille qu'on rive par les deux bouts : c'est l'axe des Ciseaux, celui du Couteau à ressort, &c.

Coche, entaille faite pour recevoir un autre corps, un crochet, le tenon d'une bascule, &c.

Concave, se dit d'une piece creuse, comme l'intérieur d'une calotte.

Concave. (Bistouri à tranchant)

Conducteurs mâle & femelle, instruments pour la Taille, *fig.* 4, 5, Pl. 139.

Conducteur de lance, instrument pour les Polypes, *fig.* 24, Pl. 114.

Constricteur, instrument pour lier les Polypes, *fig.* 34.

Constricteur, instrument pour étrangler les Polypes, *fig.* 41, Pl. 115.

Contre-forger. Ce terme désigne la maniere de dresser une piece en la forgeant; c'est donner alternativement un coup de marteau sur le plat, & un sur le champ : on ne peut pas bien faire la pointe à une piece avec le marteau, sans contre-forger continuellement.

Convexe, se dit d'une piece bombée, relevée en bosse comme l'extérieur d'une calotte.

Convexe. (Bistouri à tranchant)

Cordes. Les Couteliers n'emploient que des cordes à boyau pour faire tourner leurs meules.

Cornassaire, Ouvrier qui travaille les cornes.

Cornes. Le Coutelier emploie quatre especes différentes de cornes d'animaux.

Cornes de bélier, *fig.* 4, Pl. 2.

Cornes de bœuf, *fig.* 5.

Cornes de bouc, *fig.* 3.

Cornes de cerf, *fig.* 6.

Corrompre. Les métaux se trouvent corrompus, quand on les a pliés plusieurs fois dans un même endroit : c'est quelqu'endroit d'un métal qui a quelque apparence de cassure, ou à demi rompu.

Corroyer. Pour se procurer de bon fer, du fer doux, on le corroye; ce qu'on exécute en mettant plusieurs lames de ce métal l'une sur l'autre par leur plat, & les soudant ensemble par de bonnes chaudes grasses. On appelle encore *corroyer*, donner au fer la premiere chaude qui soit grasse ou suante, pour en souder & bien lier toutes les fibres, & en faire paîtrir ensemble les pailles, les cendrures, &c. Voy. *Chap. XII*, *Sect.* I. & II.

Côte. On appelle ainsi chaque partie ou plaque d'un manche de Couteau ou d'instrument, lorsqu'il est fait de deux pieces.

Coup de poing ; c'est le nom de l'instrument qui sert à percer les tonneaux. Il est fait comme une vrille, *fig.* 15, Pl. 65.

Coupelle, espece de creuset fait avec des os calcinés, pour coupeller l'or & l'argent, ou essayer s'ils sont au titre.

Courbe. (Bistouri)

Courbe, (Couteau) pour l'amputation, *fig.* 15, 16, Pl. 124.

Couteau, instrument composé d'une lame d'acier, d'un manche, d'un ressort & des clous.

Couteau à pied, pour couper le cuir, *fig.* 35, Pl. 48.

Couteau à rogner le papier, *fig.* 57, Pl. 69.

Couteau à parer le cuir, *fig.* 25, Pl. 47.

Coutelier, nom de l'Artiste qui fait des Couteaux, & tous les instruments à tranchants.

Crampon ; c'est le nom d'une mise de fer ployée en fourchette, qu'on soude au bout d'une barre d'acier ou d'étoffe, pour faire la soie d'un Couteau de cuisine, l'anneau & la branche de Ciseau & de toute autre piece dont on veut faire une partie d'acier & l'autre de fer. *Crampon*, Chap. *XXIII*, *fig.* 14, Pl. 41.

Crémaillere, nom qu'on donne à deux branches d'un instrument, dont l'une est dentée comme une scie, & l'autre porte une bride qui s'engrene en s'accrochant dans les dents, pour fixer à différents degrés de pression, *fig.* 21, Pl. 113.

Cric-Foucou, instrument pour ranger des dents déplacées, *fig.* 10, 11, Pl. 90.

Croches : (Tenailles) elles sont ployées en équerre, pour tenir de fortes barres de fer, *fig.* 13, Pl. 5.

Crochet à amputation, *fig.* 8.

Crochet d'accouchements, *fig.* 1, 4, Pl. 159.

Crochet double, ou *Tire-tête d'Hippocrate*, *fig.* 10, Pl. 160.

Crochet de Pélican, *fig.* 16, Pl. 89.

Crochets paralleles, *fig.* 2, Pl. 91.

Crochet à gaîne, ou *méchanique*, *fig.* 4, Pl. 164.

Crochet mousse Moriceau, *fig.* 9, Pl. 160.

Croissant ; c'est une cassure faite à l'acier dans la trempe. Le croissant se fait toujours d'une forme circulaire ; quelquefois le morceau se détache tout-à-fait de la piece, pendant qu'elle réfroidit dans l'eau ; quelquefois le croissant ne vient pas jusques sur le bord de la piece : on ne s'en apperçoit presque toujours que lorsqu'elle est finie & polie.

Croix. (Tire-tête à double) Voyez *Tire-tête.*

Cuiller à baume ou *à citron*, *fig.* 35, Pl. 67.

Curet, nom d'un morceau de chapeau, de 5 à 6 lignes de diametre, qui sert à tenir les pointes des pieces sur la polissoire, pour garantir le pouce d'être brûlé.

Curette, instrument pour relever la Cornée transparente, *fig.* 6', Pl. 117.

Curette, instrument pour vuider les graviers de la vessie, *fig.* 16, Pl. 141.

Curette à crête. Voyez *Bouton à crête.*

Cuvette ; c'est la garniture d'or ou d'argent du bas du manche d'un Couteau, *fig.* 19, Pl. 24.

D

Damas, espece de sabre fait avec de l'acier de Damas.

Damas : (acier de) il est très-bon pour faire un Sabre, un Couteau de chasse, pour tout tranchant robuste ; mais il n'est pas propre à faire un tranchant fin, parce qu'il a une multitude de veines de fer qui serpentent dans toute la masse de l'acier & du tranchant.

Damas artificiel ; (acier de) c'est une étoffe que font les Couteliers François, pour imiter l'acier de Damas naturel. On soude plusieurs lames de fer & autant de lames d'acier ensemble, le fer entre deux aciers, & l'acier entre deux fers. Le tout étant bien soudé, on le tortille en vis, ensuite on l'applatit : on le ploie en deux, & l'on met une lame d'acier fin entre deux pour faire le tranchant : on les ressoude ensemble. Etant bien trempé, il est meilleur que l'acier de Damas naturel. Voyez la maniere de le faire par les figures de la Planche 64, & au Chapitre XXIX.

Damasquiner, l'Art de poser l'or sur le fer, l'incruster à froid ; c'est incorporer un métal mou dans un plus dur que lui : l'argent, le cuivre, s'incrustent sur le fer & sur l'acier, moyennant que celui qu'on veut enrichir est taillé (haché) au ciselet, c'est-à-dire, que l'on y fait des dents très-fines & en grande quantité. Le métal qu'on veut unir est en fil rond de la grosseur d'un poil de barbe ; on le fait entrer dans les dents de l'acier, dans la *hachure*, où on le sertit pour le bien arrêter.

Damassé ; (acier bien) c'est-à-dire, qu'il a beaucoup de veines qui serpentent bien sur la surface, qu'elles offrent une multitude de rameaux, de fleurs : (on dit *fleurs du Damas*) ; c'est l'eau-forte qui fait ressortir ces variétés.

Dard. On appelle de ce nom la pointe du Trois-quarts ; le *dard* du Trois-quarts, le *dard* du Pharingotome, du Kistitome.

Dard, (canne à) bâton dans lequel est renfermé un dard d'acier qui sort en le chassant, & se trouve arrêté par un bouton & deux ressorts qui appuient sur la pomme, *fig.* 58, Pl. 69.

Davier, instrument pour arracher les dents, *fig.* 1, Pl. 88.

Davier-levier, *fig.* 1, 2, Pl. 92.

Débiter ; c'est scier le bois, l'écaille, la nacre, l'ivoire ; les débiter en parties plates, minces, pour en faire des manches de Couteaux, *fig.* 2, 5, 6, Pl. 16.

Déchaussoir, Bistouri courbe & fixe sur son manche, pour couper la chair des gencives & déchausser une dent, *fig.* 5, 16, Pl. 87.

Dégraisser la meule ; c'est donner quelques coups avec une tringle de fer quarrée, pour ôter les grains de fer qui se collent sur la meule, & empêchent cette derniere de mordre ou manger le fer vivement, *fig.* 5, Pl. 12.

Dégraisser les pierres à affiler ; lorsqu'elles sont inégales ou imbibées d'huile, elles ne coupent plus ; on les dégraisse en les frottant avec la pierre de ponce & de l'eau, *fig.* 10, Pl. 9.

Dégrossir. Quand on a blanchi un Rasoir sur une meule de 14 ou 15 pouces, on le dégrossit en le passant sur une meule de 7 ou 8 pouces.

Dégorger ; c'est faire un étranglement avec la pane du marteau, ou avec la quarre de la lime.

Démonter ; c'est ôter les clous, les vis des Couteaux, des Ciseaux, pour en séparer les pieces.

Dent de loup, ou *défense de sanglier.* On s'en sert pour polir, brillanter les bois mous dont on fait les manches de Canif, de Grattoir, &c.

Dépecer ; c'est scier une bûche de bois, une dent d'ivoire par tronçons.

Dépecer, (Couteau à) à lame longue & étroite.

Dériver ; c'est limer la rivure d'un clou, pour le chasser de son trou avec plus de facilité.

Descente. On appelle ainsi les meules depuis 8 jusqu'à 14 pouces de diametre.

Dilatatoire, nom de plusieurs instruments de Chirurgie, servant à élargir une entrée sans incision, dilater le nez, les oreilles, l'anus, la matrice, la vessie, &c.

Dilatatoire ancien, *fig.* 1, Pl. 107.

Dilatatoire à anneaux, *fig.* 2.

Dilatatoire composé, *fig.* 4, 5, Pl. 108.

Dilatatoire pour la Hernie, *fig.* 9, Pl. 100.

Dilatatoire pour la vessie, fait en Gorgeret, *fig.* 4, Pl. 107.

Dilatatoire de M. Hoint, *fig.* 1, Pl. 154.

Dilatatoire du prépuce, *fig.* 10, Pl. 155.

Donner le fil à un Couteau. Ce terme ne doit être employé que pour signifier l'action de passer un Couteau sur un fusil; car pour la pierre, on doit dire *affiler*.

Double-joint, espece de Couteau fermant, dont on n'apperçoit point la loge de la lame lorsque le Couteau est ouvert, *fig.* 31, 32, Pl. 39.

Douce (lime), espece de lime taillée à grains très-fins, qui sert à adoucir les ouvrages, emporter les traits que fait la lime bâtarde, & mettre l'ouvrage prêt à être poli à l'émeri.

Dresser les cornes; c'est les faire chauffer & les serrer entre deux platines de fer.

Dresser. On dresse tous les ouvrages au marteau, à la lime; mais ce terme est appliqué à dresser les ouvrages avant de les tremper: car après on dit *redresser*. Voyez ce mot.

E

Eau, nécessaire au Coutelier pour la trempe de l'acier; la plus fraîche & la plus légere est la meilleure.

Ebarber. On ébarbe les ouvrages jettés en moule; c'est ôter les bavures, les jets.

Ebaucher la matiere, commencer les opérations du travail; ébaucher les manches après qu'ils sont débités avec la scie.

Ebene, bois noir, dur & pesant. Il vient des Isles. Voyez *page* 20.

Ecaille de tortue, coquille d'un animal amphibie, qu'on trouve en plusieurs pays; mais les plus connues & les meilleures pour la Coutellerie, sont appellées aussi *Carets*: on les prend aux Isles de la Martinique.

Ecailles du fer; c'est une croûte mince qui se forme sur le métal dans le feu; elle épaissit à mesure que le feu chauffe: c'est ce qui se détache du métal à mesure qu'on le bat, qu'on le forge; c'est ce qui occasionne la diminution du fer & de l'acier; enfin la surface de la matiere qui reçoit le contact du feu, qui dévore le phlogistique, & qui couvre le métal de cette croûte.

Echenilloir, instrument d'Agriculture, *fig.* 41, Pl. 32.

Ecouene, espece de rape dont on fait les dents à la lime, & qu'on renouvelle souvent, parce que cet outil n'est point trempé. L'Ecouene ne sert qu'à limer, raper les substances moles, comme l'écaille, la corne, l'ivoire, les bois.

Ecran, outil de bois pour agiter l'air.

Ecrou. On appelle de ce nom toute piece percée & taraudée, qui se monte sur une vis.

Ecusson. On appelle ainsi la partie extérieure des Ciseaux qui se trouve entre le tranchant de la lame & la branche.

Eglise, (Ciseaux à façon d') dont les branches sont rondes & ornées d'un bouton au bas de la branche, *fig.* 1, Pl. 52.

Egrener. (s') On le dit d'un tranchant qui se casse à petits grains; c'est lorsque l'acier est trempé trop chaud, ou qu'il n'a pas assez de recuit, ou que le tranchant est trop fin pour couper la matiere qu'on travaille: un tranchant de Rasoir ne peut pas couper du bois sans s'égrener.

Elargir, c'est-à-dire, faire le tranchant d'une lame en la forgeant: on élargit toujours avec la pane du marteau.

Elévatoire, nom de plusieurs instruments de Chirurgie pour relever des parties du crâne enfoncées ou fracturées.

Elévatoire d'Ambroise Paré, *fig.* 8, Pl. 133.

Elévatoire simple, *fig.* 28, 29, Pl. 132.

Elévatoire en pied de griffon, *fig.* 30.

Elévatoire à trois pieds, *fig.* 1, Pl. 133.

Elévatoire de M. Petit à charniere, *fig.* 8, Pl. 135.

Elévatoire de M. Louis, à genouil, *fig.* 11.

Embase; c'est le piedestal de la branche d'une tige. La mître, la partie d'un Couteau à gaîne qui pose sur la virole ou sur le manche, est appellée *Embase*.

Emboutir; c'est faire un côté convexe & l'autre concave à un métal; soit que ce soit au marteau simplement, ou par le moyen d'une étampe.

Emmancher, mettre un manche à un Couteau, ou à tout autre instrument; faire le manche, l'ajuster à la lame, le clouer, le cimenter.

Emouchetée. Lorsque la superficie d'une pointe de Lancette est cassée, on ne dit point *cassée*, mais *émouchetée*.

Emoudre, ou *aiguiser*, repasser un instrument sur la meule, émoudre un Couteau, un Rasoir, un Canif.

Emouleur, celui qui émout, qui aiguise.

Empâter. On le dit en parlant d'une scie dont les dents sont pleines de la matiere que l'on scie. Les limes qui sont grasses, qui ont touché l'huile, s'empâtent. Celles qui ont limé du plomb, de l'étain, sont empâtées par ces métaux gras, & ne peuvent plus mordre sur le fer ni sur l'ivoire. Le moyen de remédier à ce défaut, lorsque l'outil en vaut la peine, c'est de les faire chauffer couleur de rose; & en les sortant du feu, les secouer un peu, pour faire tomber les métaux qui sont alors bien fondus, & partie réduits en chaux; & de la même chaude, il faut tremper la lime dans de l'eau bien fraîche.

Enclume, masse de fer acérée, sur laquelle on forge & on donne les chaudes aux métaux, *fig.* 6, Pl. 5.

Enlever une piece, un instrument, lui donner la premiere forme en le forgeant.

Enlevure de Rasoir, lorsqu'on le sépare

de la barre, ou que la bobeche est soudée.

Enlevure de Ciseau, lorsque le crampon est soudé, que l'anneau & la branche sont formés (sont enlevés), & que la piece est séparée de la quarre par un coup de tranche, *fig.* 6, Pl. 58.

Entabler, faire un entablement, ajuster deux pieces l'une avec l'autre à demi-épaisseur : les deux branches des Ciseaux sont ajustées par entablement.

Entablure; c'est la jonction faite par entablement.

Entailler, faire une entaille, une arête, une coche, commencer l'entablement.

Entonnoir. On appelle ainsi le Préservatif, le Conducteur du Cautere pour la Fistule lacrymale.

Entre-deux. On appelle ainsi une piece ajustée entre deux autres. La piece sur laquelle pose la lame d'un Couteau à trois pieces, s'appelle *entre-deux*, *fig.* 44, Pl. 33.

Enrichir une piece d'or & d'argent, la damasquiner.

Epauler. On épaule au marteau, à la lime; faire baisser une partie & monter l'autre; faire un épaulement.

Epingles à deux têtes, *fig.* 52, Pl. 83.

Epingles pour le bec-de-lievre. On en fait d'acier, d'argent & d'or, *fig.* 48, 49, 51.

Eprouvette, pivot qu'on réserve au bout d'un Rasoir, pour le casser après la trempe & voir le grain.

Equarrissoir, outil fait à 5 ou 6 ou 8 pans d'acier trempé. On s'en sert pour agrandir les trous, les équarrir : on en fait aussi qui sont quarrés, pour ébaucher plus promptement un trou, lorsqu'il faut l'agrandir considérablement, *fig.* 10, Pl. 10.

Errhine, instrument fait en crochet, servant à la dissection. *Errhine simple*, *Errhine double*. Voyez les figures 28, 29, 30, Pl. 81.

Essieu. On appelle ainsi l'axe du Forceps & du Pélican.

Essuyer; c'est frotter les instruments sur un tablier de peau avec de la cendre, pour ôter l'émeri & pour les dégraisser, *fig.* 18, Pl. 21.

Essuyer une Lancette, & l'essayer sur le cannepin. Voyez les figures 26, 27, 28, Pl. 78.

Etabli, planche de bois de chêne, auquel sont attachés les étaux, & sur lequel on pose les limes & tous les outils du Limeur.

Etamper des pieces minces, auxquelles on donne des formes particulieres sur un plomb; l'action de couper des rosettes, étamper des rosettes, *fig.* 15, Pl. 13.

Etau, outil de fer acéré composé de deux mâchoires qui s'approchent & se serrent par le moyen d'une vis ajustée dans une boîte qui porte des filets. Cet outil sert à tenir ferme les pieces qu'on veut limer, *fig.* 1, Pl. 17.

Etau à main, petit outil pour tenir une petite piece qu'on veut limer à la main, faire des clous. L'étau à main est appellé par quelques Artistes, *tenailles à vis*, *fig.* 11.

Etirer; c'est la seconde opération faite à une piece que l'on forge; la premiere est d'enlever, & la seconde d'étirer : c'est allonger la matiere à coups de pane de marteau.

Eustache Dubois, Couteau qui n'a qu'un clou, & à manche de bois, *fig.* 26, Pl. 31.

F

Facette, coup de meule donné à plat & vivement. Le talon d'un Rasoir est émoulu à facette. Le coup qui fait la pointe à un Burin, s'appelle *facette*. Le diamant est taillé à facette; tous les coups de meule ou de lime donnés vivement & à plat, sont de facette.

Fausset, cheville de bois pointue, pour boucher le trou d'un tonneau.

Faux-manche, morceau de bois sur lequel on monte les lames neuves pour les émoudre : faux-manche de Lancette, de Canif, de Grattoir, de Rasoir.

Faux-clou. On appelle ainsi toutes les goupilles d'acier trempées, qui servent à limer les pieces sur les modeles.

Fendre. Voyez *Refendre*.

Fenêtre. On appelle de ce nom tous les trous à jour de forme quarrée-longue.

Fer, métal dur qui devient noir au feu, mais qui est susceptible d'un poli brillant. Ce métal est très-commun en France : il y est très-bon, & propre à faire d'excellents aciers.

Fer à régler, tringle de fer forgée quarrément, de deux lignes de grosseur, emmanchée. Il sert à dégraisser & arrondir les meules, *fig.* 22, Pl. 8.

Fer-blanc; c'est de la tole étamée, c'est-à-dire, qu'il y a une couche d'étain.

Ferreux. On appelle ainsi un acier qui n'est pas parfaitement changé, où il y a plusieurs veines de fer qui nuisent extrêmement aux tranchants.

Feu de forge. On appelle de ce nom toutes les parties qui ne sont pas atteintes ni par la lime, ni par la meule, ni par le poli : c'est quelqu'endroit qui reste noir.

Feuille de mirthe, instrument ou d'argent ou d'acier, servant au pansement des plaies, *fig.* 21, Pl. 85.

Feuille de sauge, instrument de Maréchallerie, tranchant de deux côtés. Voyez *fig.* 3, 5, 7.

Fil d'archal, fer passé à la filiere, qui sert à faire des clous, des goupilles.

Fil de fer, Voyez *Fil d'archal*.

Filet, petite élévation qui sépare les moulures, les joints, les baguettes; faire des filets.

Filet, instrument pour couper le filet : *fig.* 1, 2, ce sont ceux des Anciens. *Fig.* 3, 4, 5,

5, Pl. 172, instrument à ressort de M. Petit, pour couper le filet.

Filet (Coupe) Pean, *fig.* 9.

Filet (Coupe) Petit, *fig.* 8, espece de Ciseaux sans anneaux, & dont les pointes des lames sont renfermées dans une espece de gaîne.

Filiere, outil d'acier percé de quantité de trous pour tirer les métaux & les réduire en fil, *fig.* 9, Pl. 23.

Filiere, outil d'acier dont les trous sont taraudés & filetés pour faire des vis : *filiere simple*, *filiere double*, à coussinets, *fig.* 34, Pl. 11, & *fig.* 1, Pl. 75.

Flamme, Lancette à saigner les Chevaux, les Bœufs, *fig.* 26 & 33, Pl. 63.

Flammette, Lancettes à ressort, petites Flammes appropriées pour saigner les hommes, principalement en usage en Allemagne, *fig.* 29, 30, Pl. 79.

Fluide, parlant des métaux fondus dans le creuset : ils sont fluides, bien fondus, en bain, prêts à être jettés dans la lingotiere.

Fondre, parlant des métaux, mettre les rognures, les limailles dans un creuset, l'exposer au feu de charbon de bois, animer le feu, faire fondre les parties pour qu'elles se lient ensemble, pour n'en faire qu'un seul tout, un lingot. Voyez *Chap. XVIII*, Pl. 23.

Foratif. Voyez *Perforatif.*

Forceps, nom donné à un Tire-tête, instrument pour les Accouchements : Forceps de M. Levret, Pl. 167, 168.

Forceps de Smelie, qui est couvert de peau, Pl. 165.

Forceps à crémaillere, pour contenir un polype dans la matrice.

Forer, faire un trou.

Foret, outil d'acier pour faire des trous aux métaux & aux substances animales, la corne, l'ivoire, même aux bois, &c. Voyez les figures 3, 11, 12, 13.

Foret, instrument pour percer les tonneaux pour goûter le vin, *fig.* 17, 18, Pl. 65.

Forge ou *Fourneau*, pour chauffer les métaux par le vent d'un gros soufflet, *fig.* 1, Pl. 4.

Forger les métaux; c'est les battre à coups de marteau, après les avoir fait chauffer au feu de la forge ; forger l'acier, lui donner la forme qu'on desire.

Forgeur, celui qui forge.

Fraise, outil d'acier, le plus souvent de figure conique : il y en a de plusieurs especes, *fraise quarrée*, *fraise taillée*, *fraise à pivot*, *fraise en lime*, *fig.* 44, 45, Pl. 11 ; & 30, 31, Pl. 55.

Fraiser, travailler avec la Fraise ; faire une fraisure ; fraiser un trou pour noyer la tête d'une vis, la tête d'un clou, d'une rivure ; fraiser les charnons d'une charniere.

Frapper avec le marteau, *frapper* devant ; c'est celui qui frappe, qui forge avec un marteau à long manche, qu'il tient à deux mains. Voyez les attitudes, *fig.* 22, 23.

Frasil, crasse du charbon de terre ; c'est comme la cendre du charbon de terre, ou du mâche-fer écrasé, le charbon qui est brûlé, usé, qui a perdu son phlogistique.

Frayer une Lancette, un Couteau ; c'est couper le poli en long par un trait en travers avec un bois à polir & de l'émeri.

Frotter, polir les métaux au bois à l'émeri ; c'est emporter les traits de la lime : frotter les manches à la moulée, au charbon, au tripoli, à la ponce, *fig.* 13, 14, Pl. 13 ; & *fig.* 3, Pl. 71.

Frottoir, outil fait d'une bande de chapeau roulée & liée cylindriquement, pour frotter les manches d'ivoire ou de corne, *fig.* 10, Pl. 13.

Fusil, instrument d'acier trempé dur & sans recuit, servant à donner le fil aux Couteaux.

Fusion; les métaux fondus dans le creuset sont en fusion par l'action du feu.

G

Gaîne ; toute piece qui couvre ou qui renferme une pointe ou des tranchants, est ainsi appellée. *Gaîne de Couteau* ; c'est le fourreau de la lame.

Galleries-rabattues, parlant des Sondes ; cannelure dont on rabat les bords pour former une rainure en queue d'aronde, *fig.* 10 & 14, Pl. 139.

Garnisseur, (Coutelier) celui qui garnit, qui travaille à la garniture, qui enrichit, qui soude l'or, l'argent sur l'acier avec goût, avec propreté.

Genou, méchanisme composé d'une boule maintenue par un ou deux chevalets, qui permettent à la boule de tourner sur plusieurs sens, *fig.* 13, Pl. 135 ; & en *H*, *fig.* 11.

Glossocatoche, instrument pour ouvrir la bouche, *fig.* 51, Pl. 104.

Glossocome, instrument pour réduire un membre luxé, *fig.* 1, 2, Pl. 129.

Gorge. Le premier tronçon qu'on scie d'une dent d'ivoire & d'une corne, s'appelle ainsi : *scier la gorge*.

Gorgeret, instrument d'acier ou d'argent, qui est fait en gouttiere, pour être introduit dans la vessie, & servir de conducteur aux Tenettes pour tirer la pierre, *fig.* 1, Pl. 140.

Gorgeret-Cistitome de M. le Cat, *fig.* 1, Pl. 147.

Gorgeret-Cistitome & dilatatoire de M. le Cat, *fig.* 5.

Gorgeret-Lithotome, ou portant Couteau, de M. Andouillet, *fig.* 6, Pl. 156.

Gorgeret à Couteau, de M. Bromfeils, *fig.* 1.

Gorgeret tranchant, de M. Haukins, *fig.* 5, Pl. 156.

Gorgeret-dilatatoire, de M. Foubert, *fig.* 6, Pl. 175.

Gouge, outil creux fait en gouttiere, à tranchant par le bout, servant à gouger les cornes.

Gouge, outil de tour.

Gouger, l'action de travailler avec la gouge; vuider, gouger les cornes, faire des gouttieres, *fig.* 18, Pl. 15.

Goular; son Aiguille à anevrisme *F*, *fig.* 26, 28, Pl. 96.

Goulues, parlant des Tenailles de forge, dont les mâchoires ne se touchent pas, qui sont goulues pour prendre ou pincer un gros morceau de fer.

Goupille, clou qui n'est que fiché dans un trou, qui n'a ni tête ni rivure.

Gouttiere, toute cavité longitudinale, dont le creux est en rond: la gouttiere d'un Gorgeret.

Graduées, se dit des Sondes, des Tenettes, des Gorgerets, &c; cela veut dire *étagées* de différentes longueurs & grosseurs; en sorte que de la plus petite à la plus grande, elles different en volume dans toutes leurs parties.

Grain-d'avoine, (Lancette à) pointe plus aiguë & plus alongée que le grain-d'orge.

Grain-d'orge, parlant d'une Lancette, quand la pointe est faite de court.

Grain-pyramidal, (Lancette à) plus alongé que le grain-d'orge, & moins que le grain-d'avoine: on voit toutes ses formes à la Planche 76.

Grand Appareil, (Taille au) c'est-à-dire, qu'il faut plusieurs instruments pour tailler par cette méthode.

Grateau, outil d'acier fait à quatre quarres, pour gratteler l'ivoire, l'écaille, la corne, le bois, *fig.* 5, Pl. 10.

Gratteler; c'est travailler avec le Grateau, emporter les traits que la lime fait sur les matieres, pour les préparer à être polies.

Grattoir, instrument à deux tranchants, emmanché comme un Canif. Il sert à gratter le papier pour effacer une lettre, un mot, *fig.* 11, Pl. 27.

Graver; c'est travailler les matieres avec un burin.

Greffoir, instrument pour greffer, écussonner, enter un arbre à fruit, *fig.* 39, Pl. 32.

Grecque; (Couteau à la) c'est une espece dont le dos, ainsi que le manche, va en serpentant: il n'y a que le tranchant qui soit droit.

Gril, outil pour recuire les Lancettes, les Canifs, &c.

H

Haut Appareil; (la Taille au) c'est lorsqu'on fait une incision, & qu'on tire la pierre par le bas-fond de la vessie.

Haute. (meule) On appelle ainsi la meule du plus grand diametre de la boutique.

Hoche, échancrure, cran fait pour recevoir le tenon d'un levier, d'une bascule.

I

Incruster l'or sur l'acier, la nacre sur du bois, sur l'écaille, sur l'ivoire. Voyez l'Art d'incruster, *Chap. XXIV*, Pl. 49.

Inoculation; c'est ainsi qu'on nomme l'opération de communiquer la petite vérole à une personne.

Inoculateur à gaîne d'argent, instrument pour inoculer, *fig.* 9, 10, 11, 12.

Inoculateur à platine, *fig.* 13, 14, 15, Pl. 172.

Interosseux, (Couteau) instrument à deux tranchants, pour passer entre les os, dans l'amputation d'une jambe, d'un bras, *fig.* 13, Pl. 123.

Incisives, (Tenailles) instrument pour couper un doigt, une esquille, *fig.* 18, 19, Pl. 125.

Incisives, (Pinces) pour arracher les dents incisives, *fig.* 8, 9, Pl. 88.

Ivoire; dent d'Eléphant, dont on fait des manches de Couteau & d'autres instruments. *Ivoire blanc*, *Ivoire verd*; le blanc jaunit promptement, & le verd blanchit toujours, même à la chaleur de la poche.

J

Jambe de Princesse, Couteau ou Ciseaux dont le manche représente une jambe; les branches des Ciseaux représentent une jambe, *fig.* 35, Pl. 33; & *fig.* 29, Pl. 55.

Jonc, ou *Baguette*, moulure faite en quart de rond saillant entre deux filets.

Jonction-passée, (ajustement à) faite à un instrument composé de deux branches enclavées l'une dans l'autre, dont l'une est mâle & l'autre femelle; lorsque l'ajustement est fait, les deux branches ne peuvent pas se séparer. Voyez *fig.* 5, Pl. 89.

K

Karat. Ce terme est propre pour exprimer le degré d'alliage de l'or, le degré de finesse: on dit l'or est à 20 ou 22 *Karats*; le plus fin est à 24 *Karats*. Le titre de Paris, prescrit par les Ordonnances, est à 20 *Karats* & un quart, & l'argent à 11 deniers 12 grains.

Kistitome, instrument de M. Tenon, pour faire la section de la membrane crystalline, *fig.* 16, Pl. 116.

Kistitome de M. La Faye, *fig.* 14, Pl. 118.

L

Laiton, ou *Leton*, cuivre rouge allié avec la pierre calaminaire. On le nomme encore *cuivre jaune*. Il s'allie bien avec l'argent; c'est du mélange de ce métal avec l'argent, qu'on fait la soudure d'argent.

Lame. On appelle *lame*, toute partie d'acier tranchante : ainsi on dit *lame* de Couteau, *lame* de Ciseaux, de Canif, de Rasoir: on dit aussi *lame* de cuivre, d'écaille, &c, pour exprimer une platine longue, mince & étroite.

Laminoir; c'est une machine composée de deux cylindres d'acier faits au tour, & polis à traits perdus, trempés dans toute la dureté possible: ils sont ajustés à une cage de fer portant sur des coussinets qui se haussent & se baissent avec justesse par le moyen d'un rouage appellé *régulateur.* Cette machine est mue par un moulinet ou manivelle à bras ; mais on en tire un bien plus grand avantage étant mue par l'eau. Celle qui est sous l'une des arches du Pont-neuf à Paris, est très-bien faite : elle a été exécutée par M. Valtrin, dont la science & le génie sont assez connus.

Lance, (Scalpel à) pour la dissection, *fig.* 21, Pl. 81.

Lancette, nom de l'instrument à saigner. Il est composé d'un fer, & d'une châsse faite de deux lames d'écaille.

Langue de carpe & de serpent, outils d'acier pour couper le fer.

Languette. On appelle ainsi toutes les parties de la matiere qui sont amincies pour être logées dans des rainures.

Larme-transversale; c'est le nom d'un bouton qui est plus large que long, qui entre dans une rainure faite à queue d'aronde, appellée *cannelure à galleries rabattues.* Voy. *E*, *fig.* 13, Pl. 139.

Latéral, (Appareil) nom d'une des quatre méthodes d'opérer un Pierreux.

Lenticulaire, (Couteau) instrument d'acier dépendant du Trépan, *fig.* 36, Pl. 133.

Lentille, bouton applati fait au bout du talon d'un Bistouri, d'un Lithotome, pour porter sur le manche.

Levant, (pierre du) espece de cailloutage du genre des pierres à fusil, mais plus tendre & plus mordant, propre à affiler les Couteaux, les Ciseaux, les Burins, les Ciseaux en bois, &c. On n'en trouve qu'au Levant, c'est-à-dire, aux côtes d'Afrique, le long de la Méditerranée, &c. d'où leur vient le nom. On les nomme aussi *Pierres à l'huile.* Voyez ce que nous en avons dit *Chap. VI.*

Levier, instrument pour arracher les dents & les chicots. Voyez quatre especes de Leviers, *fig.* 15, 16, 20, 21, 23, Pl. 88, 91.

Levier de Roger Roonhuisen, pour l'accouchement, *fig.* 1, 2, Pl. 165.

Levier Hollandois à anneau, *fig.* 3.

Levier à deux fenêtres, ou *Levier* François, *fig.* 1, Pl. 166.

Levier de M. Pean, *fig.* 3.

Levier des pariétaux, *fig.* 36, Pl. 82.

Levier. Toutes les bascules en général sont des Leviers : les Elévatoires du Trépan sont des Leviers.

Limaille. Les parties d'acier qui sont emportées par les dents des limes, sont appellées *Limaille.* On s'en sert pour les remedes préparés par les Apothicaires. On l'emploie encore dans les feux d'artifice.

Lime, outil d'acier ou de fer, sur lequel on fait des dents en relief au moyen d'un ciseau, ensuite on les trempe très-dures. Elles servent à limer, blanchir, unir & dresser les métaux, l'ivoire, l'écaille, &c.

Limer; c'est travailler avec la lime. Voyez les trois attitudes, *fig.* 3, 10, 13, Pl. 17.

Limer vivement; c'est pousser la lime toujours bien droit sans la balancer sur la piece, & faire un pan bien vif & bien plan.

Limeur; c'est celui qui lime.

Lingot. On appelle ainsi tout métal qu'on a fondu & jetté dans une lingotiere. Ainsi on dit un *lingot* d'or, d'argent, d'étain, &c.

Lingotiere, outil de fer ayant une gouttiere pour recevoir les métaux fondus, comme l'or, l'argent au sortir du creuset, *fig.* 7, Pl. 23.

Lithotome, instrument à deux tranchants, monté sur un manche d'écaille, pour faire l'opération de la Lithotomie, de la Taille, *fig.* 7, Pl. 137.

Lithotome de M. Foubert, *fig.* 4, 5, Pl. 175.

Lithotome de M. Moreau, *fig.* 3, 4, Pl. 37.

Lithotome de M. Ledran, *fig.* 6.

Lithotome de M. Chesselden, *fig.* 1.

Lithotome de M. le Cat, *fig.* 13, 15, Pl. 139.

Lithotome de M. Louis, Pl. 148.

Lithotome de M. Pouteau, Pl. 152.

Lithotome de M. Favier, *fig.* 16 & 18.

Lithotome de M. Vacher, Pl. 153.

Lithotome caché du Frere Côme, Pl. 150.

Lithotome de M. Thomas, Pl. 151.

Lithotomie, l'art de faire l'opération à un Pierreux, à un homme attaqué de la pierre.

Loup. Voyez *Moine.*

Luxations, (machine pour les) ou Glossocome de M. Petit.

M.

Mâche-fer, crasse produite par le charbon de terre qu'on trouve au fond du feu de la forge, attaché à la tuyere; charbon usé qu'il faut ôter du feu avec le tisonnier, sans quoi le feu est crasseux.

Machine pour les luxations. Voyez *Glossocome.*

Machine à percer, outil très-propre à percer de grands trous dans les métaux avec une grande diligence, *fig.* 15, Pl. 73.

Mâchoire. On appelle ainsi toutes les parties des instruments qui serrent quelque piece; *mâchoire* de Tenette, de Pinces, *mâchoires* de l'étau, qui embrassent, qui tiennent la piece qu'on lime.

Maillet, espece de marteau de bois.

Mains de Palfin, instrument pour les Accouchements, *fig.* 4, Pl. 161.

Manche. On appelle de ce nom la partie qui est ajustée à la lame d'un Couteau, qui sert à le tenir dans la main; *manche* de lime, d'outil, &c.

Mandrin, outil d'acier pour dresser & donner des formes particulieres à des viroles, à des canules, à des tuyaux. On en fait de ronds, de quarrés, de plats, de toutes les grandeurs & de toutes les formes convenables, *fig.* 1, 2, 3, 4, 27, 29, Pl. 10.

Mandrins, outils de bois pour servir à ajuster des pieces sur le tour, pour les tourner, *fig.* 3, 4, 5, Pl. 74.

Mandrins, instruments d'argent pour servir de Sondes au sac lacrymal. On en fait aussi de plomb réduit en fil passé à la filiere, *fig.* 5, 6, 7, 8, Pl. 121.

Manivelle, ce qui fait tourner une roue.

Manivelle. (Trépan à) Pl. 136.

Mantonnet, espece de tenon réservé au talon d'une lame pour porter sur le ressort, & empêcher que le tranchant ne se gâte en fermant l'instrument. Voyez *R*, *fig.* 48, Pl. 33.

Marque. On appelle ainsi le poinçon que les Couteliers mettent sur leurs ouvrages; chaque Maître a la sienne. Il est défendu qu'une même marque serve à deux Maîtres dans une même ville. A Paris elle est donnée par les Jurés, par Contrat de notoriété. Chaque Maître qui s'établit en invente une; & elle ne lui est permise qu'après l'avoir fait courir & examiner par chaque Maître, en l'envoyant imprimée sur des morceaux de cartes, pour voir si elle ne ressemble pas à celle d'un autre Maître. Chaque lettre de l'alphabet, ainsi que les chiffres, sont des marques; de plus, c'est la coupe, l'hermine, le verre, & toutes autres choses qu'on peut distinguer en petit. Chaque marque est le poinçon qui unit le Coutelier avec l'Orfévre, pour marquer ou poinçonner les matieres d'or & d'argent.

Marquer, ou *poinçonner*; c'est imprimer la marque sur les ouvrages à froid à coups de marteau.

Marteau; c'est le nom d'un outil de fer acéré par les deux bouts, percé d'un œil au milieu, pour l'ajuster avec un manche de bois dur & liant, comme de houx, serrés ensemble par un coin de fer qui entre dans le bois: un bout du marteau est gros, ce que le Coutelier appelle la *tête*; l'autre bout qui est applati, est appellé la *pane*: ces deux côtés doivent être trempés bien durs & sans recuit, parce que le Coutelier est obligé d'écrouir l'acier à froid, ce qui ruine le plus les marteaux.

Marteau à rabattre, nom donné spécialement au marteau qui sert à écrouir les Rasoirs, *fig.* 23, Pl. 59.

Mastic, ou *Ciment*, composition de poix-résine & de brique pulvérisées & bien mêlées ensemble; ce qui sert à mastiquer ou cimenter les Couteaux de table qui sont faits à queue.

Mastiquer, c'est emplir le trou d'un manche avec du mastic, faire chauffer la queue de la lame, & l'enfoncer dans le trou. Voyez *fig.* 11, 12, Pl. 13.

Mater; c'est faire venir du fer dans un endroit où il en manque un peu, soit pour rendre un angle vif, ou pour cacher un défaut.

Matoir; c'est l'outil pour mater. Il est d'acier trempé dur, fait en forme de pointe; il en faut de ronds, de quarrés, d'applatis, &c.

Meche, nom du bout qui travaille dans toutes les especes de forets.

Meche de vilebrequin.

Meche de Tire-bouchon.

Méjeau; sa Sonde pour le canal nasal; *fig.* 10, Pl. 122.

Meningophilax, instrument du Trépan, *fig.* 36, Pl. 133.

Meule. On appelle ainsi les pierres de grais qui servent à émoudre ou aiguiser les ouvrages pour faire les tranchants. Elles sont taillées avec un marteau pointu, dressées & arrondies par les Ouvriers aux carrieres. C'est le Coutelier qui les perce, qui les ajuste sur un axe, & finit de les arrondir en les tournant exactement sur leur arbre.

Militaire. (Couteau à la) Cette espece est garnie en haut par deux cachets d'or ou d'argent soudés sur la platine, & en bas garnis par une cuvette.

Mître, nom de l'embase d'un Couteau de table ou à gaîne, ce qui pose sur le manche, qui retient la virole.

Moignon. On appelle ainsi le bouton, l'ornement du bas de la branche des Ciseaux à la Berge.

Moine; c'est le nom d'une boursoufflure qui paroît à l'acier & au fer en le forgeant; défaut qui vient d'une chaude mal chauffée, ou d'une crasse qui se trouve dans un endroit qui empêche le métal de se souder; un grain de limaille de plomb, d'étain, de cuivre ou d'argent, suffisent pour produire ce mauvais effet: cela arrive aux étoffes, aux pieces qu'on fait en bobeches. Un *moine* ne peut souder qu'après l'avoir percé à chaud dans le milieu avec une pointe ou poinçon fait un peu en pointe.

Mordaches, Tenailles de bois qu'on met dans l'étau pour serrer des pieces qu'on veut tenir sans qu'elles soient hachées par les dents de l'étau, *fig.* 15, Pl. 17.

Morfil; c'est le nom d'une espece de dentelle qui vient au bord de tous les tranchants qu'on qu'on repasse sur la meule. Il faut absolument en faire venir à chaque instrument. C'est par le morfil qu'on juge si le tranchant est fait : il est indispensable d'en faire venir ; il est aussi indispensable de l'abattre & l'ôter sur les pierres à affiler. Voyez le mot *Affiler*.

Mors. On dit communément *mors* ou *mâchoires* d'un instrument & d'un outil. On peut dire *mors* de Tenettes, de même que *mâchoires*.

Mortier, espece de vase de fonte, pour piler les potées à polir les ouvrages.

Mouche, (Couteau à) espece qui ne peut se fermer qu'en retirant le ressort avec le pouce. Il est aussi appellé *Couteau à loquet*, *fig*. 43, 44, Pl. 37.

Mouchetes. Voyez *Chap*. XXXI, Pl. 70.

Mouffle. Voyez *Glossocome*.

Moulée ; c'est le nom de la boue qui se ramasse dans l'auge : c'est un assemblage de grès, d'eau, de fer, d'acier & de chapeau ; c'est un astringent frais : il fait rentrer une descente ; il guérit parfaitement la brûlure, lorsqu'on en met subitement sur l'endroit brûlé ; mais il faut bien observer que la partie ne soit pas entamée ou dépouillée de la peau, ni les ampoules ou vessies levées.

Moulette, la partie d'un clou de Ciseaux de Tailleur, qui est percée, celle sur laquelle on rive le clou ; mais lorsque cette moulette est taraudée pour se monter à vis, elle perd ce nom, pour être appellée *écrou*, *fig*. 13, 14, Pl. 53.

Mouliere ; c'est le nom d'une veine molle & tendre qui se trouve dans une meule, & dans les pierres à affiler.

Moulures, ornements faits aux ouvrages avec des ciselets ou avec des limes. L'ensemble des filets, des joncs, des baguettes, s'appelle *moulure*.

Mousse. Ce terme est appliqué à une pointe & à un tranchant, qui ne sont pas parfaitement aigus.

N

Nacre de perle, nom d'une espece de coquillage, dont les coquilles sont assez grandes & assez épaisses pour en tirer des manches de Couteaux. C'est une matiere dure, pesante, brillante & fragile : elle est froide, & ne peut être redressée : coquille de nacre, *fig*. 2, Pl. 3.

Nevrotome, petit Scalpel pour disséquer les nerfs, *fig*. 25, Pl. 81.

Noix. On appelle ainsi une piece qui est ronde, ou ovale, ou octogone, ou quarrée, qui est percée d'un ou de plusieurs trous, pour recevoir une ou plusieurs branches, & une ou plusieurs vis.

Noyure, trou fait en entonnoir, pour arraser, noyer la tête d'une vis, d'un clou.

O

Ophthalmostate, instrument de Chirurgie pour fixer le globe de l'œil, *fig*. 5, 6, *Pl*. 119.

Obturateur du palais, *fig*. 52, Pl. 104.

Oeil, trou que l'on fait à un instrument qui est d'une forme ovale allongée : Sondes à œil, *fig*. 5, Pl. 119.

Olivaire. (bouton) On appelle ainsi toutes les extrémités des instruments qui sont arrondies comme une olive, pour entrer facilement dans un conduit, dans une plaie, dans le sinus. L'extrémité de toutes les Sondes doit être olivaire.

Olivaire. (Cautere actuel) *fig*. 4, Pl. 94.

Ombilical. (Ciseaux pour couper le cordon) *fig*. 6, Pl. 171, & *fig*. 7.

Ongle du pouce, fort utile au Coutelier, pour appuyer & tenir les ouvrages sur la meule. Il ne doit jamais les couper trop près, autrement la meule mange ou use la peau jusqu'au vif.

Onglette, échancrure que l'on fait avec la quarre d'une lime sur le dos & vers la pointe des lames des Couteaux & des Canifs, d'un Couteau composé de plusieurs pieces : on place l'ongle dans cette entaille, & par ce moyen on a la facilité de saisir & d'ouvrir chaque piece commodément. Voyez n°. 15, *fig*. 46, Pl. 33.

Onglettes d'une étoffe, pour tenir un crampon ; ce sont les deux angles amincis & ployés sur le côté. Voyez *M M*, *fig*. 15, Pl. 41.

Orient. On appelle ainsi les couleurs de la nacre de perle ; lorsque les nuances des couleurs offrent un beau coup d'œil, de belles ondulations, on dit qu'elle est bien *orientée*.

P

Paille, une partie, une veine de fer ou d'acier qui n'est pas bien soudée.

Pailleux. Lorsque les parties du fer, de l'acier, de l'or, de l'argent, du cuivre, ne sont pas bien liées, bien soudées ensemble, on dit que ce métal est pailleux.

Palette, piece de bois sur laquelle est cloué un morceau d'acier percé de plusieurs trous en cul-de-sac ; c'est le plastron qu'on met sur la poitrine, qui fixe un bout du foret pour percer à l'archet, *fig*. 1, Pl. 10.

Palettes de M. Cabanis, instrument pour chercher & saisir le bout de la Sonde passée dans le canal nasal, *fig*. 15, Pl. 120.

Pan, angle abattu obliquement ou en chanfrein, ce qui forme une face plane ; une branche octogone est aussi appellée *branche à huit pans*.

Pane ; c'est le bout applati d'un marteau.

Pâté. Le Coutelier appelle ainsi ce que le Maréchal appelle *lopin* ; c'est un composé de plusieurs lames de vieux fer, pour les souder ensemble, les corroyer, faire un *pâté*.

Patte de lievre, utile au Coutelier pour assembler l'émeri, les potées qu'on broie sur la plaque à l'émeri: elle sert aussi à ramasser la limaille d'or ou d'argent.

Pavillon, la piece percée de deux trous, sur laquelle est soudée la canule du Trois-quarts, *fig.* 5, 10, Pl. 101.

Pêche-pierre, instrument qui porte un filet, pour chercher une pierre dans la vessie, *fig.* 9, Pl. 174.

Pélican, instrument composé d'un arbre & de plusieurs crochets pour arracher les dents, *fig.* 11, 12, 13, Pl. 88.

Pélican à vis de rappel, *fig.* 1, 3, Pl. 90.

Perce-crâne, instrument pour percer le crâne d'un enfant, & vuider le cerveau.

Perce-crâne de M. Moriceau, *fig.* 13, Pl. 160.

Perce-crâne de M. Levret, *fig.* 4, Pl. 91.

Perce-meule, outil d'acier avec deux dents à l'extrémité, pour faire le trou dans le milieu d'une meule de grès, *fig.* 2, Pl. 8.

Perçoir, instrument pour mettre un tonneau en perce, *fig.* 16, Pl. 67.

Perforatif, instrument du Trépan, *fig.* 32, Pl. 133.

Perle. Voyez *Siron*.

Pharingotome, ou *Lancette cachée*, pour percer un abscès dans la gorge, *fig.* 37, 38, Pl. 103.

Pied-de-biche, (Couteau à) dont le manche imite le pied d'un chevreuil; on en a fait même avec le pied naturel du chevreuil, *fig.* 32, 33, Pl. 43.

Pied-de-biche, instrument d'acier pour tirer les chicots, *fig.* 15, Pl. 91.

Pierre à affiler les tranchants, pour abattre le morfil. Il y a cinq especes de pierres différentes & convenables par leur grain, à l'affilage des tranchants. Voyez Pl. 9, *Chap. VI.*

Pierre à faux, pour affiler les tranchants forts, comme gros Couteaux, Couperets, instruments de jardins. Il y en a de deux couleurs différentes, l'une de gris-blanc, l'autre d'un gris foncé, même minime; les grises-blanchâtres sont préférables: on en trouve dans le pays de Liege, en Lorraine, en Auvergne, en Languedoc.

Pierres du Levant, propres à affiler les Couteaux, les Ciseaux, les Grattoirs, à affûter les Ciseaux, Echopes, Burins, & la premiere des Lancettes. Il y en a de plusieurs couleurs, de blondes, d'olivâtres, de grises, de noirâtres, de marbrées; ce sont les blondes qui sont les meilleures pour les tranchants fins; mais on doit choisir celles dont la couleur est égale, ce qui est assez rare: s'il s'y trouve des clous, des durillons, des moulieres, c'est une mauvaise pierre pour les tranchants fins. On en trouve de Lorraine qui équivalent celles du Levant, sur-tout pour les Burins & les Ciseaux à couper du bois: elles sont appellées *pierres à l'huile*.

Pierre à Rasoir: elle se trouve au pays de Liege. Il y en a deux carrieres (seules qu'on connoisse dans l'univers): on les distingue l'une par *vieille roche*, qui sont un peu jaunâtres; l'autre par la *venette*, qui sont fendues & comme prêtes à se casser. Il y en a même qui sont collées de plusieurs morceaux; il ne faut point pour cela les rejetter, ce sont les meilleures. Il s'y trouve quelquefois de petits grains de fer, des clous; il faut les faire sauter avec la pointe d'un couteau. Il s'en trouve aussi qui sont tachetées de noir, comme marbrées; cette espece est bonne aussi. Toutes ces pierres sont blanches d'un côté, & noires de l'autre: c'est le blanc qui est le bon, & très-rarement le noir; cependant dans celles dont le blanc est parsemé de noir, ce noir ne differe point de la nature du blanc, par conséquent on ne doit point les rejetter.

» *Nota.* J'ai omis au Chapitre des Pierres, » la maniere de coller ces pierres lorsqu'elles » viennent à se casser: c'est ici le lieu de ré» parer cette faute. Pour faire la colle ou » mastic, prenez de la cire blanche & de la » colophane, partie égale; faites-les fondre » ensemble dans un pot ou poëlon de cuivre: » remuez bien; ne les laissez point brûler: » il suffit que les deux substances soient fon» dues à petit feu, ou feu lent; ensuite met» tez-en à chaud sur la pierre cassée avec un » pinceau, après l'avoir fait un peu chauffer; » approchez les deux bouts & les liez ensem» ble; lorsque le mastic sera froid, la pierre » sera mastiquée solidement ».

Pierre verte & tendre, mais plus dure que la pierre à Rasoir. Elle est propre à l'affilage des Canifs, des Bistouris, des Lithotomes, & la seconde des Lancettes. On en trouve en Lorraine, en Auvergne, en Languedoc, en Espagne; mais les plus parfaites sont celles qu'on trouve sur le Mont-Vésuve, en Italie: on les trouve couvertes d'une espece d'écorce cendreuse; mais dans l'intérieur elles sont d'un verd-pré égal, & sans aucune veine ni nuance.

Pierre verte, provenant de cailloux trouvés au bord des rivieres. Les meilleures sont trouvées dans le pays d'Aunis; la Rochelle en est pavée: pour cette espece les plus dures sont les meilleures. On doit les choisir, autant que faire se peut, sans veines transversales. Elles sont préférables quand les veines sont longitudinales. Cette espece est la seule propre à faire les tranchants doux des Lancettes, des Bistouris, pour les Aiguilles de la Cataracte.

Pierre de ponce; c'est une production des volcans; pierre séche, légere & calcinée: elle est d'un gris-blanc, d'ailleurs imitant l'éponge. Cette espece de pierre est non-seulement propre à polir les métaux, l'ivoire,

&c; mais encore on s'en sert fort utilement pour unir, dresser & dégraisser les pierres à affiler, soit qu'elles soient inégales par le long service, ou que l'huile soit comme coagulée dessus; on les raccommode en les frottant avec la pierre de ponce & à l'eau.

Pierre sanguine, minéral dur, brillant, noir lorsqu'il est poli, mais rougeâtre étant pulvérisé : on en trouve beaucoup en Espagne. Les Pélerins qui viennent de Saint-Jacques en Galice, en font des provisions de 8 à 10 livres pesant, qu'ils vendent cherement dans leur route. La pierre sanguine est utile au Coutelier pour unir les polissoires à l'émeri, en faisant tourner un peu vîte, appuyant la pierre sur la polissoire comme s'il vouloit polir la pierre; cette action broie l'émeri, l'unit & l'incorpore dans le bois, & par ce moyen donne un brillant aux lames de Couteaux, de Ciseaux, de Rasoirs, &c. Pour accélérer l'action de la pierre sanguine, on peut passer sur la polissoire un morceau de charbon tendre (de bois-blanc), cela dégraisse un peu.

Pince, nom d'un outil d'acier fait de deux branches jointes ensemble par un axe; un bout sert à saisir les pieces qu'on veut tenir, & l'autre bout sert à serrer la Pince, *fig.* 40, Pl. 11.

Pince à anneaux, pour le pansement des plaies. Elle est d'acier ou d'argent, *fig.* 3, Pl. 84.

Pinces à cancer, ou *Tenettes Helvétiennes*, *fig.* 1, Pl. 110.

Pinces en moraillon pour le Cancer, *fig.* 2.

Pinces à percer les oreilles, *fig.* 3, Pl. 109.

Pinces à ressort, pour le pansement des plaies, *fig.* 4.

Pinces à disséquer, (d'acier) *fig.* 32, Pl. 81.

Pinces à feuilles de mirthe, (d'acier) *fig.* 5, Pl. 84.

Pinces à Polypes (d'acier). Il y en a de droites & de courbes, *fig.* 1, 2, Pl. 112.

Pinces à cuillerons, pour contenir le polype dans la matrice pendant qu'on en fait la ligature, *fig.* 17, 18, 19, Pl. 113.

Pinces pour arracher les dents, (d'acier) *fig.* 9, Pl. 88.

Pinces à faux-germe, (d'acier) *fig.* 8, Pl. 164.

Pique simple, pour le Cancer, *fig.* 3, Pl. 110.

Pique double, ou *double Pique*, *fig.* 4.

Piston, partie d'une Seringue, (d'argent) *fig.* 2, Pl. 122.

Piton, représente un clou par un bout, & un anneau par l'autre.

Plain, (manche) parlant d'un manche de nacre, d'ivoire ou d'écaille, pour un Couteau à gaîne ou de table, lorsque la lame est ajustée à queue & cimentée.

Planche, (limer ou émoudre en) c'est-à-dire, bien dresser une piece à la lime & à la meule.

Planche. (la) Par ce nom le Coutelier entend & comprend tout l'équipage qui compose la meule & ses dépendances, c'est-à-dire, l'auge, le chevalet, & la planche sur laquelle l'Emouleur se met : on dit *se mettre sur la planche*, pour dire *se mettre à émoudre & à polir*.

Plane, espece de Couteau à deux manches, *fig.* 18, Pl. 10.

Plané; (du) c'est de l'argent passé au moulin, au laminoir, disposé d'épaisseur convenable pour étamper & couper les rosettes.

Planer, battre régulierement du marteau sur une lame de métal, l'amincir, la mettre par-tout d'une égale épaisseur.

Plaque. On appelle ainsi la table de fonte sur laquelle on broie l'émeri & les potées à polir, *fig.* 4, Pl. 1.

Plaque, instrument d'acier poli, pour l'hémorrhagie de l'artere intercostale, *fig.* 7, 8, Pl. 158.

Plate-bande, (Couteau à) espece garnie d'or ou d'argent sur le dos de la lame, du ressort & des platines, & dont les bandes tiennent les côtes des manches, où l'on ne voit point de clous apparents.

Plate-semelle, (Couteau à) celui dont le manche est fait de deux côtes d'ivoire, de corne ou de bois, fixées par trois clous sur la soie plate.

Platine, ou *plaque de fer*, servant à redresser les cornes dans l'étau.

Platines, lames d'acier ou de tole, dont on garnit intérieurement un Couteau à ressort, pour le rendre solide.

Plomb, outil servant à étamper les rosettes & autres choses qu'il faut emboutir avec une Etampe ou avec un Mandrin. Le Coutelier a besoin d'un plomb du poids de 12 à 15 livres. Si l'on veut durcir ce métal, il faut le fondre dans une cuiller de fer, & y mêler de l'antimoine; par exemple, sur 12 livres de plomb, ajouter 3 livres d'antimoine, fondus ensemble & jettés dans un sable ou quelque chose pour recevoir ce métal.

Plomboir, instrument pour faire entrer du plomb laminé dans le trou ou carie d'une dent, *fig.* 14, Pl. 87.

Poële de fonte, pour recuire les ouvrages après la trempe.

Poyet. Son aiguille pour la Cataracte, *fig.* 17, *Pl.* 116.

Poinçon, instrument pour percer le papier.

Poinçon, ou *Pointe à déclouer*, *à percer*, outil d'acier trempé & recuit à la couleur de cuivre rouge, *fig.* 16, Pl. 10.

Poinçon, (Couteau à) utile aux Voyageurs à cheval, aux Cochers, aux Rouliers, *fig.* 30, Pl. 31.

Pointeau à contre-marquer, outil d'acier trempé, dont la pointe est faite de court.

Elle sert à commencer à marquer le trou pour fixer le foret, *fig.* 43, Pl. 11.

Poire, ornement que l'on fait au bas de la branche d'un instrument.

Polir; c'est emporter les traits que font les limes sur les ouvrages; c'est unir les surfaces des matieres, leur donner du lustre, du brillant, les rendre doux au tact, & agréables à la vue.

Polissoire. On appelle ainsi les meules de bois montées sur leur arbre, pour polir les lames d'acier sur la planche. Ces Polissoires sont faites de bois de noyer, bien sec, bien égal en dureté; le noir est de beaucoup préférable au blanc. Les Polissoires sont arrondies sur leur axe, ensuite couvertes d'émeri délayé avec l'huile d'olive, *fig.* 13, 28, Pl. 8.

Polissoire au buffle; c'est un outil de bois couvert d'une bande de buffle sur la circonférence, collée avec de la colle-forte. Il en faut au moins trois pour diligenter les opérations, l'une imprégnée de gros émeri, ou émeri moyen, l'autre d'émeri fin, & l'autre de potée d'acier délayée avec de l'eau-de-vie, pour polir l'acier au noir.

Pomme, ornement fait entre deux poires, au milieu d'une branche d'instrument.

Pompe, (Couteau à) dont le ressort est fendu pour loger une bascule, laquelle porte un crochet ou tenon qui s'engrene dans une hoche ou entaille faite au talon de la lame, pour tenir cette derniere fixe au point de ne pouvoir pas se fermer sans baisser la bascule, & faire lâcher prise au tenon, *fig.* 19, Pl. 35.

Pompe, (Canif à) dont la lame se renferme dans le manche, *fig.* 37, 39, Pl. 28.

Porte-Aiguille, *fig.* 56, 63, Pl. 83.

Porte-Algalies, instrument d'argent pour l'introduction des Sondes & Algalies dans le canal nasal, *fig.* 18, Pl. 122.

Porte-Ance, instrument d'acier pour les Polypes, *fig.* 24, Pl. 114.

Porte-bougie, instrument d'argent, *fig.* 12, Pl. 85.

Porte-coton, instrument pour les Dentistes, *fig.* 15. *Pl.* 87.

Porte-Epingles, *fig.* 60, Pl. 83.

Porte-Fronde, instrument pour les Accouchements, *fig.* 1, 2, Pl. 171.

Porte-Limes, instrument pour les Dentistes, *fig.* 19, Pl. 87.

Porte-pierre infernale, instrument d'argent, *fig.* 38, 39, Pl. 86.

Porte-poivre à la luette, instrument d'argent, *fig.* 54, Pl. 104.

Potées. On appelle de ce nom toutes les substances pulvérisées & préparées pour polir les métaux & les matieres dont on fait les manches; ainsi on dit *Potée d'acier*, *Potée d'étain*, *potée d'émeri*, *potée de tripoli*, & *potée de ponce.*

Poudre, (Couteau à) ou Couteau de toilette, *fig.* 30, Pl. 47.

Poupées; pieces du tour, celles qui portent l'arbre & les pointes. Voy. *a*, *a*, *fig.* 1, Pl. 73.

Q

Quarrillon. (fer de) On appelle ainsi des barres de 5 à 6 lignes en quarré.

Queue d'aronde, se dit d'un assemblage qui se fait par un emboîtement, où l'entrée étant plus étroite que le fond, la piece qui y entre n'en peut plus sortir, dans le sens pour lequel on fait cet assemblage. On fait aussi des rainures, soit dans le bois, soit dans les métaux, où le fond est plus large que le haut; alors la languette ayant la même forme, la piece peut bien couler d'un bout à l'autre, mais on ne peut point la désunir qu'en faisant sortir la languette par le bout, & selon la longueur de la rainure. Le mot *queue d'aronde* vient de la ressemblance de cet assemblage avec la queue d'une hirondelle. Voyez *L*, *fig.* 21, Pl. 25.

Queue (la) d'un Couteau à gaîne & de tout instrument dont le manche est percé pour recevoir la lame par une queue, qu'on cimente dans le trou du manche.

Queue de rat, (lime à) espece qui est ronde & ressemble à la queue d'un rat, d'où lui vient le nom. Il y en a de toutes les grosseurs, depuis beaucoup moins d'une ligne de diametre, jusqu'à 9 ou 10 lignes.

R

Rabat-eau, petit équipage qu'on met devant la meule, qui empêche que l'eau ne saute continuellement au visage de l'Emouleur; c'est un morceau de chapeau qui frotte contre la meule, & qui est retenu par une bande de fer. Voyez *fig.* 9. Pl. 7.

Rabattre. On appelle ainsi la derniere chaude qu'on donne à un Rasoir & à toute lame d'acier qui a un dos & un tranchant; cela exprime tout à la fois l'action de parer une lame, la dresser & l'écrouir.

Rabot, nom de l'outil pour dresser; raboter du bois.

Rabot, (Rasoir à) espece propre à apprendre à se raser soi-même sans se couper. Voy. *fig.* 29, Pl. 60.

Rainure, cavité longitudinale, faite au ciselet ou à la lime.

Ramponneau, (Couteau à la) espece qui est longue d'un pied & au-dessus; la largeur du manche & de la lame est de 15 à 18 lignes, *fig.* 42, Pl. 37.

Rape, espece de lime dont les dents sont grosses & relevées au Ciseau. On s'en sert pour raper le bois, la corne, l'ivoire, *fig.* 10, Pl. 15.

Raper, l'action de limer avec la Rape.

Rapure de corne de cerf: elle est bonne & d'usage dans les médicaments. Elle est regardée comme un absorbant: on la fait prendre

dre intérieurement pour les dyssenteries & les tranchées. Le Coutelier doit la ramasser avec attention ; il doit observer de la livrer pure à ceux qui la lui achetent, c'est-à-dire, qu'elle ne soit pas mêlée de quelqu'autre substance, comme rapure de différents bois, de corne, d'écaille, ou de limaille de fer, de cuivre, de plomb. Il est essentiel de bien nétoyer les établis avant de se mettre à travailler la corne de cerf, lorsqu'on veut en réserver la rapure. Le plus convenable, c'est de placer de grandes feuilles de papier pour la recevoir.

Rasoir, instrument composé d'une lame & d'une châsse. Il est destiné à raser, faire la barbe, faire le poil.

Rasoir fixe, pour amputer une mammelle, *fig.* 5, Pl. 110.

Ratelier, piece de bois faite avec des coches, qu'on attache au mur pour suspendre les limes & tous outils de Limeur. Voyez en *D*, Pl. 12.

Recuire; c'est l'action de donner le recuit aux ouvrages trempés, c'est-à-dire, ôter une partie de la dureté de l'acier, afin que le tranchant ne s'égrenne pas sur la matiere qu'on lui fait couper. Chaque espece de tranchant a le degré de recuit qui lui convient. Il y a six différentes couleurs déterminées pour les différents tranchants. Ces couleurs sont : 1°. la couleur de paille, qui est un petit jaune convenable au Rasoir & à tout tranchant qui doit avoir la même bonté que celui du Rasoir ; 2°. la couleur d'or, convenable à la Lancette, aux Bistouris, aux Canifs, &c ; 3°. la couleur de cuivre rouge, convenable aux Couteaux & aux tranchants robustes, comme Serpettes, Haches, Hachoirs, &c ; 4°. la couleur violette, convenable à des ressorts déliés, qui exigent de la vivacité dans leur action ; 5°. la couleur bleue, pour les ressorts de la seconde espece, comme les ressorts de forts Couteaux ; 6°. la couleur d'eau, qui est la derniere, & celle qui conserve le moins de dureté à l'acier ; c'est celle qui rend ce métal plus tenace, moins sujet à casser : mais aussi il est susceptible d'obéir, de ployer, de perdre sa bande. On donne le recuit à l'acier en posant les lames sur un petit feu bien allumé dans une poële ; on l'anime avec un écran. Voyez *fig.* 11, 13, Pl. 18.

Recuire à la forge, en posant les lames sur le feu de charbon de bois, donnant de petits coups de soufflet, & promenant sans cesse la piece sur le feu.

Recuire aux tenailles. On fait chauffer de fortes tenailles au feu ; on pince le bord du dos des Couteaux, pour le faire venir gros bleu, & même couleur d'eau, & conserver le tranchant à la couleur d'or ou à celle de cuivre rouge, *fig.* 14.

Recuire la piece en la trempant. Cette méthode est pratiquée pour les Forets, pour les Poinçons, & autres petits outils. On fait chauffer la piece d'un pouce de long ; on en trempe 5 ou 6 lignes seulement. Lorsque le bout est bien refroidi, on frotte diligemment la piece avec un morceau de grès pour la blanchir ; alors on voit les couleurs changer en avançant vers la pointe de l'outil, parce que la chaleur du derriere se communique par degrés ; & lorsqu'on la voit au degré de couleur qu'on desire, on plonge subitement la piece dans l'eau.

Recuit, terme usité pour exprimer l'opération qu'on fait à l'acier après la trempe, pour le rendre moins dur & moins cassant ; ce que, dans quelques Arts, on appelle *faire revenir*.

Récurer. On appelle ainsi l'action de blanchir les ouvrages avec un morceau de grès lorsqu'ils sont trempés ; c'est afin de voir & distinguer la couleur du recuit que l'on veut donner, *fig.* 10.

Redresser, (marteau à) *fig.* 50, 51, Pl. 11.

Redresser. On appelle ainsi l'action de dresser une piece d'acier après l'avoir trempée ; cela s'exécute en tenant la piece sur un tas, & frappant sur le côté concave avec le marteau à redresser, qui est tranchant. Voyez la *fig.* 4, Pl. 12.

Refendre à la tranche, c'est réduire une barre de fer large en plusieurs petites : en la faisant chauffer, on la refend à chaud, selon sa longueur, avec la tranche.

Refouler. On refoule le fer, l'acier, en le forgeant par le bout, c'est-à-dire, qu'un bout posé sur l'enclume, & l'on frappe des coups de marteau sur l'autre bout ; alors la partie qui est chaude à blanc, se refoule & se renforce.

Refouler une étoffe ou un pâté, pour en faire sortir les crasses.

Refouler l'enlevure ; c'est ployer en équerre l'enlevure d'un Rasoir fait en bobeche. On refoule l'enlevure pour faire sortir les crasses, pour faire voir les parties qui ne sont pas bien soudées, parce qu'elles s'ouvrent, & les crasses en sortent, *fig.* 5, Pl. 58.

Relever les mîtres ; c'est forger l'embase d'une lame de Couteau de table ou de Couteau à gaîne : on met la queue dans une châsse, & la lame dans la fente du tas, *fig.* 11, Pl. 41.

Renette, instrument de Maréchal, *fig.* 12, 16, Pl. 62.

Repoussoir, instrument pour tirer des chicots, pour les repousser.

Repoussoir d'arêtes, pour enfoncer des corps étrangers arrêtés dans les œsophages. Voyez toutes les figures de la Planche 98.

Ressort, piece d'acier trempée & recuite au bleu, dont l'action est d'être toujours contrainte. Il est liant, doux, selon l'épaisſeur qu'on lui donne : il obéit aux preſſions ; cependant il repouſſe & contient continuellement de toute ſon élaſticité, de toute ſa bande.

Reſſort de renvoi. On appelle ainſi tout reſſort qu'on place entre deux branches, pour les tenir fermées l'une contre l'autre, ou bien toujours ouvertes. Voyez les deux figures 18 & 20, Pl. 125.

Reſſort de Couteau ſimple, *fig.* 14, Pl. 30.

Reſſort double, *fig.* 22.

Reſſort fendu, *fig.* 24.

Reſſort briſé, *fig.* 10.

Reſſort à boudin, *fig.* 15, Pl. 118.

Reſſort en ſpirale & conique. Voyez *G G*, *fig.* 40. Pl. 103.

Reſſort en ſerpent, *fig.* 11, Pl. 93.

Riffler ; c'eſt limer dans des cannelures courbes, dans des ciſelures, ôter les inégalités faites par les ciſelets.

Rifflоir, eſpece de lime ployée ou courbe par le bout, pour limer ou riffler dans des gouttieres, dans les ciſelures courbes, *fig.* 24, Pl. 166.

River, l'action de river un clou, faire une petite tête à chaque bout d'une goupille.

Rivure, c'eſt le nom d'un clou rivé, qui tient, qui unit la lame d'un Couteau avec ſon manche, le manche avec le reſſort.

Rivure, pour retenir la roſette, *fig.* 19, Pl. 60.

Roche, (fer de) bon fer.

Rochoir ; c'eſt le nom de la boîte où l'on tient le borax pulvériſé, pour en mettre ſur les braſures & ſur les ſoudures, *fig.* 5, Pl. 24.

Rondache, (Lithotome à) inſtrument pour la Taille, *fig.* 6, Pl. 137.

Roſe, (couleur de) degré de chaleur propre pour tremper l'acier d'Angleterre.

Roſette, cuivre rouge pur & neuf, ſans alliage ; il eſt l'alliage ordinaire de l'or : il le hauſſe en couleur.

Roſette ; c'eſt le nom de ces viroles ou yeux d'or, d'argent, ou de cuivre, qu'on met ſur les manches de Couteaux, & ſur leſquelles Roſettes on rive les clous. Il y a des Roſettes étampées qu'on coupe avec des Roſettiers ſur le plomb, *fig.* 15, Pl. 13.

Roſettes pleines. On appelle ainſi celles que l'on fait au tour : elles ſont plus ſolides, parce qu'elles ne peuvent pas s'écraſer d'autant qu'elles ſont maſſives. On en fait auſſi de pleines par le moyen du foret.

Roſettier, outil d'acier trempé, pour couper les Roſettes ; c'eſt un Emporte-piece, *fig.* 16, Pl. 13.

Rouane, inſtrument à marquer les tonneaux, *fig.* 14, Pl. 65.

Rouge d'Angleterre ; c'eſt une potée propre à polir l'acier au noir. Voyez *Chap. I*, *Sect. III*, *page* 14.

Rugine. On appelle ainſi un inſtrument compoſé d'un manche & d'une tige ſurmontée d'une platine d'acier tranchante tout autour, ſervant à ruginer, à racler l'os du crâne, le péri-crâne, *fig.* 38, 39, Pl. 133.

Rugines pour nétoyer les dents, pour en ôter le tartre, *fig.* 6, 7, 8, 9, Pl. 87.

S

Sable ou *ſablon*, grès pilé, ou moulée ſéchée, pour jetter ſur l'acier pendant qu'il ſoude, qu'il eſt ſuant : on paſſe l'acier ſur le ſable avant de le porter ſur l'enclume pour le forger.

Sabler l'acier, c'eſt lui jetter du ſable pendant qu'il eſt dans le feu, qu'il chauffe.

Sabre à décoller. Les Maîtres des Hautes-œuvres l'appellent auſſi l'*Arme à décoller*, *fig.* 8, Pl. 64.

Salpêtre. On s'en ſert pour raſſembler & rendre plus fluide les métaux précieux, l'or & l'argent, en en mettant quelques pincées dans le creuſet.

Sanguine. Voyez *Pierre ſanguine*.

Scalpel ; c'eſt le nom donné à pluſieurs inſtruments deſtinés à l'Anatomie.

Scalpel à dos, *fig.* 20.

Scalpel à lance, *fig.* 21.

Scalpel en Lancette, *fig.* 22, 23, 24, Pl. 81.

Scarificateur des paupieres, *fig.* 13, Pl. 118.

Scie, outil compoſé d'un arbre & d'un feuillet d'acier denté proportionnellement à la matiere qu'on veut ſcier ; plus la matiere eſt dure, & plus les dents doivent être petites & courtes ; plus la matiere eſt molle, & plus les dents doivent être longues ou hautes, afin qu'elles s'empâtent moins. Il y a auſſi des Scies à main.

Scie à amputations du bras, de la jambe, *fig.* 8, Pl. 124.

Scier, c'eſt travailler avec la Scie.

Scier ; (Couteau à) c'eſt une vieille lame de Raſoir ou de Couteau emmanchée comme une lime, ſur le tranchant de laquelle on fait de petites dents avec la quarre d'un grateau. Cet outil ſert à ſcier les clous, le fil de fer, *fig.* 23. Pl. 40.

Sebille, vaſe, ordinairement de bois. Les Couteliers appellent ainſi le pot à vuider l'eau de leur auge.

Secteur des vaiſſeaux ſanguins, *fig.* 19, Pl. 114.

Serpette, Couteau courbe qui ſert à tailler ou à faire d'autres travaux dans les jardins, *fig.* 33, 34, Pl. 22.

Serre-Ciſeau, outil qu'on ſerre dans l'étau, pour contenir les anneaux des Ciſeaux, *fig.* 11, Pl. 51.

Serre-nœud, (ou Pince à) inſtrument de Chirurgie pour lier le pédicule d'un Polype dans la matrice, *fig.* 9, Pl. 112.

Sertir ; c'eſt faire approcher les levres ou bords d'un métal l'un contre l'autre.

Siſon ou *Siphon*. On appelle ainſi les petits

tuyaux qui s'ajustent à la Seringue de M. Anel, pour seringuer les points lacrymaux, *fig.* 6, 7.

Siron, ou *Perle*, ou *Pointe étranglée*; c'est une pointe de Lancette manquée & mal faite au tour à éguiser & à polir les Lancettes; l'extrémité est arrondie, au lieu d'être bien pointue: à demi-ligne de l'extrêmité supérieure, elle est étranglée; de sorte que le bout forme une espece de perle, ce qu'on appelle *siron*.

Siringotome, Bistouri à tranchant concave, qui porte un Stylet ou Sonde d'argent, pour opérer la Fistule à l'anus. La premiere opération avec cet instrument, fut faite à Louis le Grand; c'est pourquoi il est aussi appellé *Bistouri-Royal*, & encore *Bistouri en fer-à-cheval*, par rapport à sa courbure, *fig.* 4, 5, 7, Pl. 109.

Sonde. Ce nom est donné à plusieurs instruments d'argent, d'or & d'acier, pour servir à plusieurs opérations Chirurgicales.

Sonde creuse, ou *Sonde cannelée* ou *crénelée*, pour conduire la pointe du Bistouri, *fig.* 15, Pl. 85.

Sonde ailée, *fig.* 1, Pl. 99.

Sonde applatie, *fig.* 14, Pl. 85.

Sonde brisée, pour sonder une longue plaie, comme un coup d'épée, *fig.* 16, Pl. 86.

Sonde creuse, pour la Taille, appellée aussi *Cathéter*. Voyez Pl. 158.

Sonde à dard, pour tailler par le haut Appareil, *fig.* 8, 9, Pl. 155.

Sonde de femme, *fig.* 14, Pl. 85.

Sonde à galleries rabattues, *fig.* 10, 18, Pl. 139.

Sonde en S, *fig.* 11, Pl. 85.

Sonde flexible. Voyez *Algalie*.

Sonde à œil, *fig.* 29, Pl. 86.

Sonde à pavillon, *fig.* 13.

Sonde de poitrine, *fig.* 32, Pl. 86.

Sonde, ou *Stylet* ou *Aiguille* pour la fistule à l'anus, *fig.* 35, 36, Pl. 86.

Sonde de M. Anel, pour les Points lacrymaux, *fig.* 11, 12, Pl. 122.

Sonde de M. Méjean, pour le canal nasal, *fig.* 10.

Sonde de M. Tenon, *fig.* 21, Pl. 85.

Souder les métaux, le fer & l'acier; c'est les unir au moyen du feu, & par des chaudes suantes: souder une étoffe, souder une bobeche avec la couverture, souder un crampon, souder deux barres de fer ou d'acier bout à bout & à chaude portée, souder au feu de charbon de bois, souder à la lampe.

Soudure. On appelle ainsi une composition, un mélange de plusieurs métaux fusibles, pour en faire une matiere propre à souder deux pieces de métal ensemble.

Soudure de cuivre: on l'appelle aussi *Soudure de zinc*; c'est un composé de laiton avec le zinc. Le cuivre ou laiton est soudure pour le fer & l'acier: on dit alors *braser*.

Soudure d'argent, au tiers, au quart, au six, au huit & au dix; c'est toujours un composé de cuivre jaune avec de l'argent. La soudure au tiers est composée de deux parties d'argent & d'une de laiton; celle au 4, trois d'argent & une de laiton; celle au 6, cinq parties d'argent & une de laiton; celle au 8, sept parties d'argent & une de laiton; & enfin pour celle au 10, on met neuf parties d'argent & une partie de laiton.

Soudure d'or. On fond ensemble deux parties d'or, deux d'argent, & une partie de cuivre rouge ou rosette: c'est la soudure au tiers. Pour la soudure au quatre, on mêle trois parties de l'aloi précédent, & une partie de cuivre rouge; ainsi des autres titres de soudure. L'aloi est toujours un mélange d'égales parties d'or & d'argent.

Soie plate, *Soie à plate-semelle*. Voy. ce mot.

Spatule, instrument d'acier & d'argent, pour faire des emplâtres, pour étendre des cataplasmes, *fig.* 23, 24.

Speculum signifie *miroir*; c'est le nom de plusieurs instruments servant à ouvrir, à dilater les parties du corps, pour pouvoir examiner l'intérieur.

Speculum ani, *fig.* 59, Pl. 105.

Speculum matricis, *fig.* 1.

Speculum nasi, *fig.* 60, Pl. 105.

Speculum oculi. Voyez les figures des Planches 119, 120.

Speculum oris, *fig.* 55, Pl. 105.

Stylet; c'est le nom de tous les petits instruments faits pour sonder les sinus, les petits conduits, *fig.* 29, 31.

Stylet, Couteau fort étroit, propre à dépecer les viandes: on l'appelle aussi *poignard*, lorsque le dos, vers la pointe, est à tranchant.

Stylet, fil d'argent qu'on met dans l'intérieur des Algalies.

Suant. On appelle ainsi l'acier chauffé jusqu'à suer: *chaude suante*, *fondante*.

Surchauffé, (acier) c'est-à-dire, qu'il a été trop chauffé; ce degré de chaleur lui a fait perdre un degré de bonté.

T

T; c'est le nom d'une vis qui tient la lame avec le manche d'un Couteau sans clous, *fig.* 18, Pl. 39.

Talon, la partie d'une lame qui est fixée au manche par le clou.

Tambour, (Couteau à) ceux dont la mître est ronde.

Taraud, outil d'acier trempé, fileté tout autour en vis, pour tarauder ou faire les filets de vis dans un trou, qui, par là, devient un écrou, *fig.* 31, 36, Pl. 11.

Tarauder; c'est faire des filets de vis dans un trou: tarauder à la main, *fig.* 9, Pl. 12.

Tarauder à l'étau, *fig.* 1, Pl. 75.

Tarriere. (Tire-balle à) *fig.* 4, 6, Pl. 97.

Tartare, (Couteau à la), *fig.* 15, Pl. 49.

Tas, outil de fer acéré sur sa partie supérieure, & ajusté sur un billot par sa partie inférieure, lequel tas sert à relever les mîtres de Couteaux de table, de ceux à gaîne, *fig.* 10, 11, Pl. 41.

Tasseau, petit tas ou enclume ambulante, qu'on attache dans l'étau pour marquer & pour redresser les ouvrages trempés. Voyez *fig.* 32, 33, Pl. 11.

Tenace, métal dont les parties ne se séparent pas aisément; le fer est tenace, parce qu'il se ploie plusieurs fois avant de se casser.

Tenaille, outil de Forgeron, composé de deux branches liées par un axe, servant à tenir le fer pour le chauffer & le forger: il en faut de droites, de croches, & de plusieurs grandeurs. Voyez *fig.* 13, 14, Pl. 5.

Tenailles incisives, instrument de Chirurgie pour couper un doigt, des esquilles. Voyez *fig.* 18, 19, Pl. 125.

Tenailleur, nom de celui qui forge, qui tient les tenailles, tandis que des Frappeurs frappent devant le Tenailleur, le Maître Forgeron, *fig.* 20, Pl. 6.

Tenette, espece de pince pour saisir & extraire la pierre de la vessie, *fig.* 10, 11, Pl. 141.

Tenettes courbes, pour le même usage, *fig.* 12, 15.

Tenettes paralleles, *fig.* 7, Pl. 174.

Tenettes du Frere Côme, *fig.* 9, Pl. 140.

Tenettes de M. Bromfeils, *fig.*

Tenettes de M. Tenon, *fig.* 13, 14, Pl. 142.

Tenettes à briser les pierres. Voyez *Brise-pierre.*

Tenettes Helvétiennes. Voy. *Pinces à cancer.*

Tenon. On appelle ainsi toute éminence qui bat, ou porte, ou s'engrene dans un trou, dans une denture: on dit *tenon* de bascule de Couteau à pompe, *tenon* de Couteau sans clous.

Tête d'aigle, (Couteau à) celui dont la garniture d'argent, la plate-bande sont festonnées, & dont les côtes d'écailles sont imprimées à chaud dans les festons, *fig.* 33, Pl. 39.

Tête. Le gros bout d'un marteau est appellé la *tête*, comme le petit bout est la *pane.*

Tige. Toute partie d'un instrument qui est mince & longue, est appellée *tige.*

Tire-balle, instrument pour chercher, & tirer les balles de fusil qui sont entrées dans quelques parties du corps humain.

Tire-balle en pince, *fig.* 3, Pl. 97.

Tire-balle dilatatoire, *fig.* 1.

Tire-balle à tarriere, *fig.* 4.

Tire-balle à trois branches, *fig.* 12.

Tire-balle de Maréchallerie, *fig.* 31, 32, 33, Pl. 63.

Tire-bouchon, instrument d'acier tourné en spirale, pour déboucher les bouteilles, *fig.* 1, 4, 5, Pl. 65.

Tire-bouchon en cage, avec lequel on débouche une bouteille sans aucun effort, *fig.* 9, Pl. 65.

Tire bouchon en crochet, *fig.* 10, Pl. 30.

Tire-filet, outil d'acier pour tirer des filets sur les ouvrages.

Tire-fond, instrument du Trépan, *fig.* 34, Pl. 133.

Tire-tête. On appelle ainsi les instruments faits pour extraire la tête restée seule dans la matrice.

Tire-tête à bascule, *fig.* 3, Pl. 91.

Tire-tête d'Hippocrate. Voyez *Crochets doubles.*

Tire-tête à double croix, Pl. 170.

Tire-tête de Grégoire, *fig.* 1, 2, Pl. 90.

Tire-tête fenêtré. Voyez *Forceps.*

Tire-tête à mordache, *fig.* 8, 9.

Tire-tête Moriceau, *fig.* 11, Pl. 160.

Tire-tête à trois branches, de Levret, Pl. 168.

Tire-tête à trois branches, de Petit, Pl. 169.

Tisonnier, outil de fer qui sert à rassembler les charbons à la forge. Voy. *fig.* 15, 16.

Titre, parlant des matieres d'or & d'argent, degré de finesse, degré d'alliage prescrit par la Loi.

Tour. On appelle ainsi la meule de bois qui sert à repasser les Lancettes, *fig.* 11, Pl. 77.

Tour à pointes, *Tour en l'air*, Machines servant à tourner les ouvrages, à les faire ronds, *fig.* 1, 2, Pl. 73.

Tourneur; c'est l'Artiste qui travaille au tour.

Tourneur de roue. Le Coutelier a besoin d'un homme pour tourner la roue: on l'appelle aussi *Compagnon de la manivelle*, *fig.* 11, Pl. 7.

Tourne-à-gauche, outil avec lequel on fait tourner le Taraud, pour tarauder un trou, *fig.* 37, Pl. 11.

Tourne-vis, outil pour tourner, pour visser & dévisser une vis. Voyez *B*, Pl. 21.

Tourniquet; c'est le nom de quelques instruments de Chirurgie, servant à arrêter les hémorragies. Tourniquet de M. Petit, pour les amputations. Voyez *fig.* 1, Pl. 126.

Tourniquet Anglois à manivelle, *fig.* 1, Pl. 127.

Tourniquet de M. Fourquier, pour l'artere de la dure-mere & du sinus longitudinal, *fig.* 21, Pl. 135.

Tourniquet de M. Belloc, pour l'artere intercostal, *fig.* 1, Pl. 128.

Tranchant (mettre les Rasoirs à). Après que l'on a blanchi & dégrossi un instrument, on le met à tranchant; on fait son tranchant sur une meule particuliere appellée *meule à mettre à tranchant.*

Tranche, outil pour couper le fer à chaud, *fig.* 12, Pl. 4.

Tranche-lard,

Tranche-lard, Couteau mince pour lever les lardons, pour couper mince le lard.

Trempe. On appelle ainsi l'action de durcir l'acier : c'est le faire rougir au juste degré de la couleur de cerise clair, & ensuite le plonger subitement dans l'eau bien fraîche, où on le laisse bien refroidir avant de le retirer.

Trempe en paquet. Elle est pratiquée pour durcir le fer, & quelquefois l'acier. On fait un cément composé de suie, de charbon de bois pilé & d'urine; quelques-uns y ajoutent inutilement de la corne, des savattes, du sel, de l'ail, & d'autres ingrédients qui ne servent à rien : on en couvre les pieces de fer; on en fait un paquet enveloppé avec un chiffon, ou avec de la terre glaise, ou dans une boîte de tole, ou un grand creuset : on l'expose au milieu d'un feu de charbon de bois; & lorsque les pieces sont rouges, on les trempe dans l'eau fraîche, & le fer se trouve durci de l'épaisseur d'une feuille de parchemin : on ne donne point de recuit.

Trépan, instrument pour trépaner, pour faire un trou au crâne, & donner issue au sang épanché dans la tête.

Trépan couronné, *fig.* 22, 23, 24, Pl. 132.

Trépan exfoliatif, *fig.* 33, Pl. 133.

Trépan perforatif, *fig.* 32.

Trépan à manivelle, *fig.* 1, Pl. 136.

Tréphine, nom du Trépan Anglois, *fig.* 26.

Triploïde, nom de l'Elévatoire à trois pieds, pour relever une partie d'os enfoncée, *fig.* 1, Pl. 163.

Tripoli, pierre tendre, de couleur rougeâtre, qui sert à polir les substances dont on fait les manches.

Trois-quarts, ou *Trocart*; c'est le nom d'un instrument composé d'un manche, d'une tige d'acier & d'une canule, servant à faire des ponctions aux Hydropiques.

Trois-quarts pour la Paracentese, *fig.* 2, 7, Pl. 101.

Trois-quarts pour l'Hydrocele, *fig.* 16.

Trois-quarts pour le Périnée, *fig.* 19.

Trois-quarts pour la Taille, de M. Foubert, *fig.* 1, Pl. 175.

Trois-quarts pour la Bronchotomie, *fig.* 25.

Trois-quarts pour percer les oreilles, *fig.* 1, 2, Pl. 109.

Trois-quarts de M. Sharp, *fig.* 17, 18, Pl. 102.

Trois-quarts pour l'hydropisie de l'œil, ou l'Hydrophthalmie, *fig.* 34, 35.

Trusquin, outil pour tracer des lignes paralleles, pour faire une mortaise, pour tracer une cannelure droite.

Tube. On appelle *tube*, en Chirurgie, un tuyau pour souffler dans des vaisseaux, dans la vessie; c'est ce que les Artistes de la lime appellent *Chalumeau*, *fig.* 7, Pl. 24.

Tube simple, & *Tube* à robinet, *fig.* 17, 18, 19, Pl. 80, 81.

Turque, (Couteau à la) dont le manche est ovale, & un pan pour marquer le dos; la coquille est faite en demi-rond creux, & un simple filet au bord.

Tuyere, piece de fonte qu'on met au bout du canon du soufflet, & qui conduit le vent au feu de la forge sur les charbons mêmes.

V

Valet à patin, instrument pour contenir un vaisseau, une artere, en en faisant la ligature, *fig.* 10, Pl. 125.

Verticille, nom qu'a donné M. Levret à un instrument qu'il a imaginé pour limer, user un polype muqueux dans le nez, *fig.* 15, Pl. 113.

Vif, parlant d'un pan tiré vivement à la lime & à la meule : tirer un biseau vivement, c'est-à-dire *bien plan & bien droit.*

Vilebrequin, fût qui porte une meche ou un foret, pour faire des trous.

Virole, la partie d'or & d'argent qu'on met au bout du manche du Couteau, *fig.* 18, Pl. 24.

Viroleurs. On appelle ainsi les Faiseurs de Ciseaux, ceux qui ne savent faire que des Ciseaux.

Vis, piece de fer, d'acier, taraudée à la filiere, pour tenir dans un trou par le moyen des filets, sans rivure.

Vis aîlée, où se tient une platine pour tourner la vis avec les doigts, sans avoir besoin d'un Tourne-vis. Voyez *FQ*, *fig.* 5, Pl. 147.

Vis à tête noyée; c'est lorsque la tête est limée raz, qu'elle ne déborde pas la piece où elle est vissée.

Vis en goutte de suif; c'est quand la tête est faite en arrondissant, qu'elle est bombée en saillie.

Vis de rappel; c'est lorsqu'elle est fixée par les deux extrémités, qu'elle tourne sur son pivot & par son embase, & qu'elle porte une noix qui monte & descend selon que l'on fait tourner la vis. Voyez *fig.* 5, & fixée aux figures 1 & 2.

Vis fixative. On appelle ainsi les vis qui sont destinées à fixer les ouvertures des Bistouris, lorsque ces lames sont encastrées dans des rainures. Voyez en *F*, *fig.* 20, Pl. 100.

Uretrotome, instrument pour couper le tégument, faire la premiere incision de la Lithotomie, *fig.* 16, Pl. 139.

Vuide-cerveau, *fig.* 37, 38, Pl. 82.

Winsel; ses instruments pour l'opération de la Cataracte, *fig.* 13. Pl. 114.

Fin du Vocabulaire.

TABLE
DES CHAPITRES ET ARTICLES
DE L'ART DU COUTELIER
EXPERT EN INSTRUMENTS DE CHIRURGIE.

PREMIERE SECTION.

SECONDE SECTION.

ART.

Fin de la Table de la seconde Partie.

ADDITIONS ET CORRECTIONS
A L'ART DU COUTELIER.

PREMIERE PARTIE.

Page 71, ligne 4, *en commençant au bas de la page*, cela fait, il faut détacher : *lisez*, cela fait détacher.

Pl. 7, Fig. 11, *au lieu d'un* y, *lisez*, g; *& au lieu des chiffres* 5, 5, *lisez*, h, h.

Pl. 15, *une Figure qui représente une Ecouene n'étant point cotée* : lisez, *Fig.* 8.

Page 77, *avant derniere ligne*, Ecouaine X : *lisez*, Ecouene, Fig. 8.

Page 165, Section VIII, à la marge : *lisez*, Planche 38.

Pl. 28, *une Figure qui représente un manche de Canif à pompe à 4 pieces, n'étant point cotée* : lisez, *Fig.* 45.

Même Planche, la Figure qui représente une petite Scie n'étant point cotée : lisez, *Fig.* 32.

Pl. 32, *on voit deux Figures cotées* Fig. 33; *or celle qui ne représente que la lame, est* Fig. 33; *& à celle qui est avec son manche* : lisez, *Fig.* 36, au lieu de Fig. 33.

SECONDE PARTIE.

Introduction, *page xij, derniere ligne*, du dernier Chapitre : *lisez*, au Chapitre 50.

Page 331, *à la suite de l'Article troisieme* du Trois-quarts pour le Périnée; *ajoutez* : Cet instrument sert pour opérer sur les yeux dans l'opération de l'Hydrophthalmie, autrement dit l'Hydropisie de l'œil; pour cet effet il doit être parfaitement bien fait; la pointe exige les mêmes attentions que l'on prend pour celle d'une Lancette, & doit être affilée sur les mêmes pierres. On s'assure de la perfection, en présentant la pointe du dard sur du cannepin tendu, dans lequel elle doit entrer sans résistance & avec douceur.

Pl. 102, Figures 34, 35, *leur description est omise.* La Figure 34 représente le dard du Trois-quarts monté sur un anneau d'argent, ayant entr'eux une platine aussi d'argent & ronde, lesquels sont vissés & soudés ensemble.

La Figure 35 représente la Canule du Trois-quarts; le tuyau est soudé sur le pavillon : ce dernier est rond, & doit s'ajuster avec la platine ronde qui est fixée entre l'anneau & le dard, *Fig.* 34. La Canule & son pavillon doivent être faits d'argent; au reste la maniere de les exécuter est expliquée à l'Article premier du 42e. Chapitre.

Page 516, Vocabulaire, *au mot* Pierre à Rasoit, *on lit une addition qui enseigne la composition d'un mastic pour mastiquer une pierre qui seroit cassée en deux ou en plusieurs morceaux.*

Page 517, *au mot* Pierre sanguine, *on lit la maniere de faire usage de cette pierre pour donner du poli brillant aux lames d'acier.*

DE L'IMPRIMERIE DE L. F. DELATOUR. 1772.

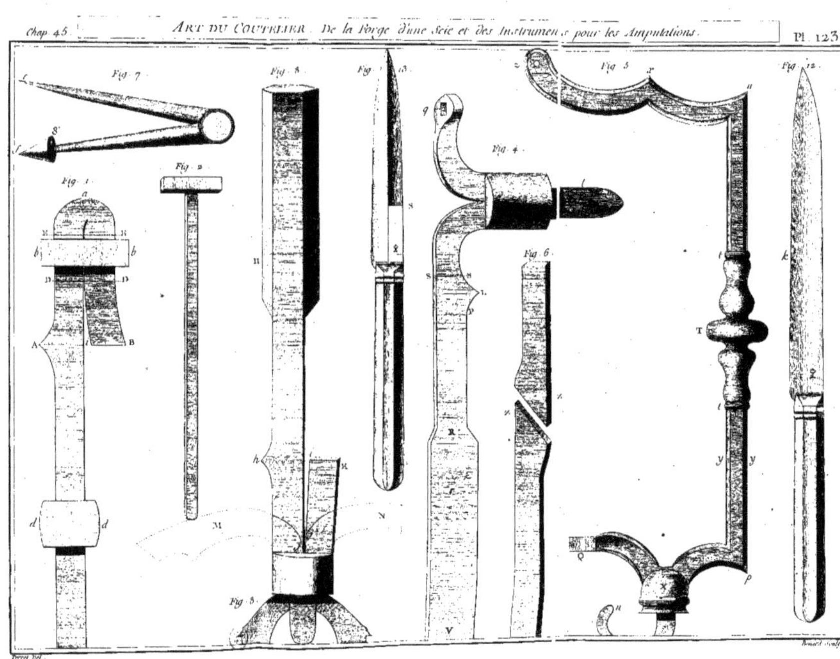
Chap. 45.
ART DU COUTELIER. De la Forge d'une Scie et des Instrumens pour les Amputations.
Pl. 123.
Fig. 7.
Fig. 1.
Fig. 2.
Fig. 8.
Fig. 13.
Fig. 4.
Fig. 6.
Fig. 5.
Fig. 12.
Fig. 3.

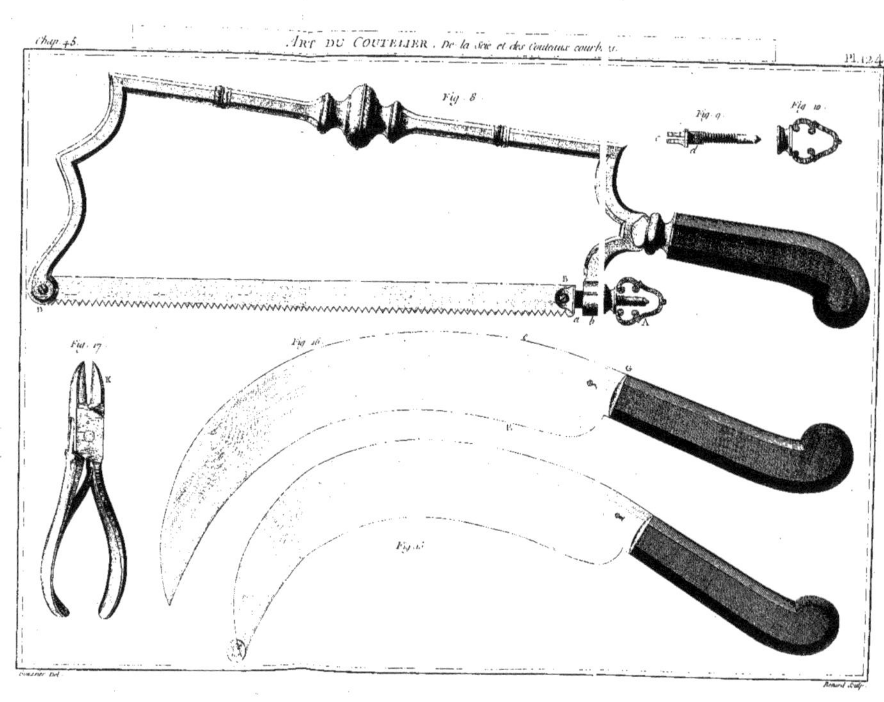
Chap. 45.
Art du Coutelier, De la Scie et des Couteaux courbes.
Pl. 124.
Fig. 8.
Fig. 9.
Fig. 10.
Fig. 17.
Fig. 16.
Fig. 15.
Goussier Del.
Bénard Sculp.

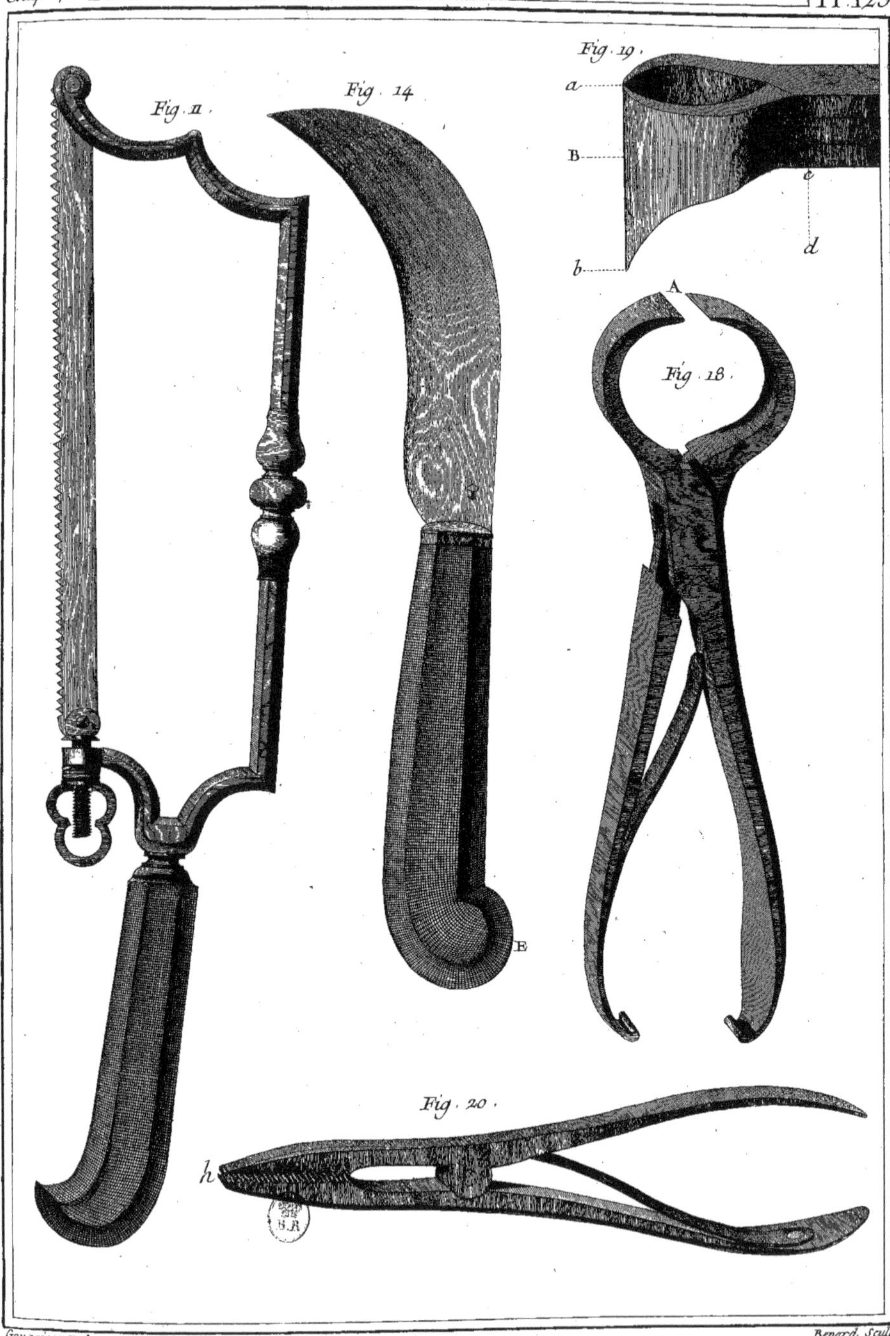

Goussier Del. Benard Sculp.

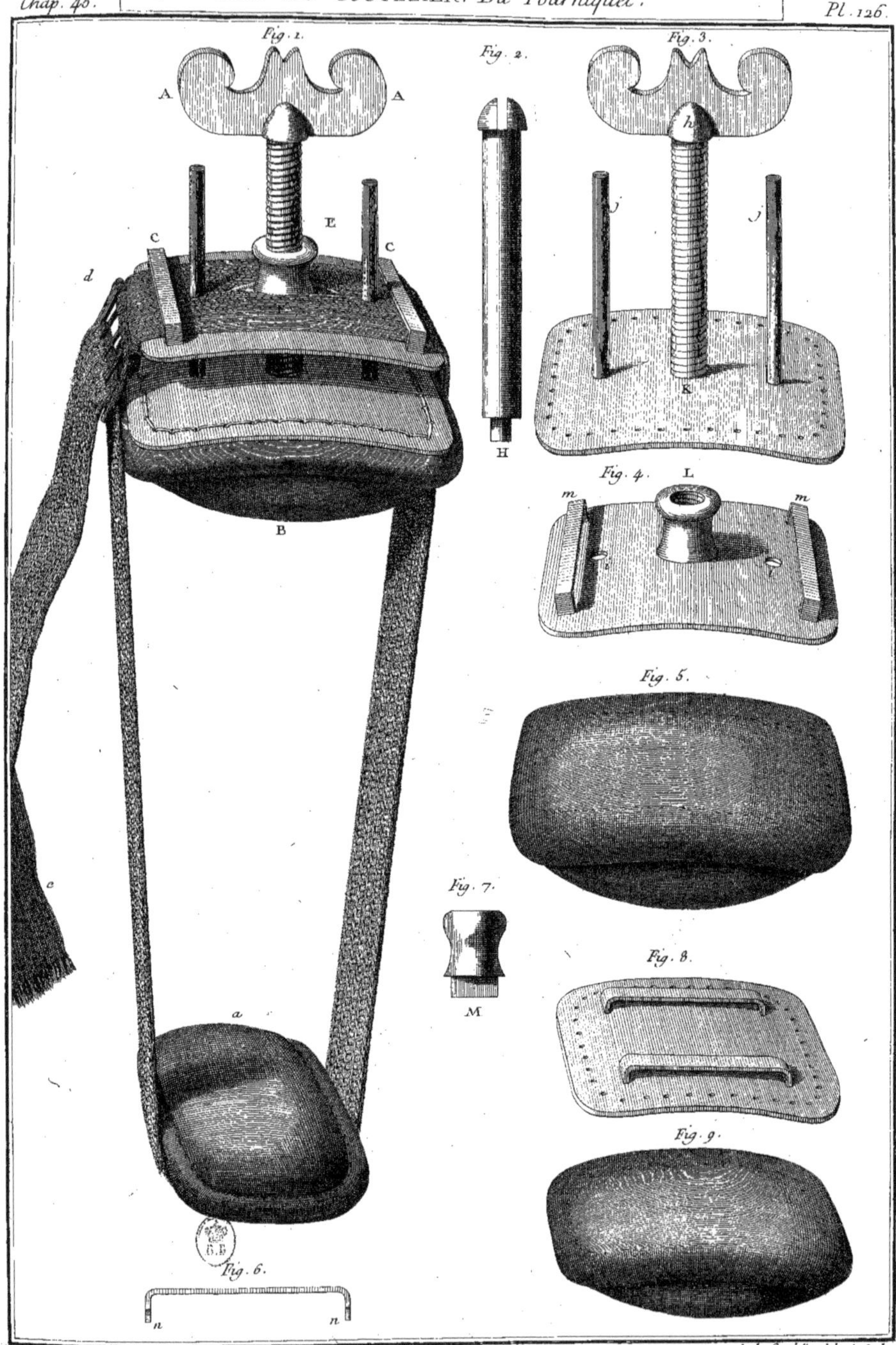

J. J. Perret inv. de la Gardette del. et Sculp.

Chap. 45. **ART DU COUTELIER. Du Tourniquet Anglois.** Pl. 127.

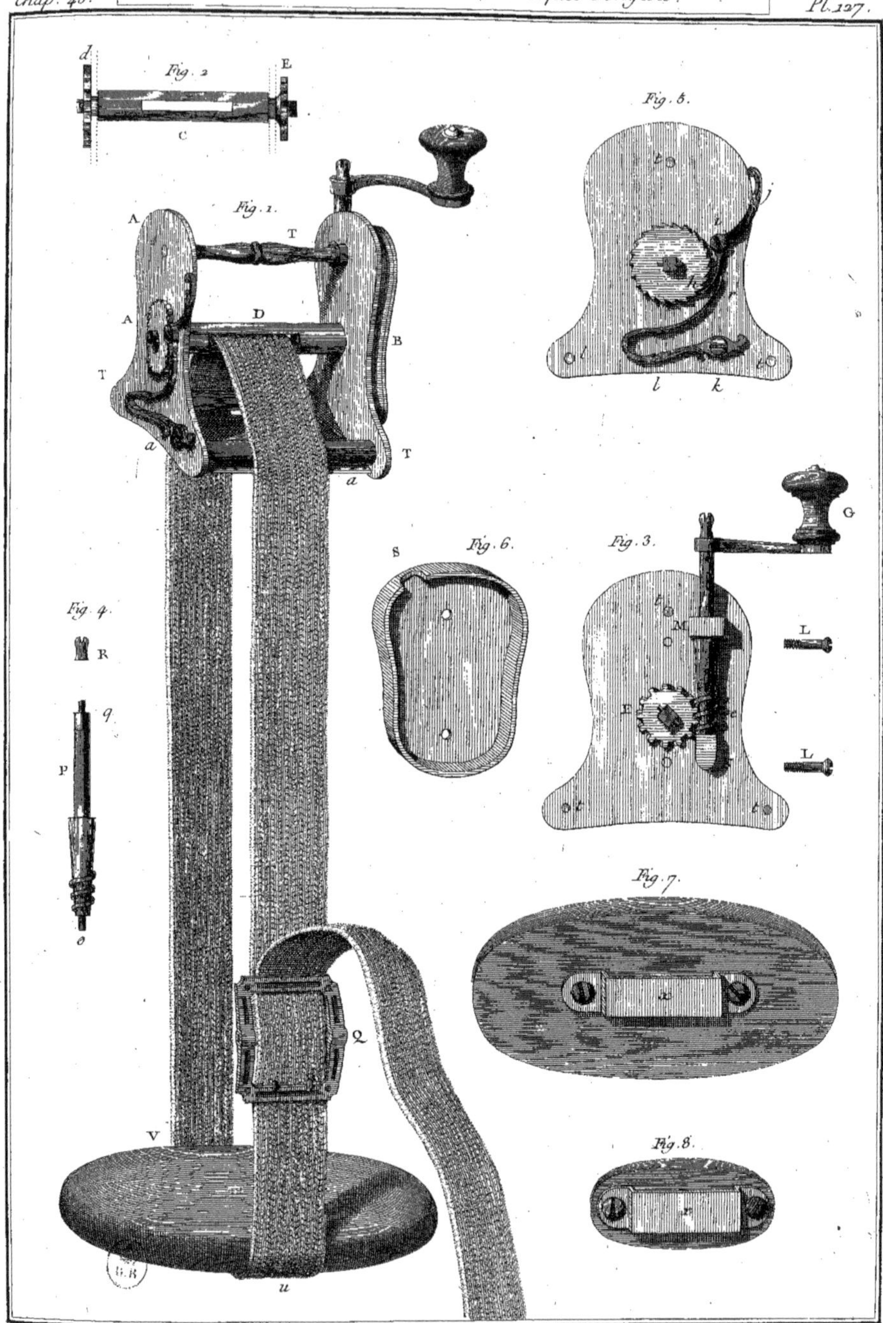

J. J. Perret inv. de la Gardette Sculp.

Chap. 45. ART DU COUTELIER. Inst.es pour l'Artère intercostale &c. Pl. 128.

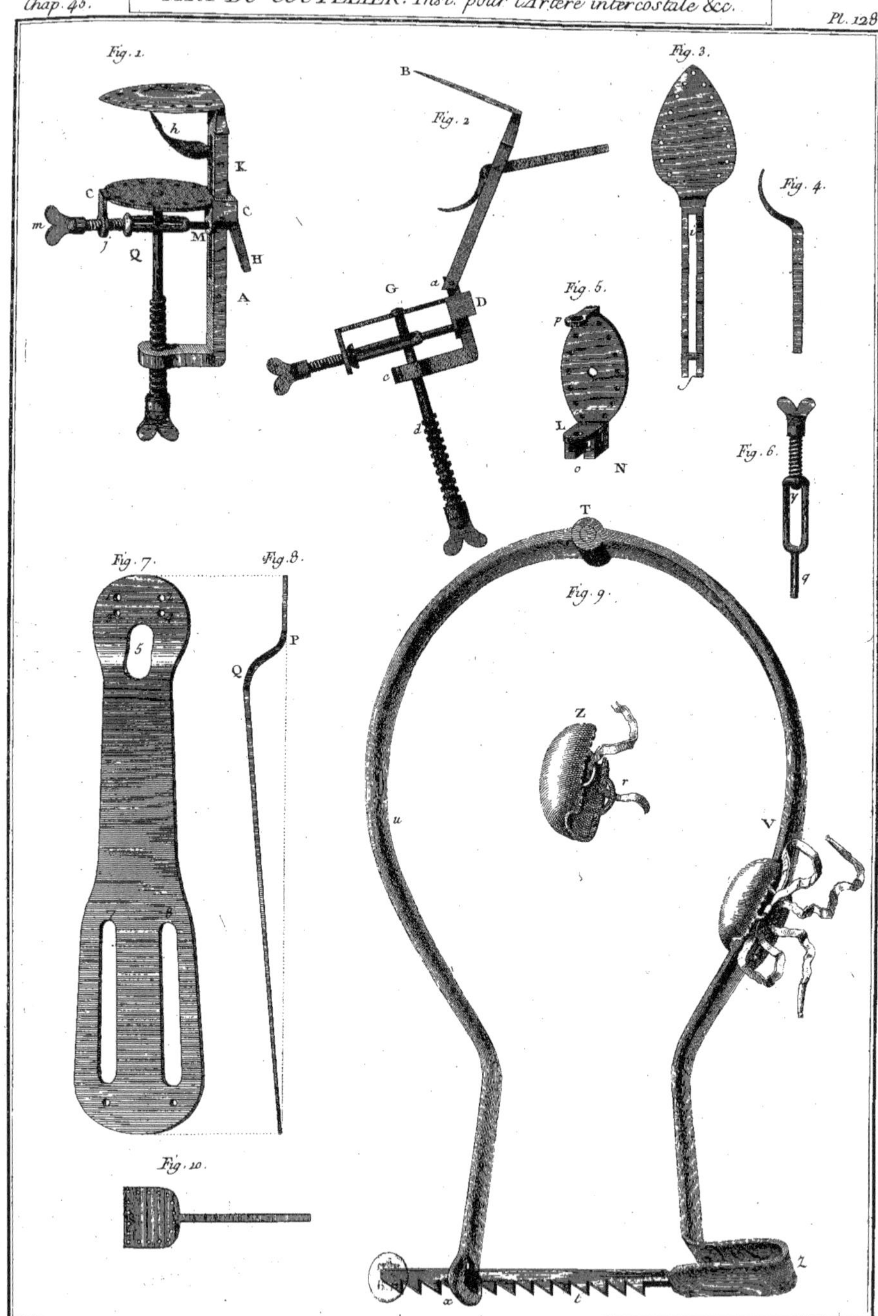

J. J. Perret Inv. de la Gardette del. et Sculp.

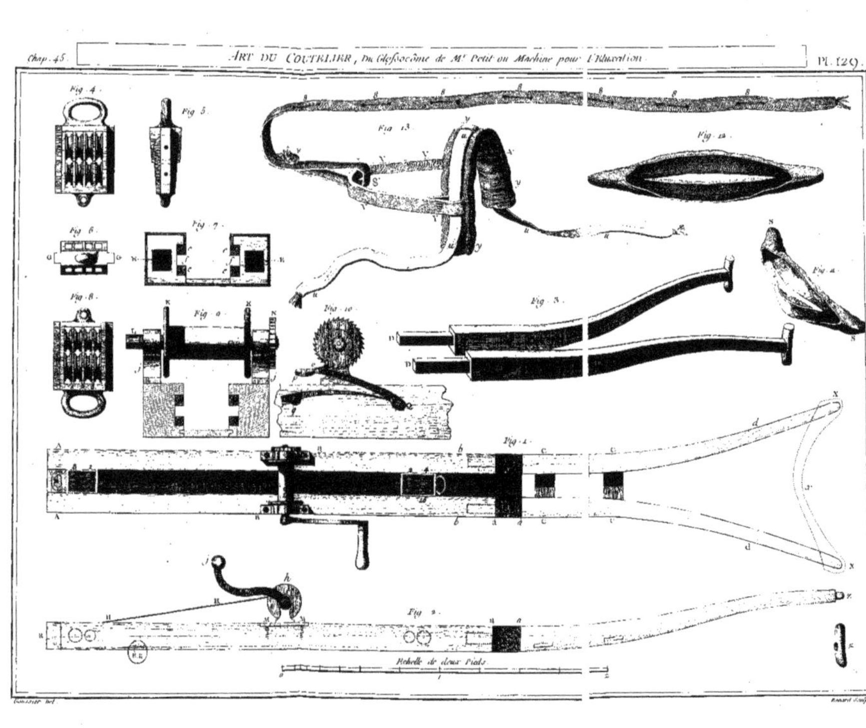
Chap. 45.
ART DU COUTELIER, Du Glossocôme de Mr Petit ou Machine pour l'Eluxation.
Pl. 129.
Fig. 4.
Fig. 5.
Fig. 13.
Fig. 12.
Fig. 6.
Fig. 7.
Fig. 8.
Fig. 9.
Fig. 10.
Fig. 3.
Fig. 11.
Fig. 1.
Fig. 2.
Echelle de deux Pieds.

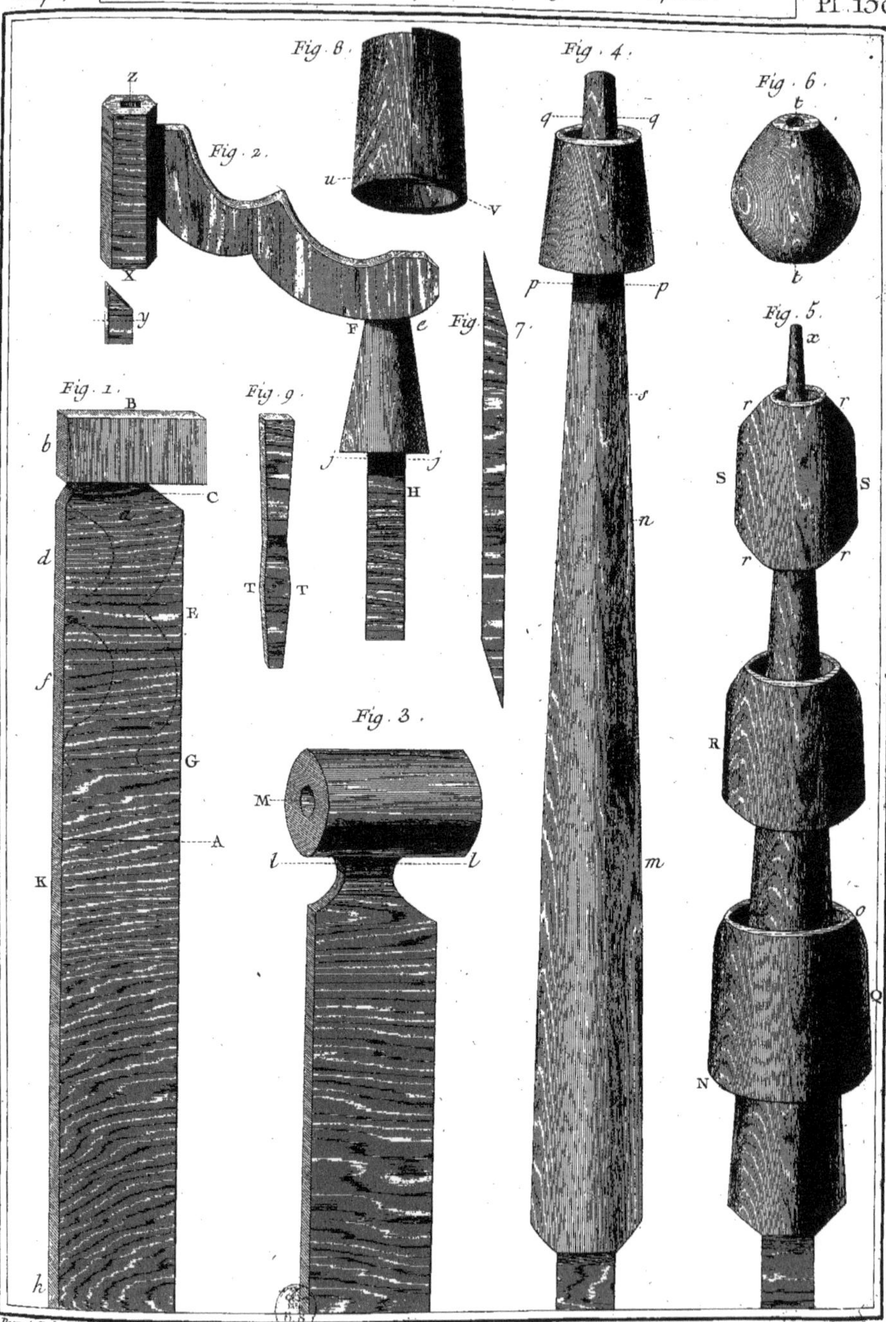

Perret Del. Benard Sculp.

Chap. 46. ART DU COUTELIER, *Développemens d'un Arbre de Trépan brisé.* Pl. 131.

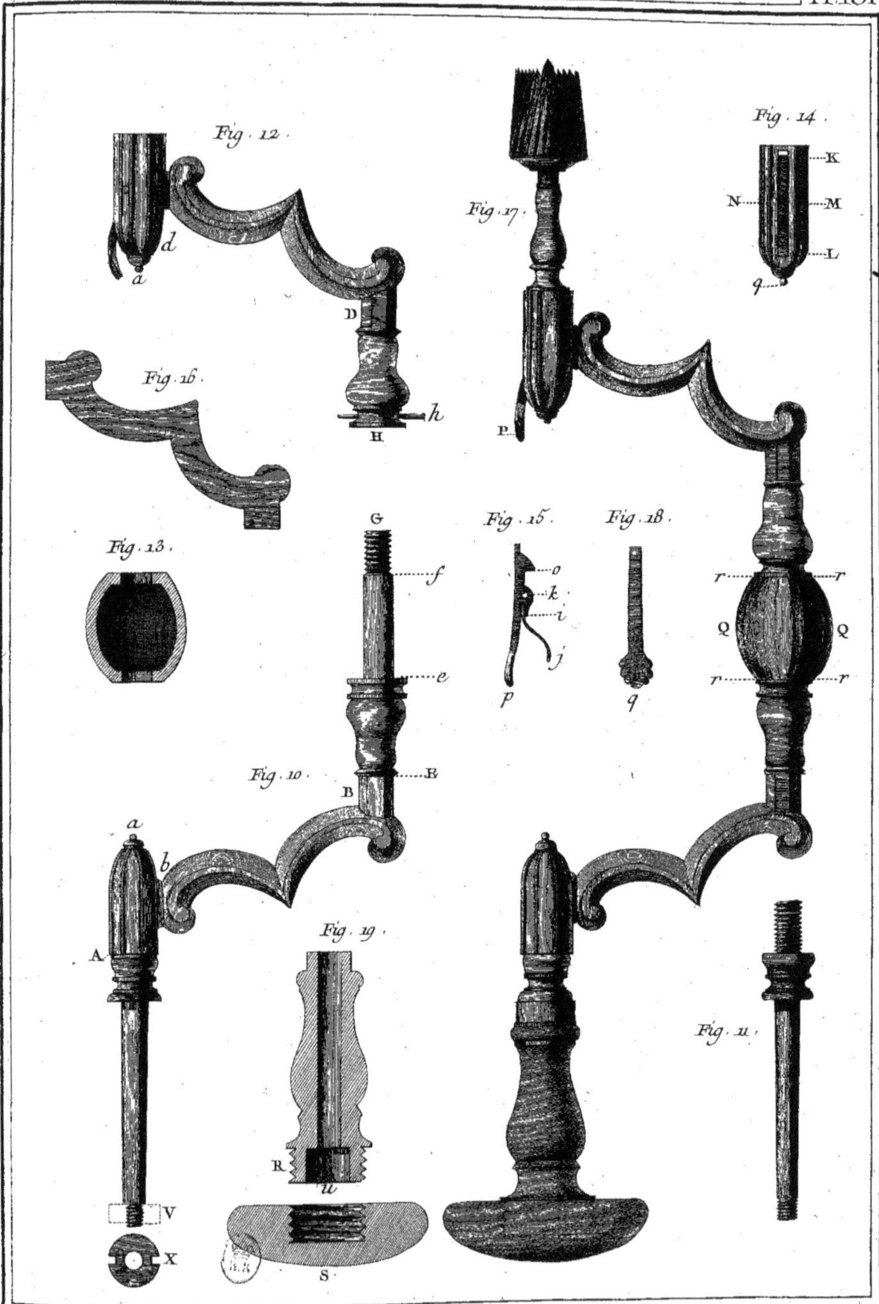

Goussier Del. *Benard Sculp.*

Cha. 46. ART DU COUTELIER, Des Couronnes, de la Trephine Angloises et des Elevatoires. Pl. 132.

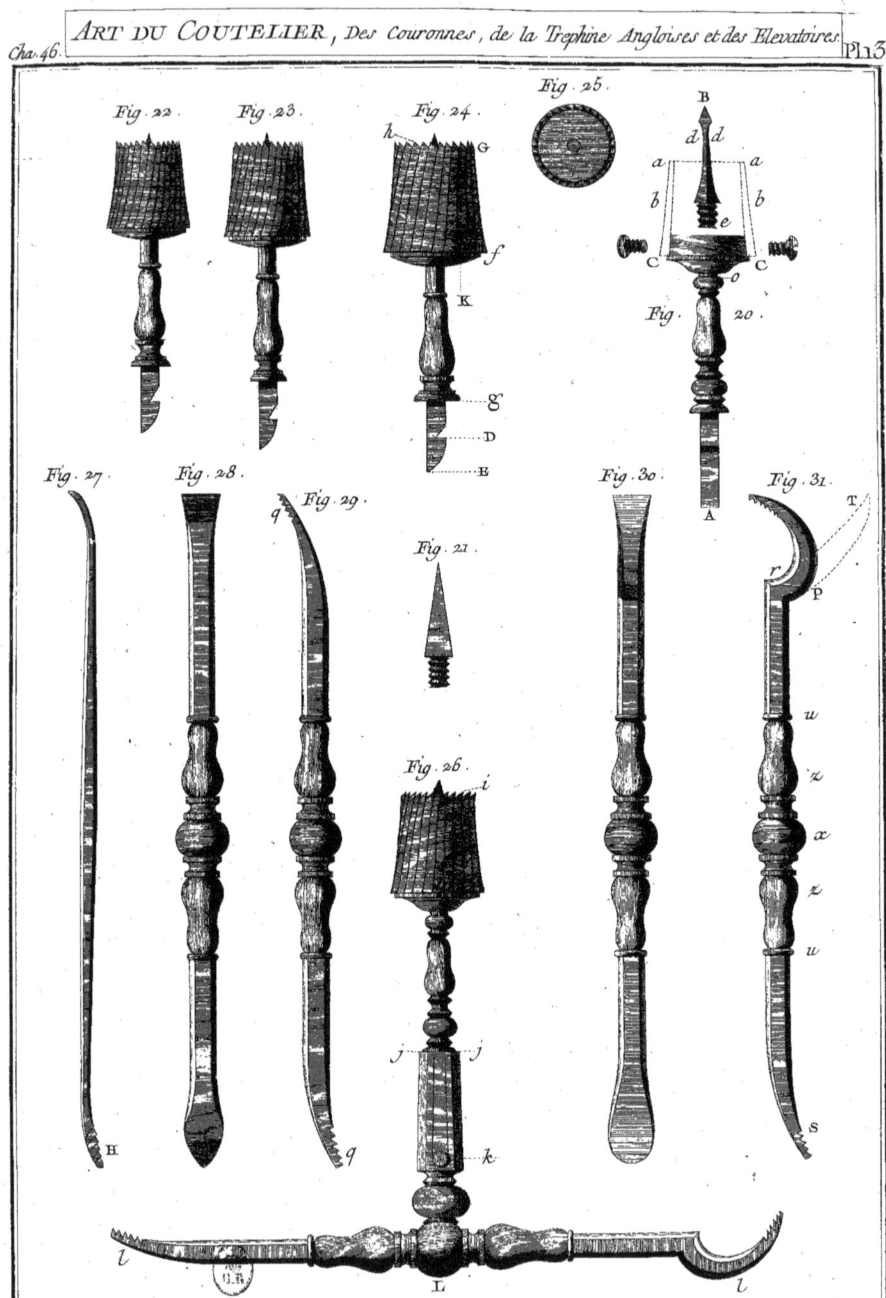

Goussier Del. Milsan Sculp.

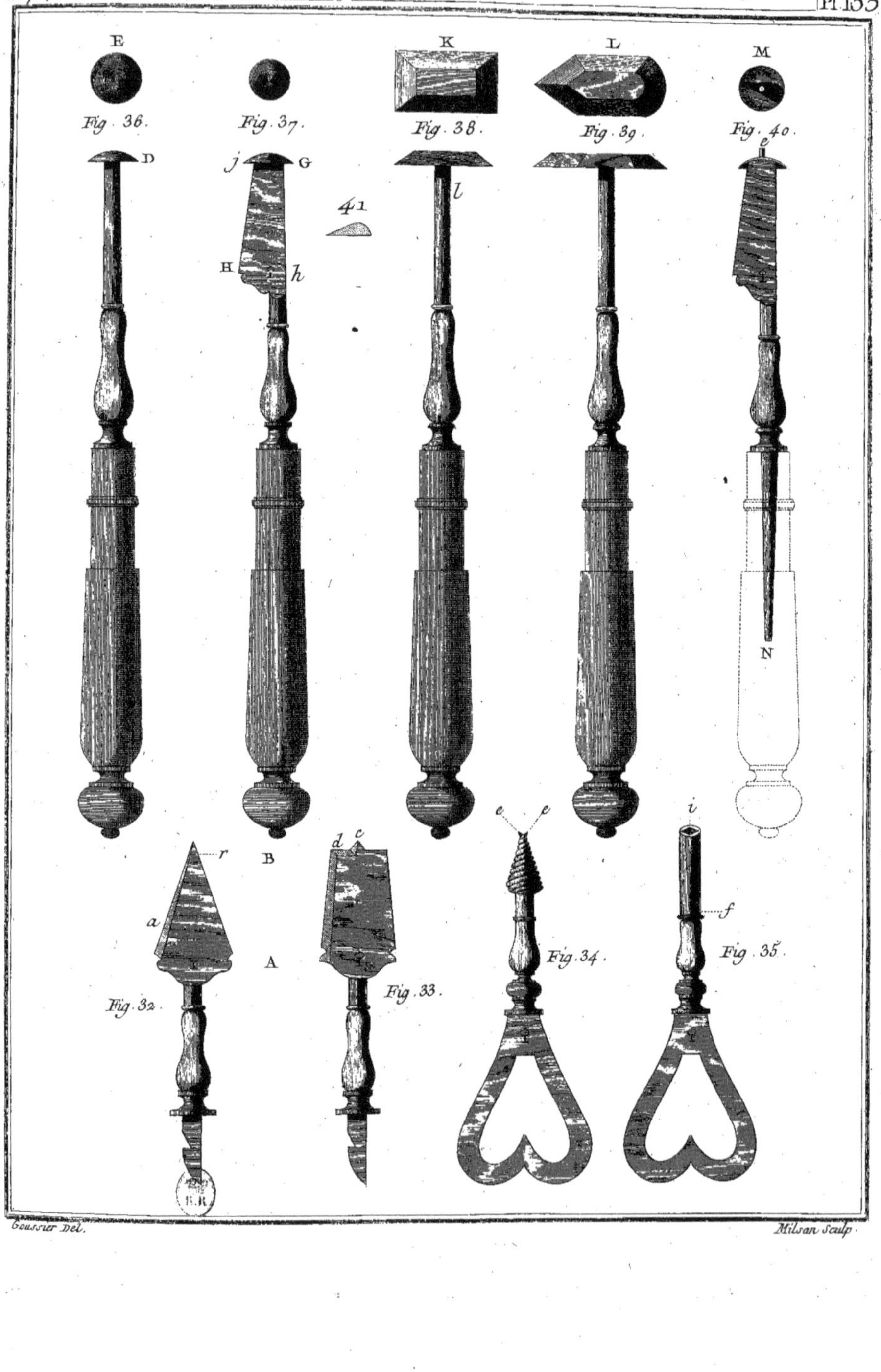

E Fig. 36. Fig. 37. K Fig. 38. L Fig. 39. M Fig. 40.

D j G H h 41 l e N

r B a A Fig. 32. d c Fig. 33. e e Fig. 34. i f Fig. 35.

Goussier Del. Milsan Sculp.

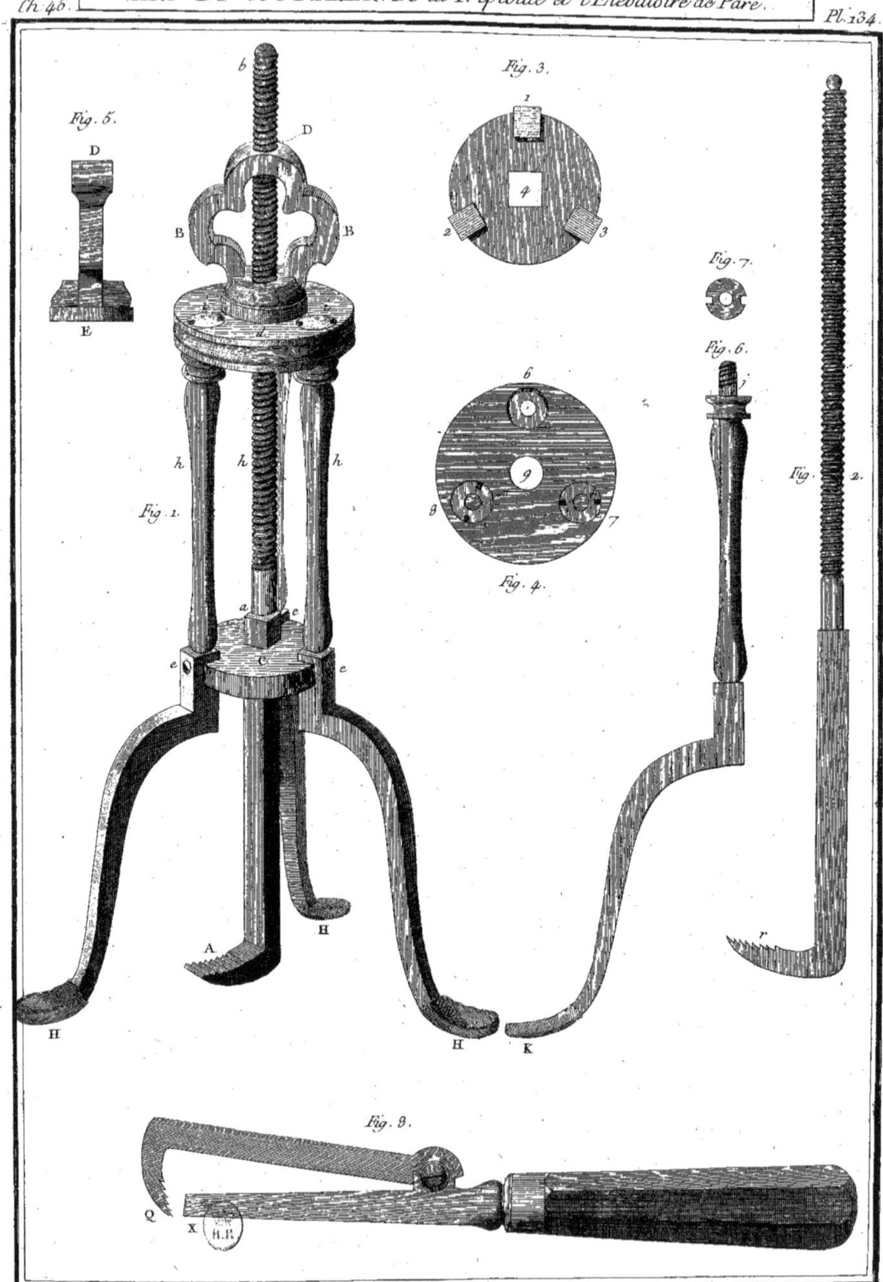

J. J. Perret Inv.

J. B. Bichard Sculp.

Chap. 46. ART DU COUTELIER, De l'Elevatoir à chevalet. Pl. 135.

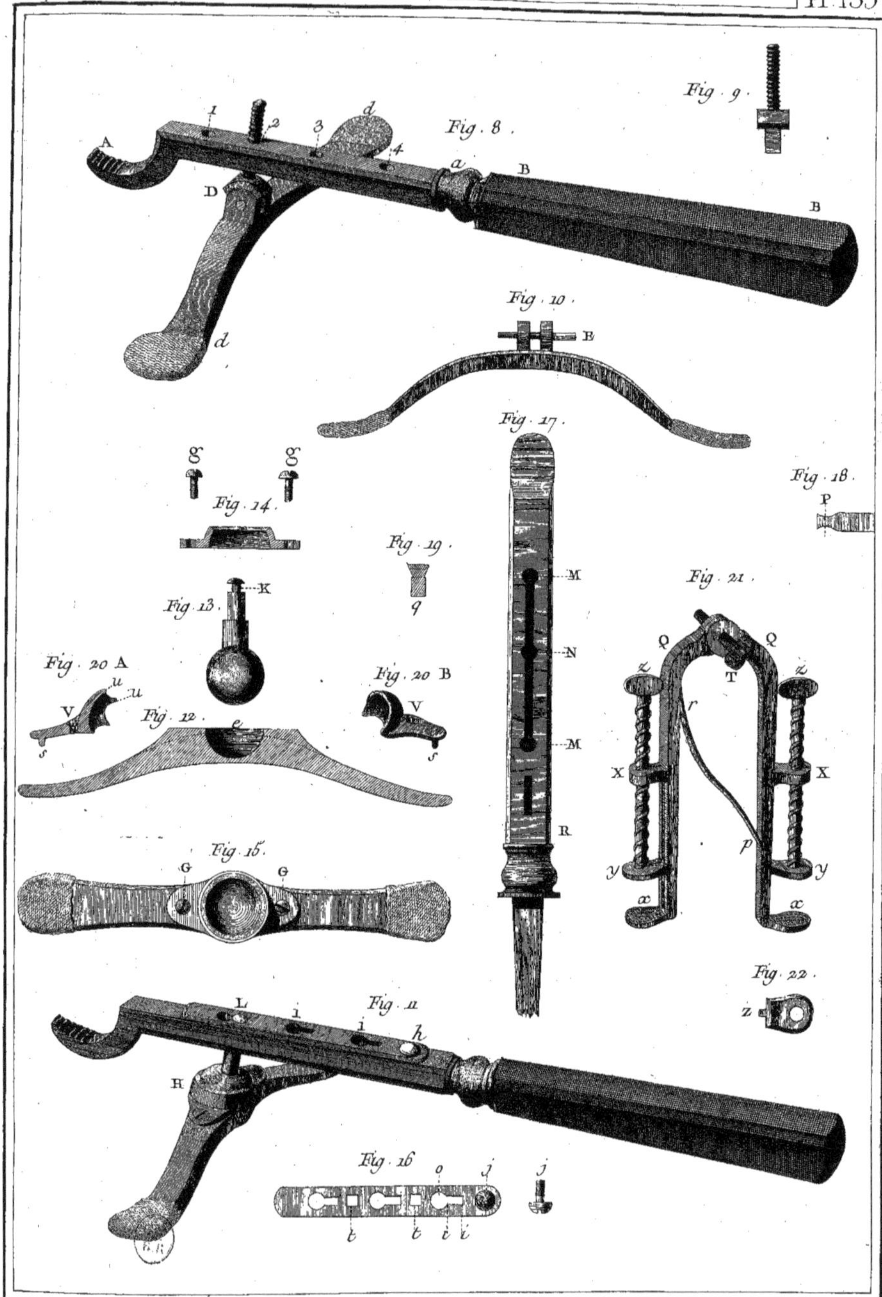

Goussier Del. Benard Sculp.

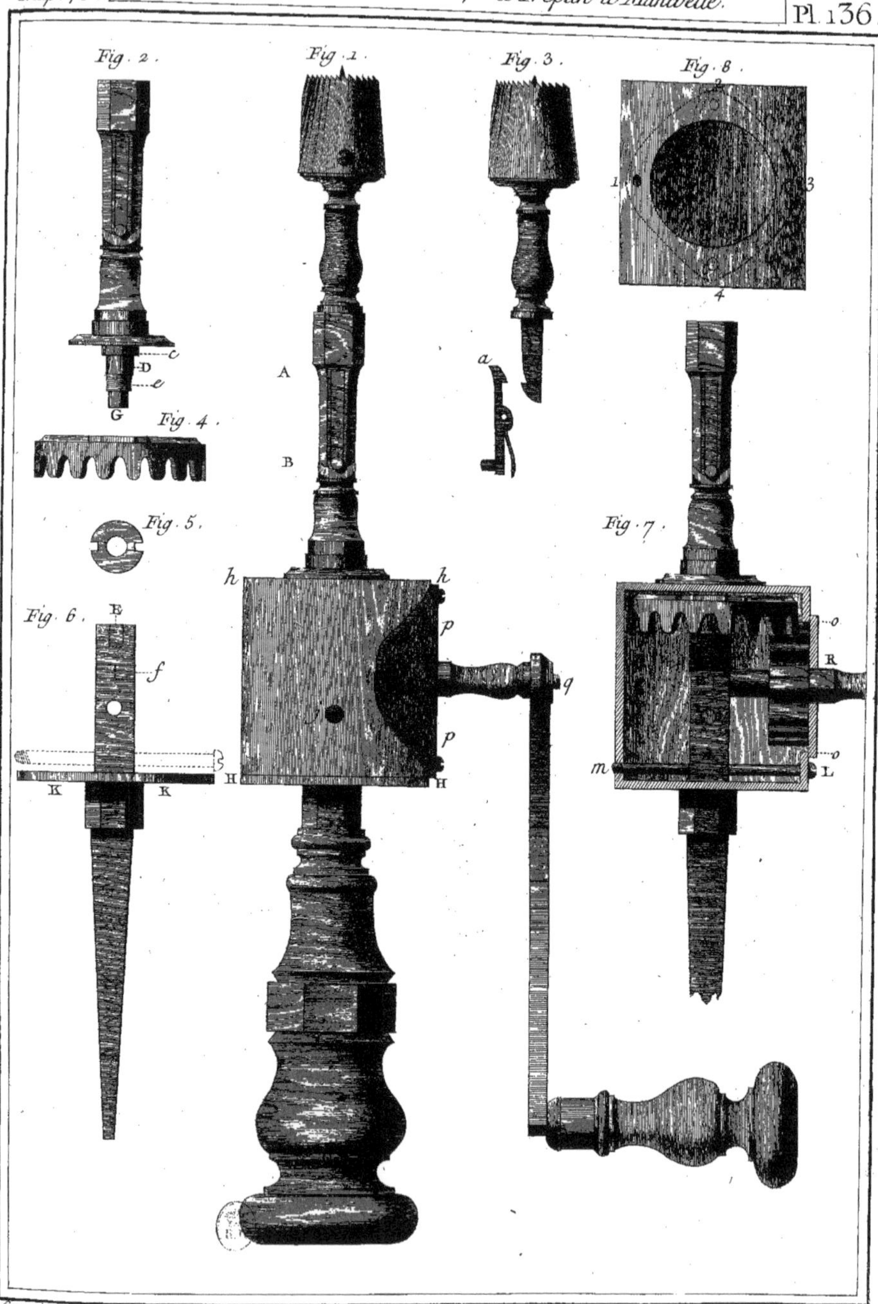

Goussier Del.

Benard Sculp.

Fig. 8.

Fig. 7. A d B C e a b

Fig. 5. f H h G

Fig. 9. D E

Fig. 6. o m n M

Fig. 3.

Fig. 4. i i

Fig. 2. K l

Fig. 1. j

Perret Del. Benard Sculp.

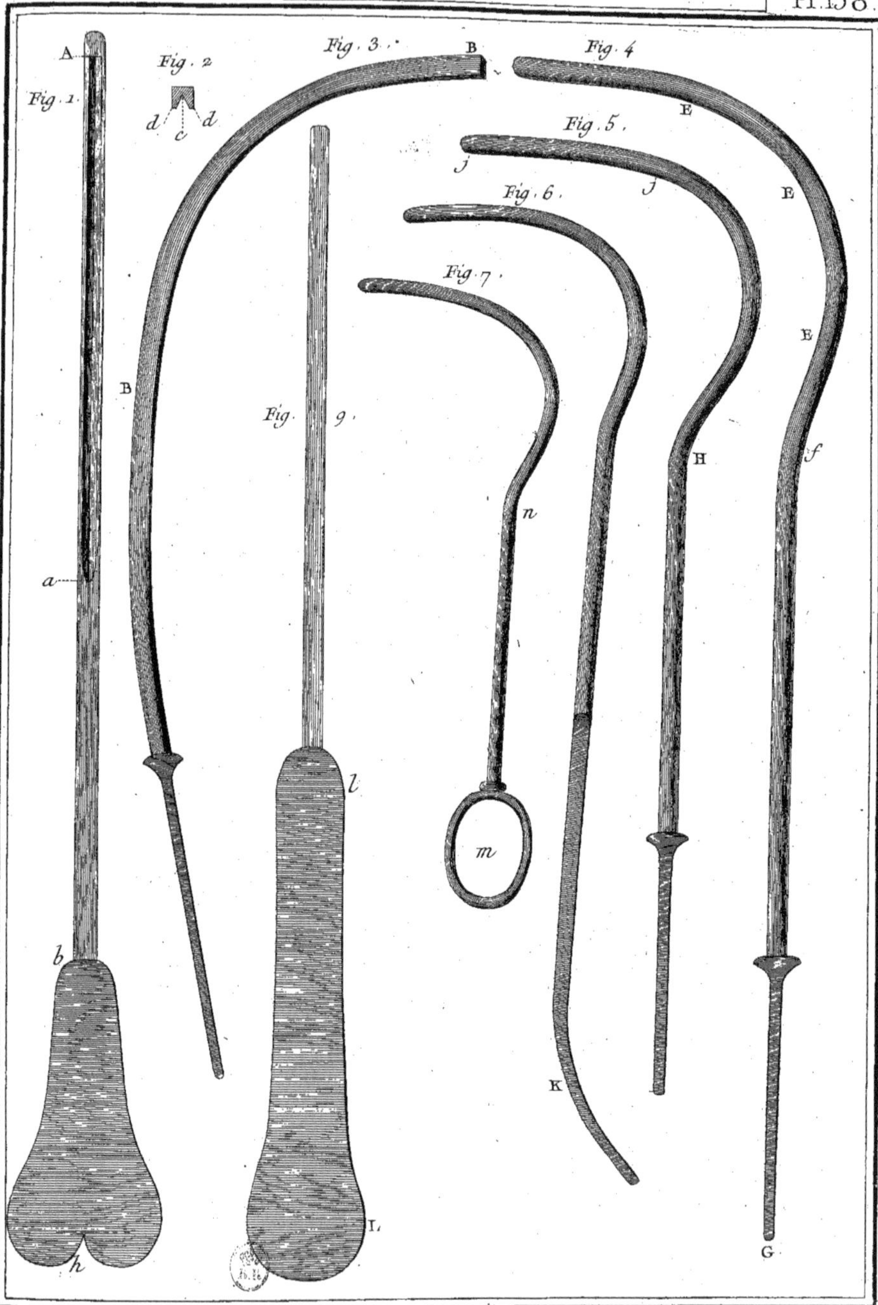

Perret Del.   Benard Sculp.

ART DU COUTELIER, *Des Lithotomes et Sondes à galeries rabatues.*

Fig. 18. S R

Fig. 14. G H

Fig. 16. M M

Fig. 19. v r r t

Fig. 11.

Fig. 16. M Q P n q q

Fig. 13. j E h K L

Fig. 15. g

Fig. 10. A a

Fig. 12. b B

Perret Del.

Benard Sculp.

Chap. 47. ART DU COUTELIER, Des Gorgerets, des Conducteurs et des Tenetes. Pl. 140.

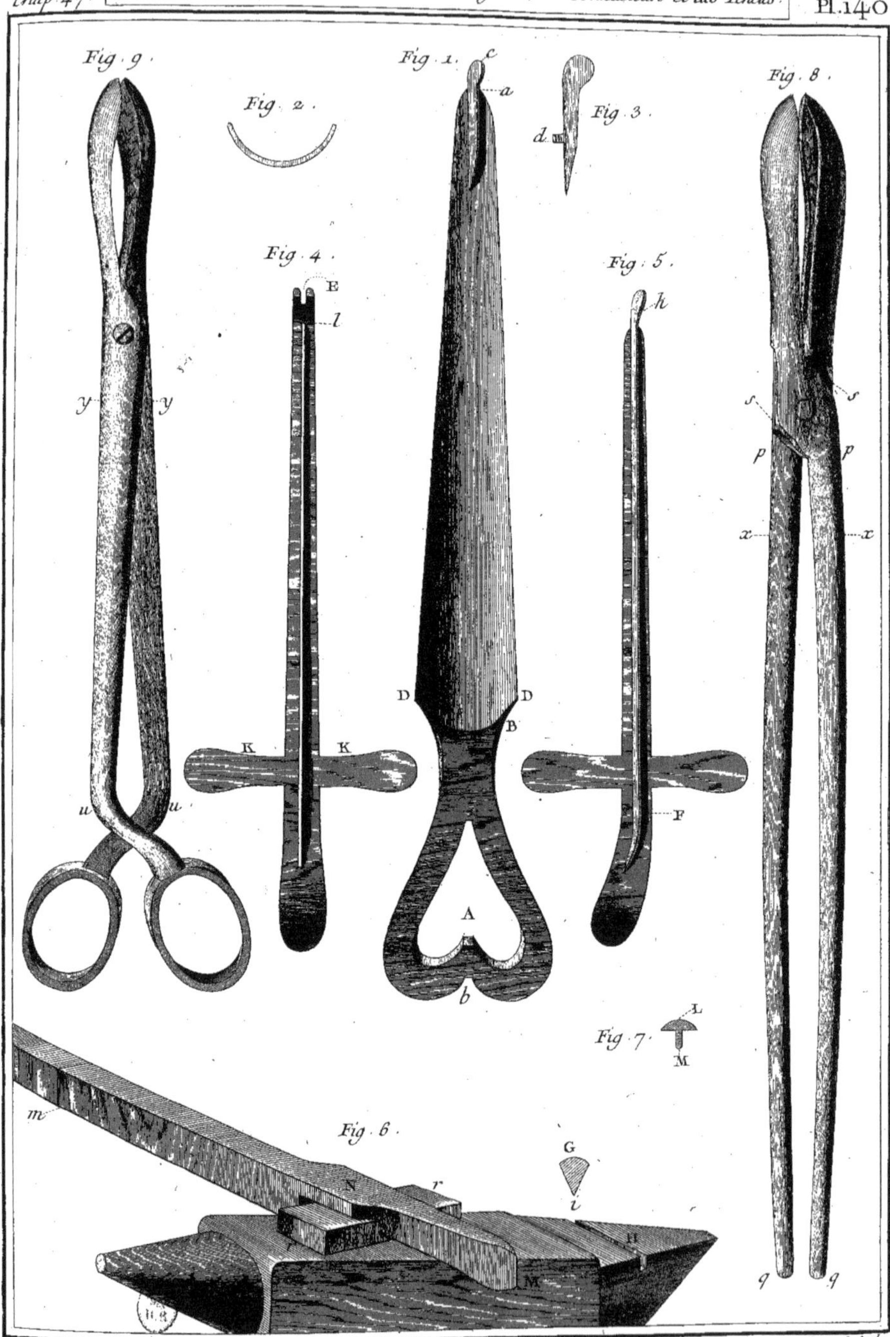

Chap. 47. **ART DU COUTELIER**, *Des Tenettes, des Curettes, et du Bouton à crette.* Pl. 141.

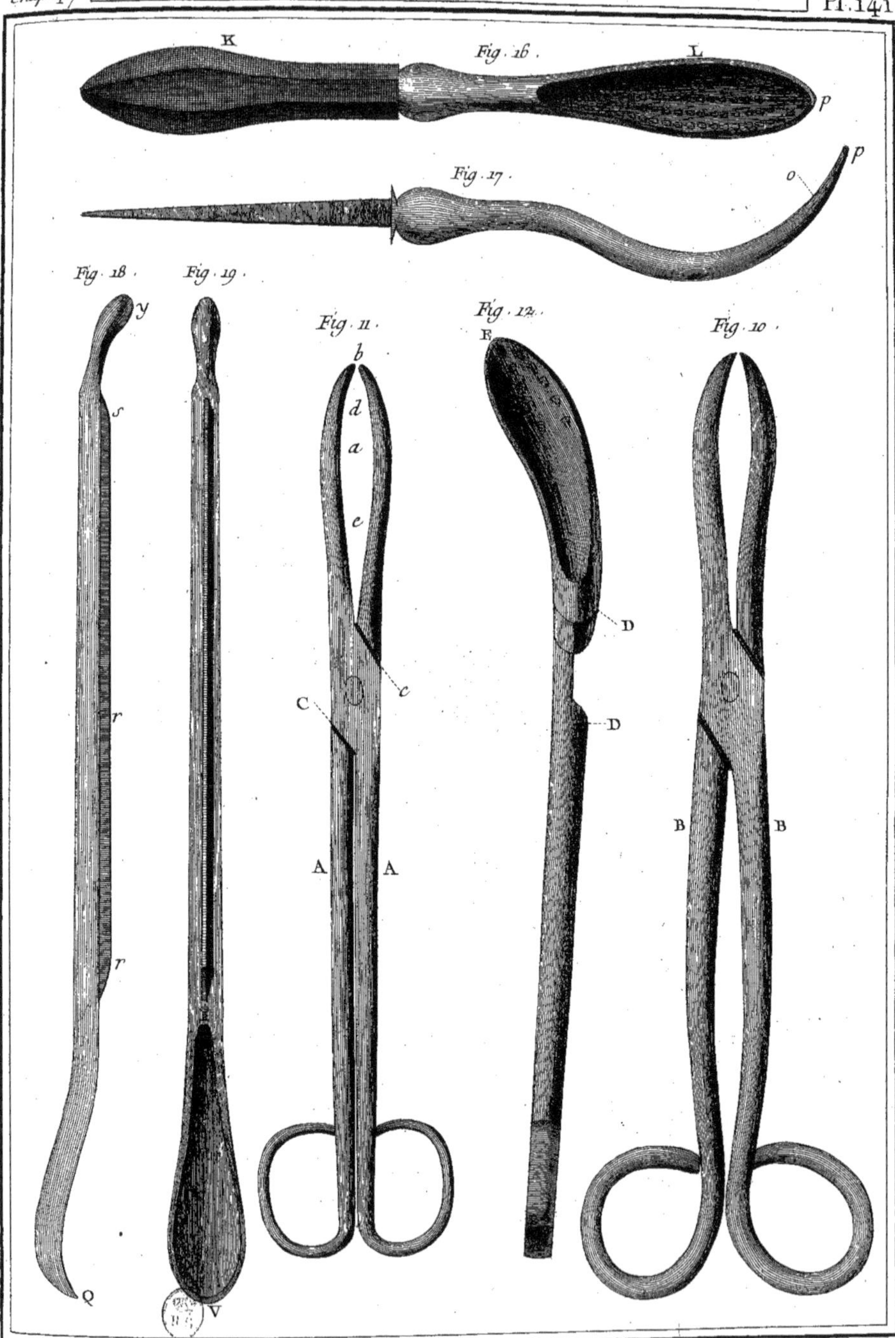

Perret Del. Benard Sculp.

ART DU COUTELIER, *Des Tenettes particulieres.*

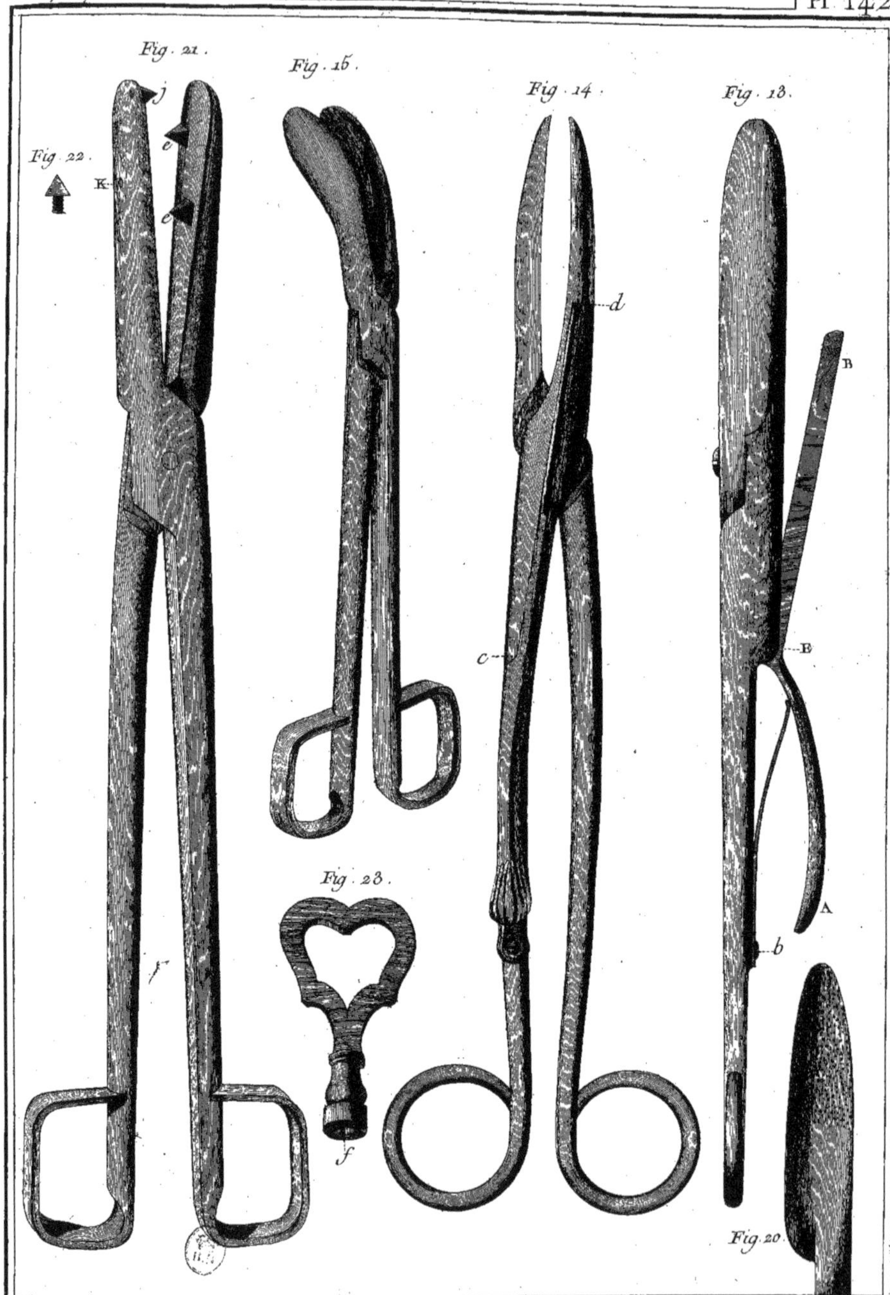

Goussier Del. Benard Sculp.

ART DU COUTELIER. Tenette a tirer les Pierres Epineuse.

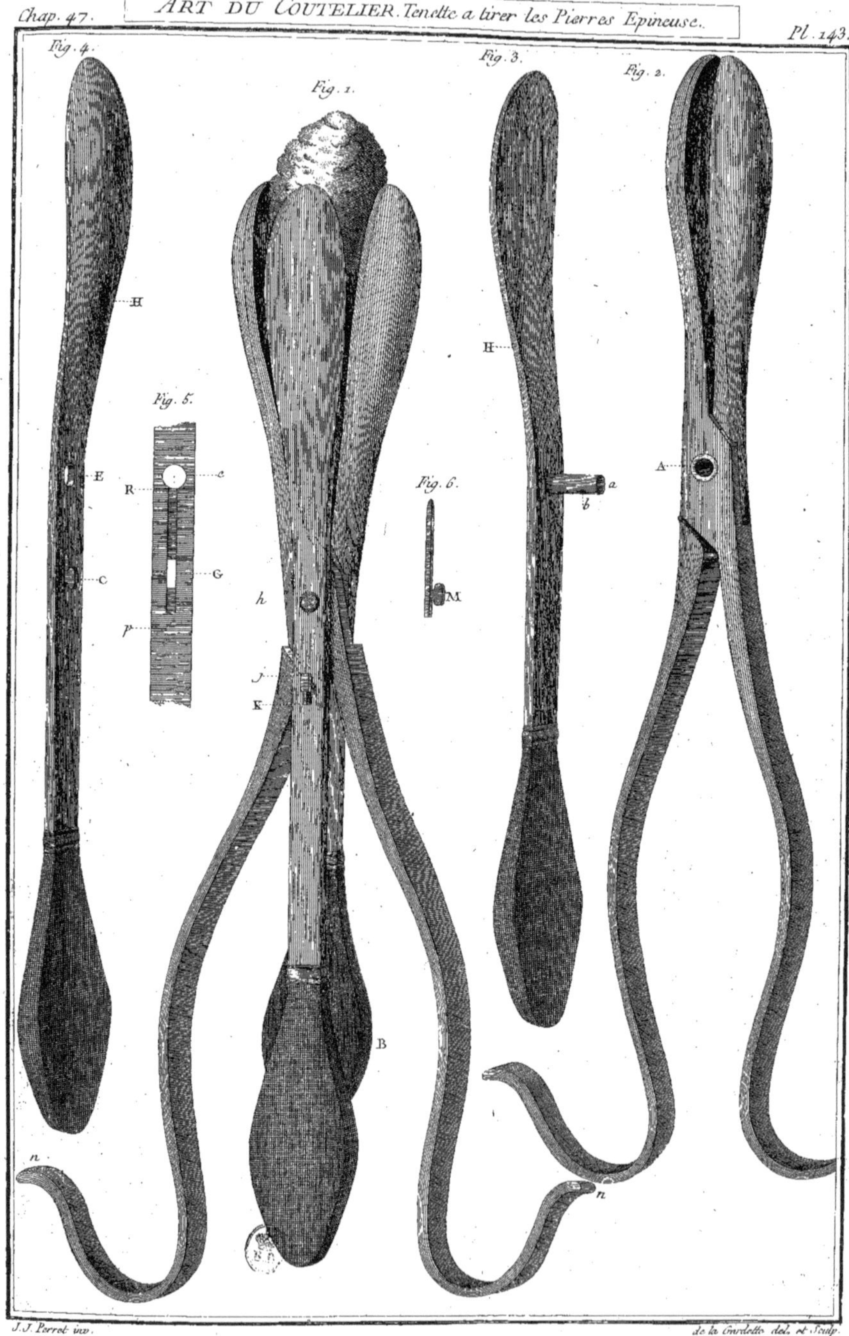

J. J. Perret inv.

de la Gardette del. et Sculp.

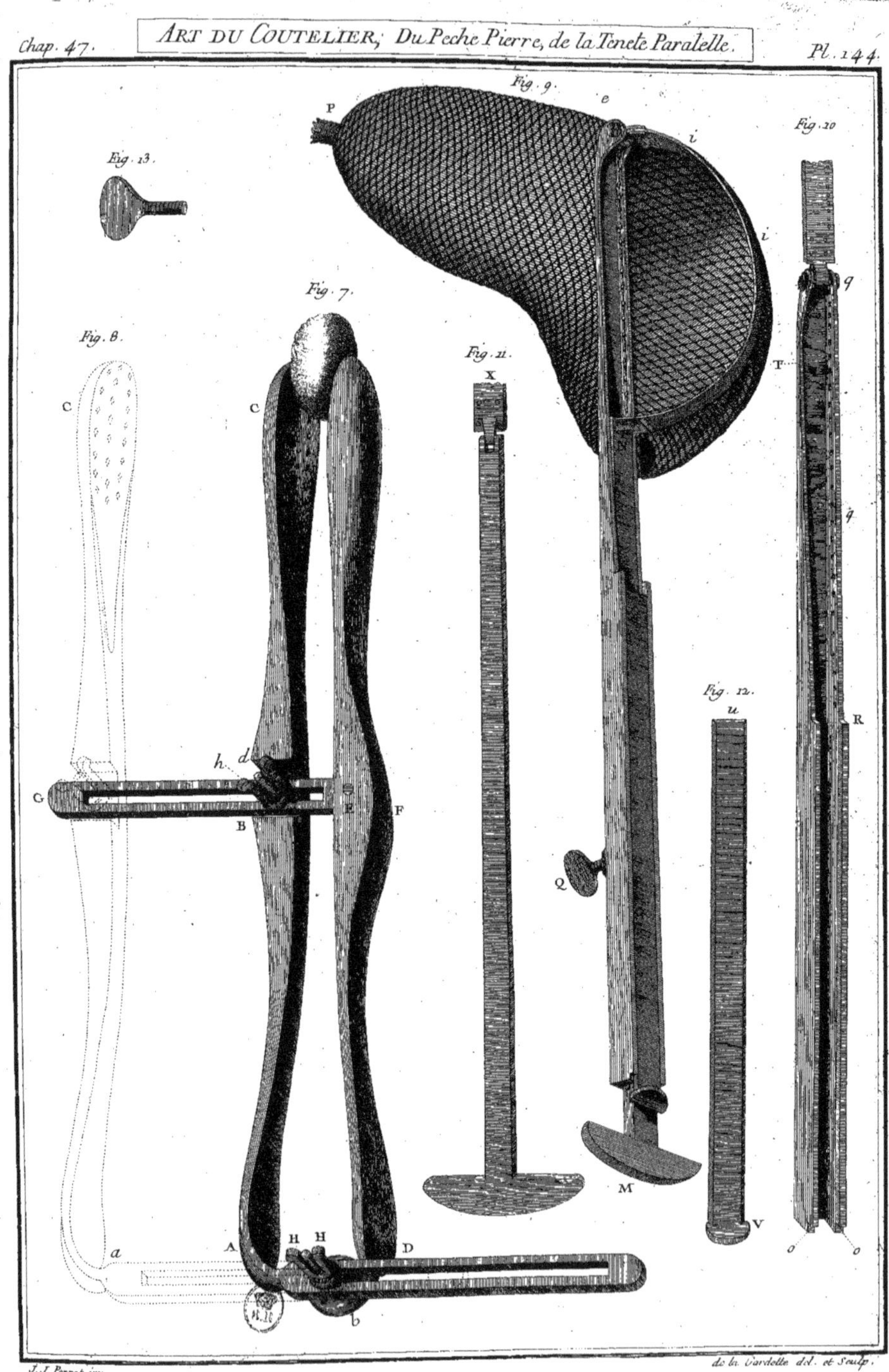

J. J. Perret inv.

de la Gardette del. et Sculp.

Chap. 47. **ART DU COUTELIER**, *Des Brise Pierres de Mr. Le Cat* Pl. 145.

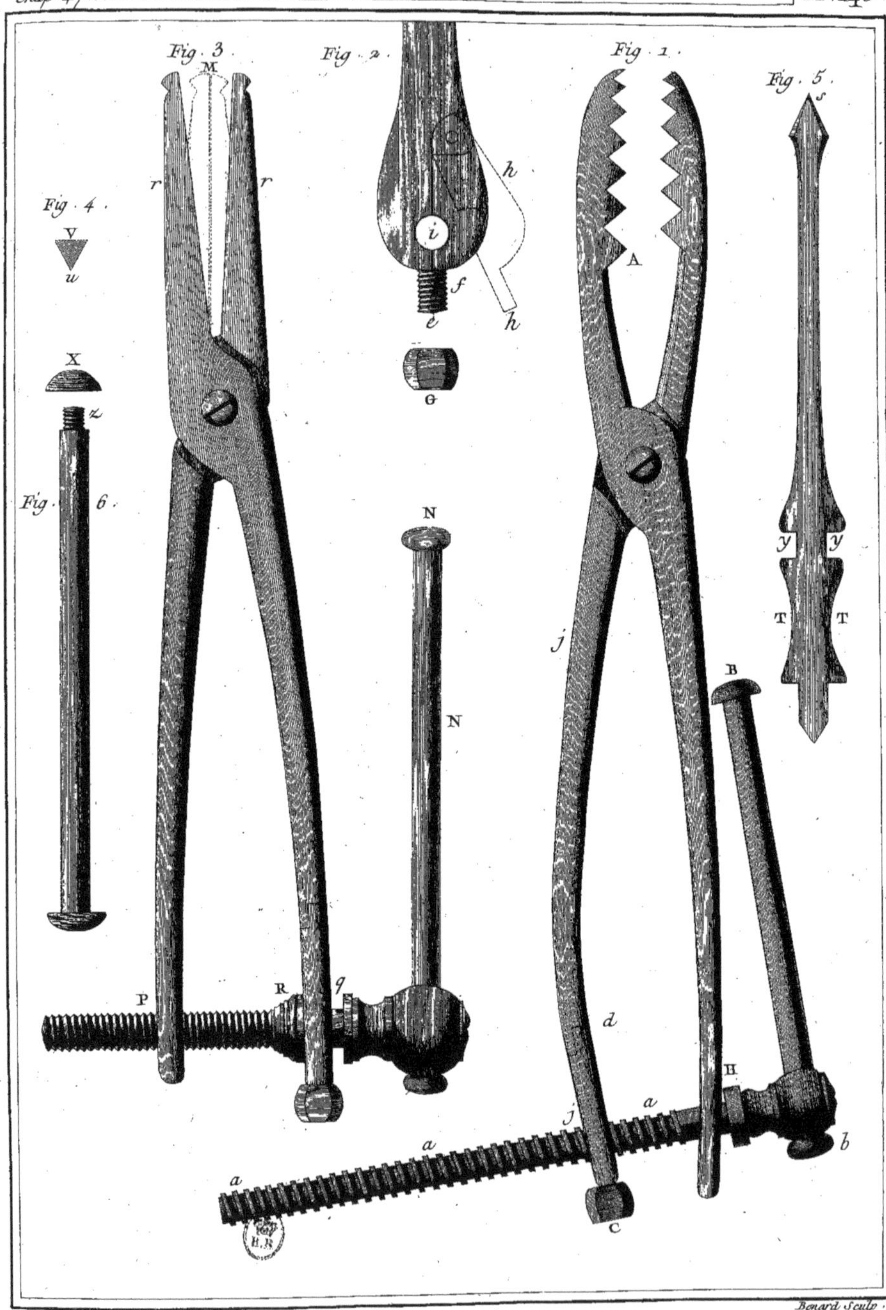

Goussier Del. Benard Sculp.

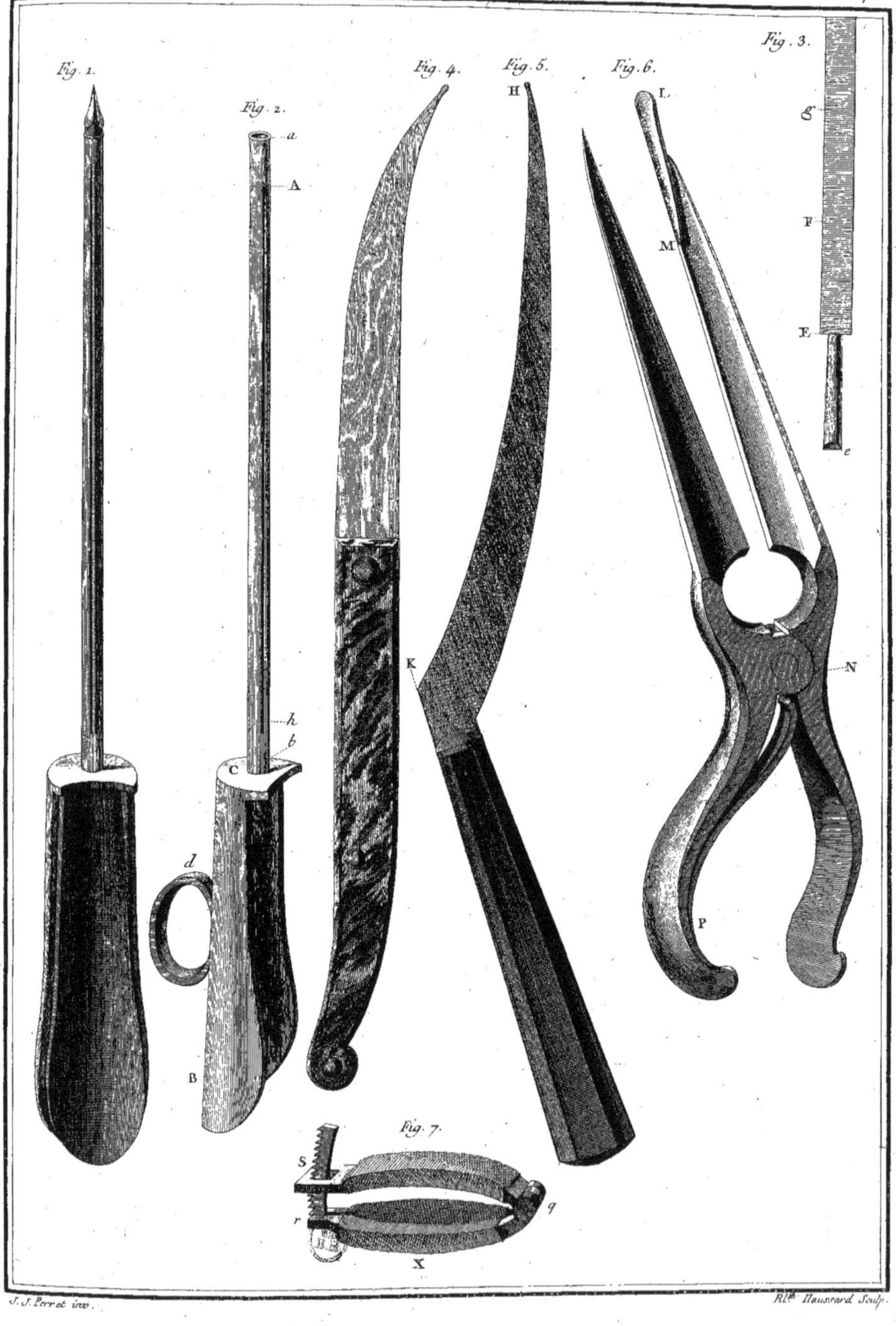

ART DU COUTELIER. Taille de Mr. Foubert.

Fig. 1.

Fig. 2.
a
A
h
b
C
d
B

Fig. 3.
g
F
E
e

Fig. 4.

Fig. 5.
H
K

Fig. 6.
L
M
N
P

Fig. 7.
S
r
q
X

J. J. Perret inv.

Rlle Haussard Sculp.

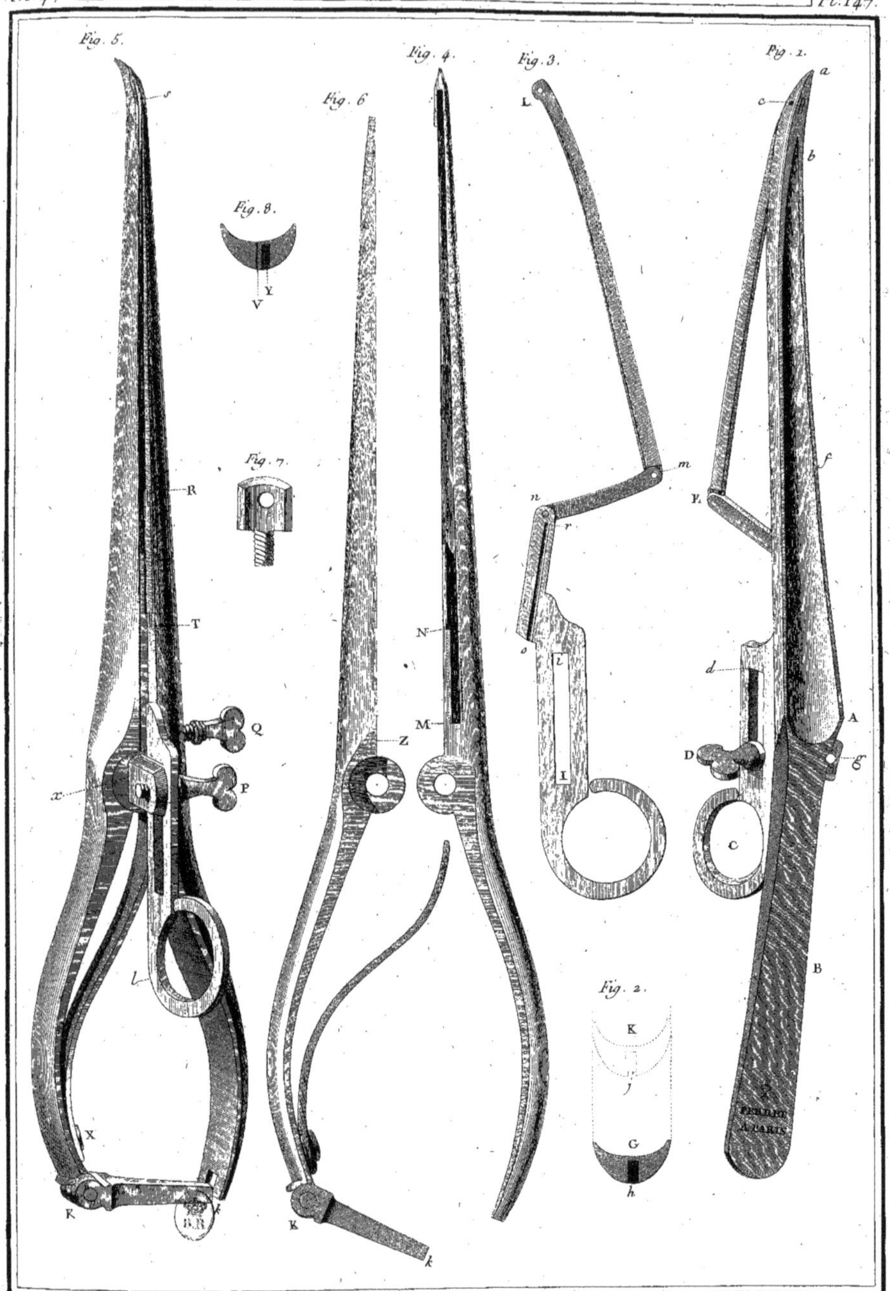

J. J. Perret inv.   Cte Haussard Sculp.

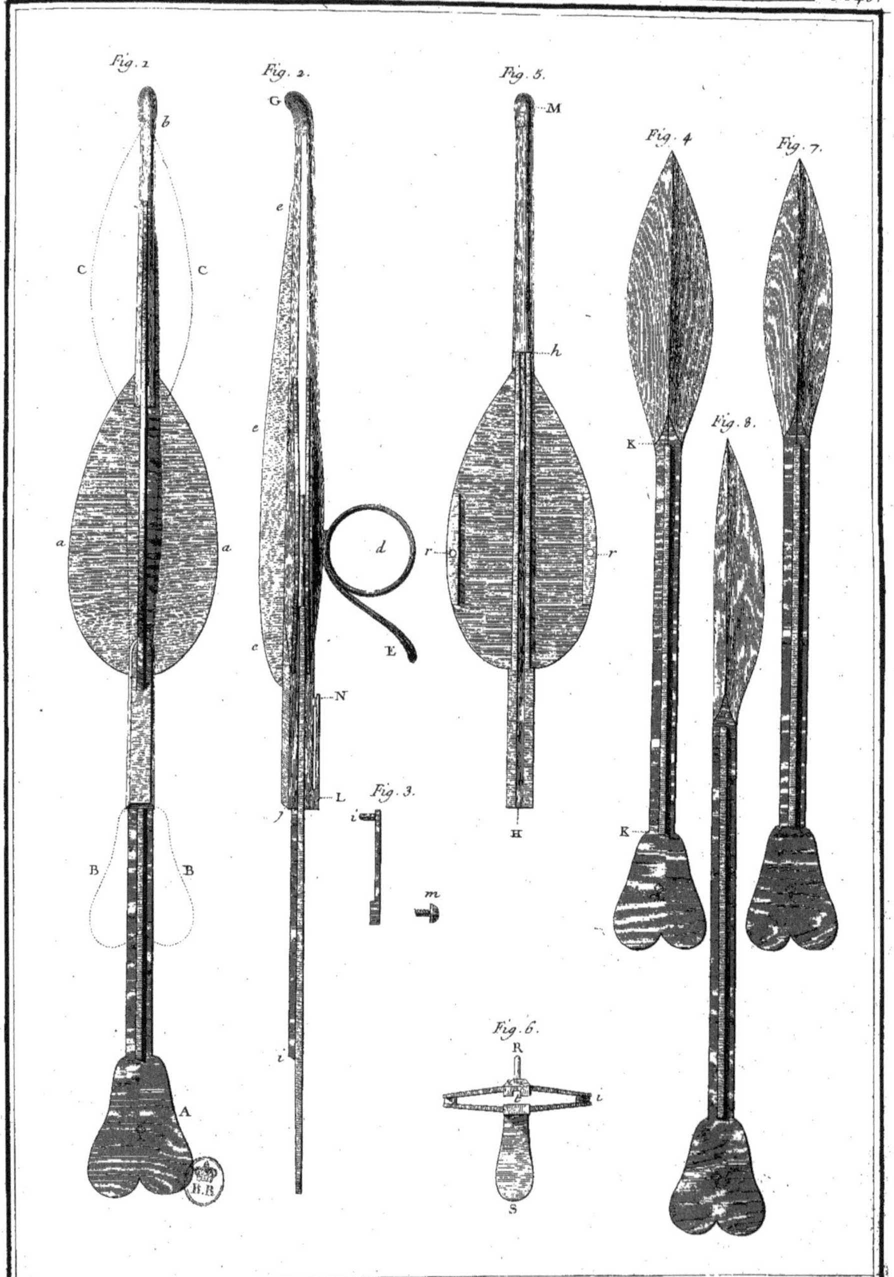

ART DU COUTELIER. Instrmnents de la Taille de Mr. Louis.

Fig. 1 Fig. 2. Fig. 5. Fig. 4 Fig. 7. Fig. 8. Fig. 3. Fig. 6.

b C C a a A B B G e e e d E N L i m M h r r H K K R i S

J. J. Perret inv. Elth. Haussard Sculp.

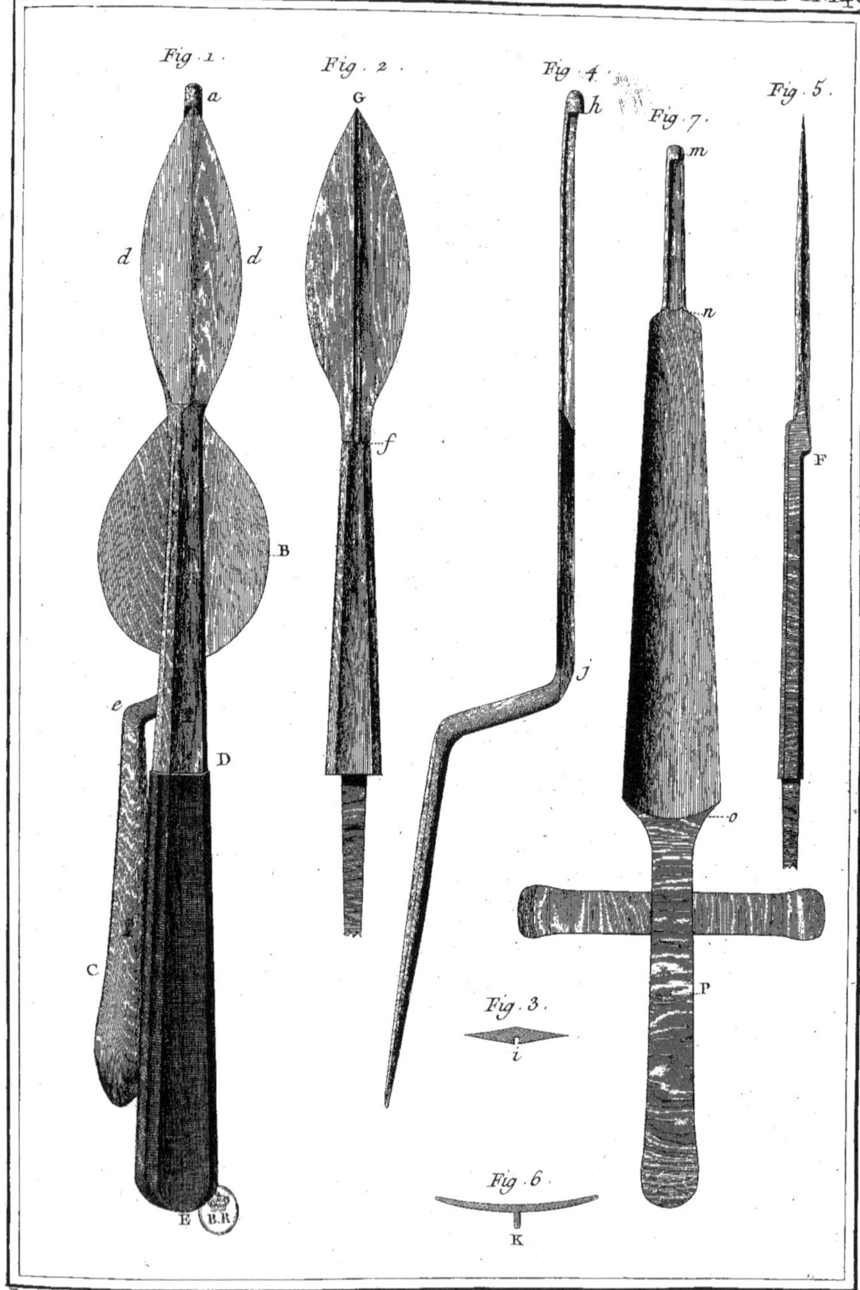

Perret Del. | Benard Sculp.

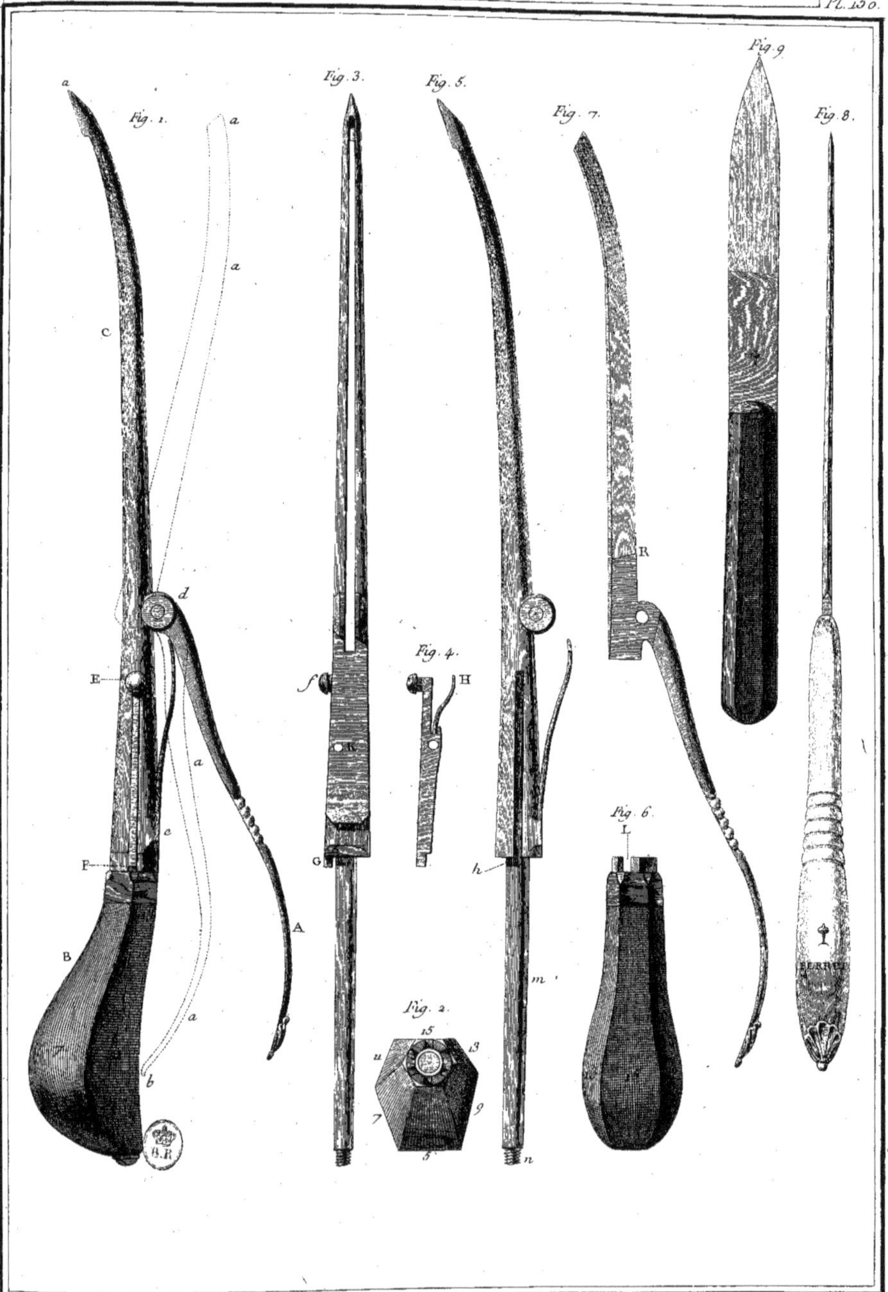

Ch. 47. **ART DU COUTELIER.** *Instruments pour la Taille du frere Cosme.* Pl. 150.

Fig. 1. a a a a a b C d E e F B A

Fig. 3. f R G

Fig. 4. H

Fig. 5. h m n

Fig. 2. 15 13 u 9 7 5

Fig. 7. R

Fig. 6. L

Fig. 9.

Fig. 8. PERRET

J. J. Perret inv. — Cne Haussard Sculp.

Ch. 47. ART DU COUTELIER. Instruments de Mr Thomas. Pl. 151.

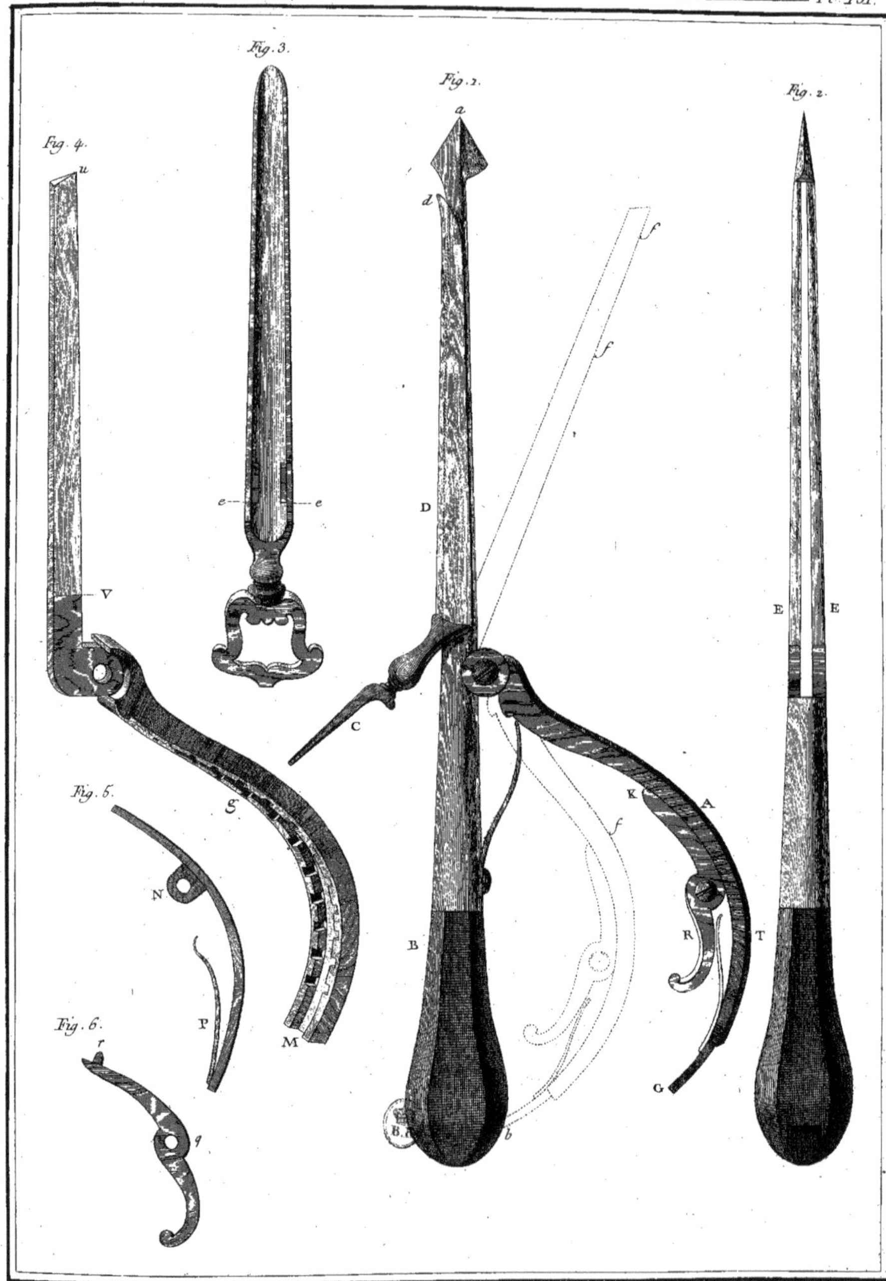

J. J. Perret inv. Blth Haussard Sculp.

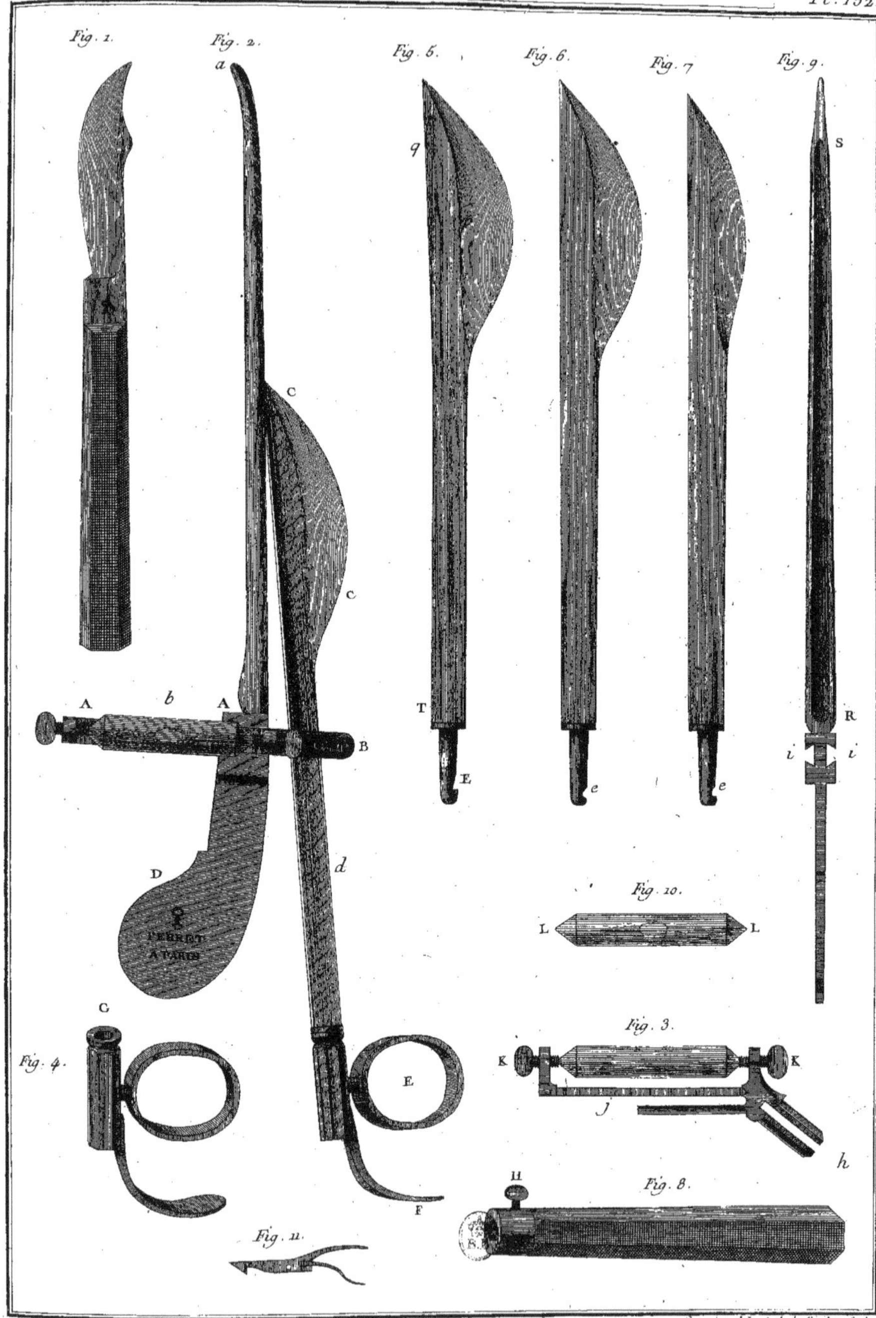

J. J. Perret inv.

Goussier del. et de la Gardette Sculp.

ART DU COUTELIER, *Instrument de Mr. Vacher.*

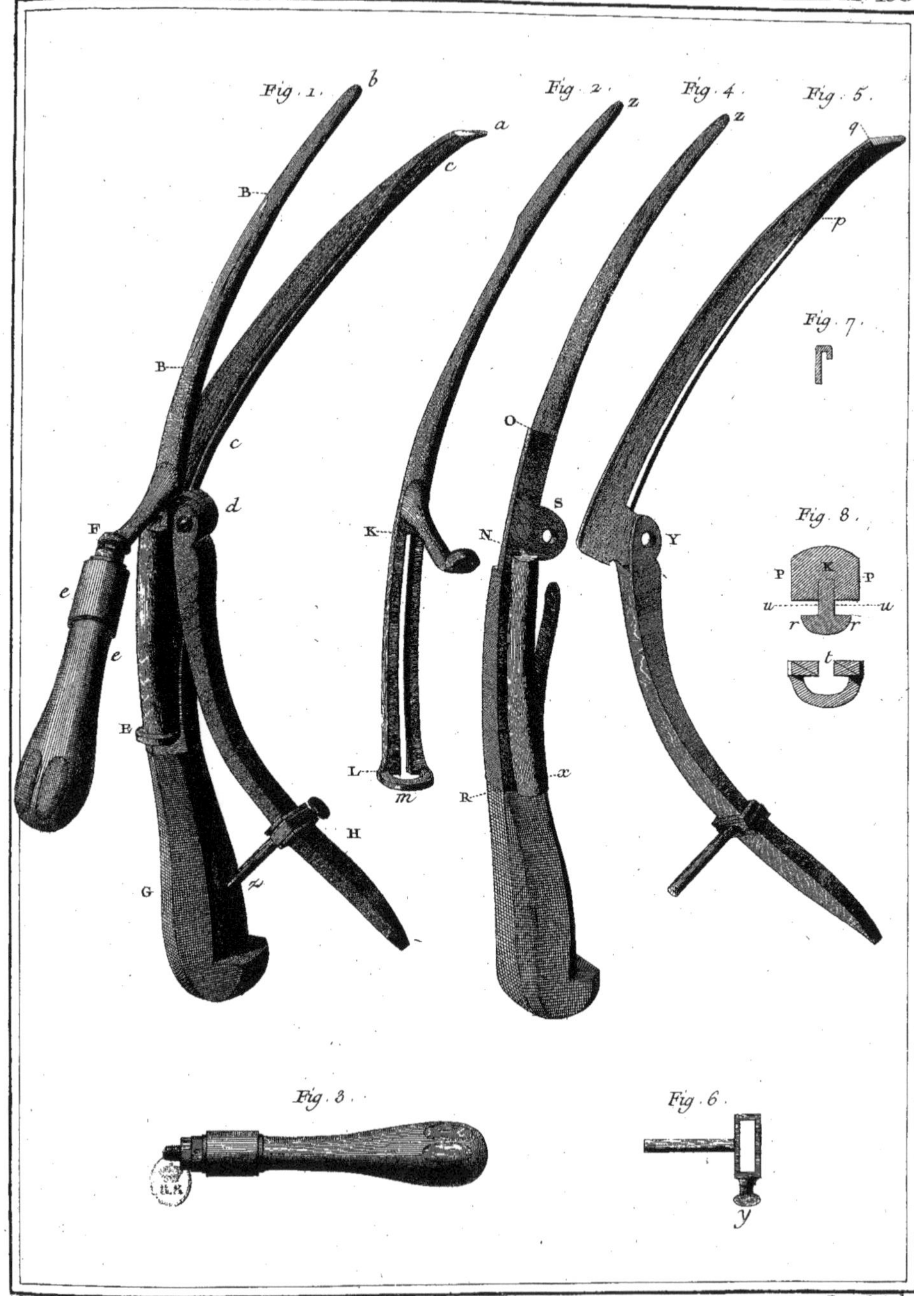

Goussier Del. *Benard Sculp.*

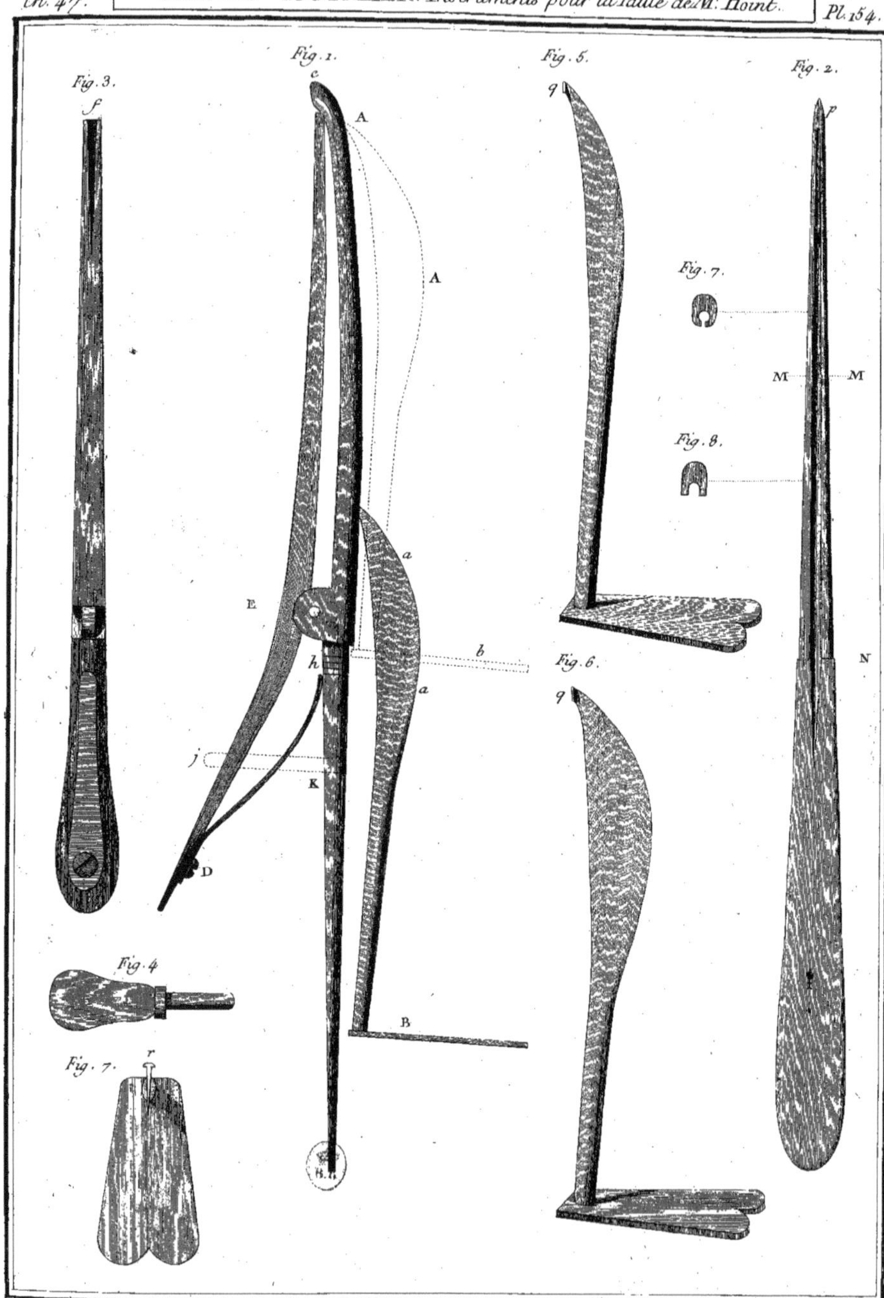

J.J. Perret inv. J.B. Bichard Sculp.

Chap. 47. ART DU COUTELIER, De la Sonde à dent et du Bouton à Crette Cistitome. Pl. 155.

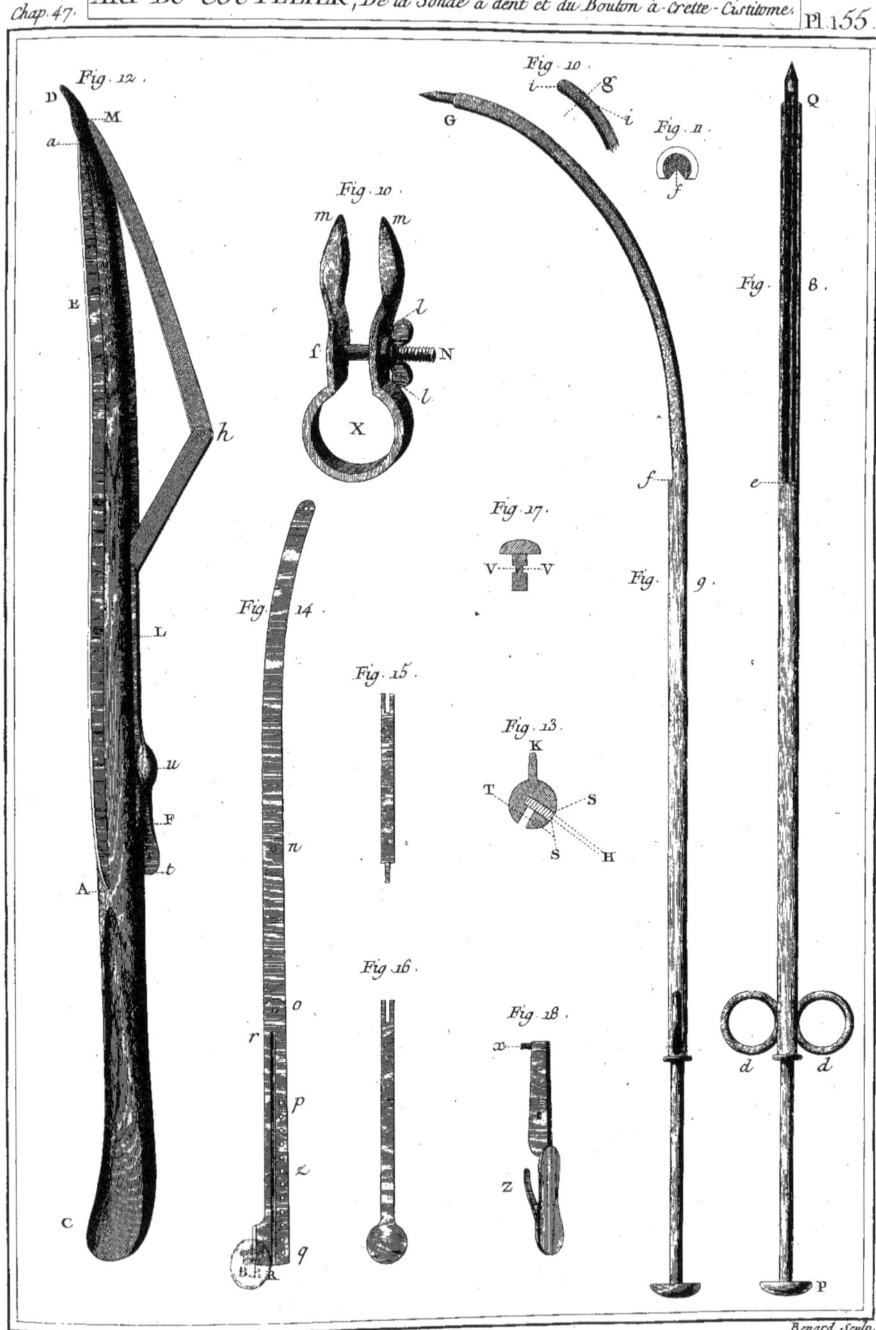

Goussier Del. Benard Sculp.

Chap. 47. ART DU COUTELIER. *Instruments de Mrs Bromfeil et Haukins.* Pl. 166.

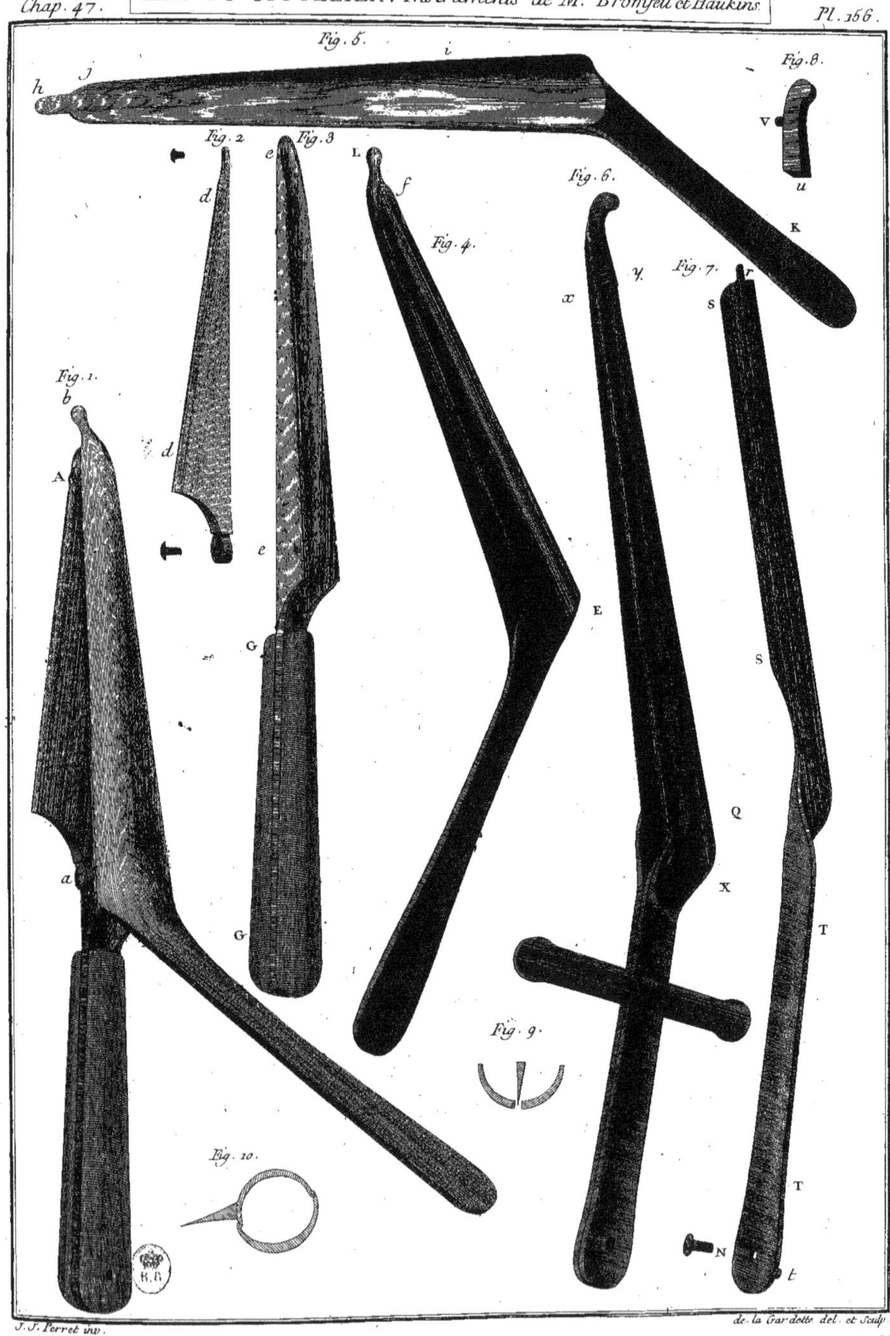

ART DU COUTELIER. Des Sondes, ou Algalies d'argent.

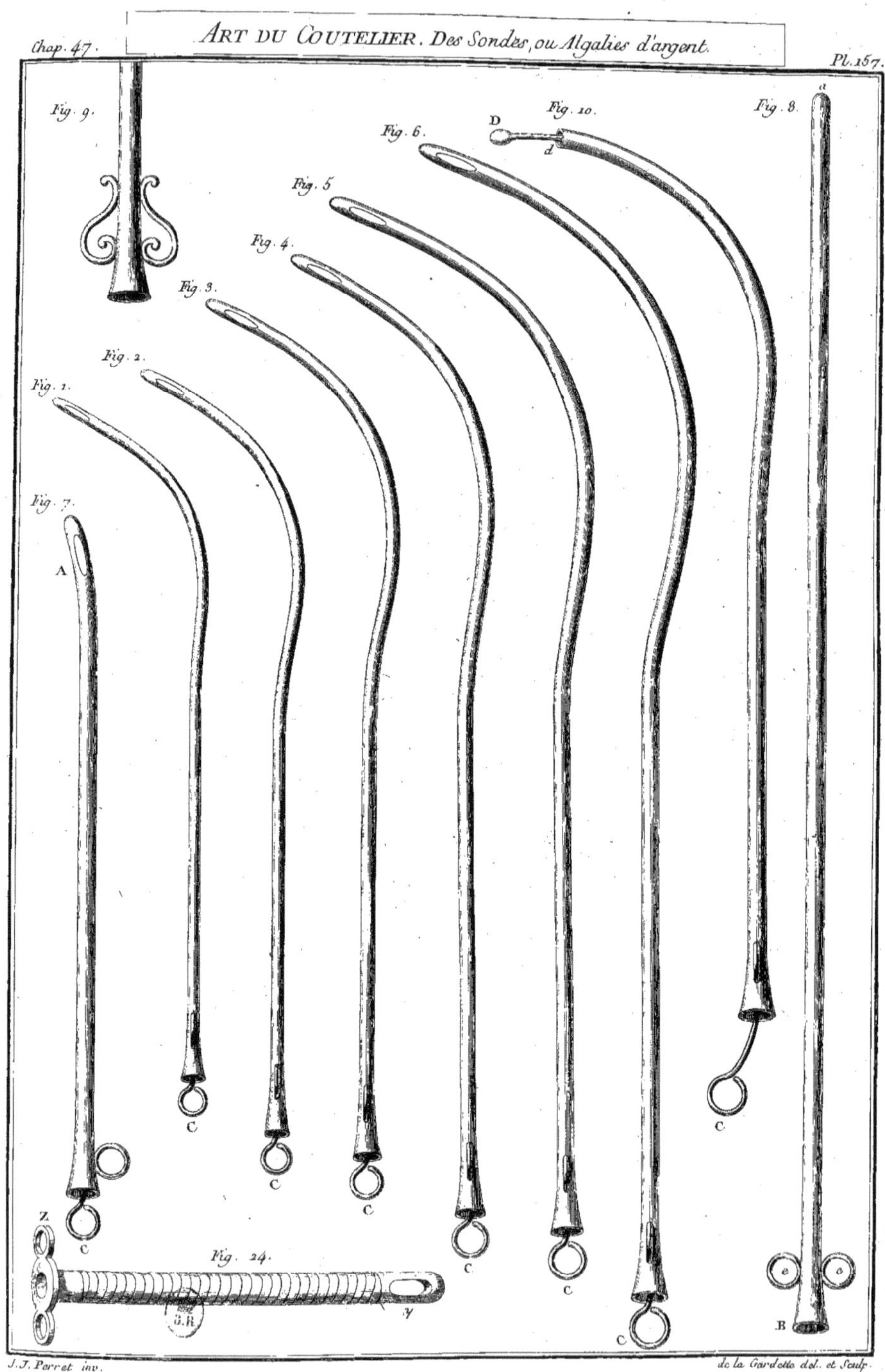

J. J. Perret inv.

de la Gardette del. et Sculp.

Fig. 18. N M

Fig. 22 Z x x r

Fig. 14.

Fig. 15.

Fig. 15.

Fig. 13. d E F

g

Fig. 11. a a a q P

Fig. 23.

Fig. 21. R T

Fig. 12. B a D

Fig. 20.

Fig. 17. h X K K

Fig. 19.

Fig. 16 u

J. J. Perret inv. de la Gardette del. et Sculp.

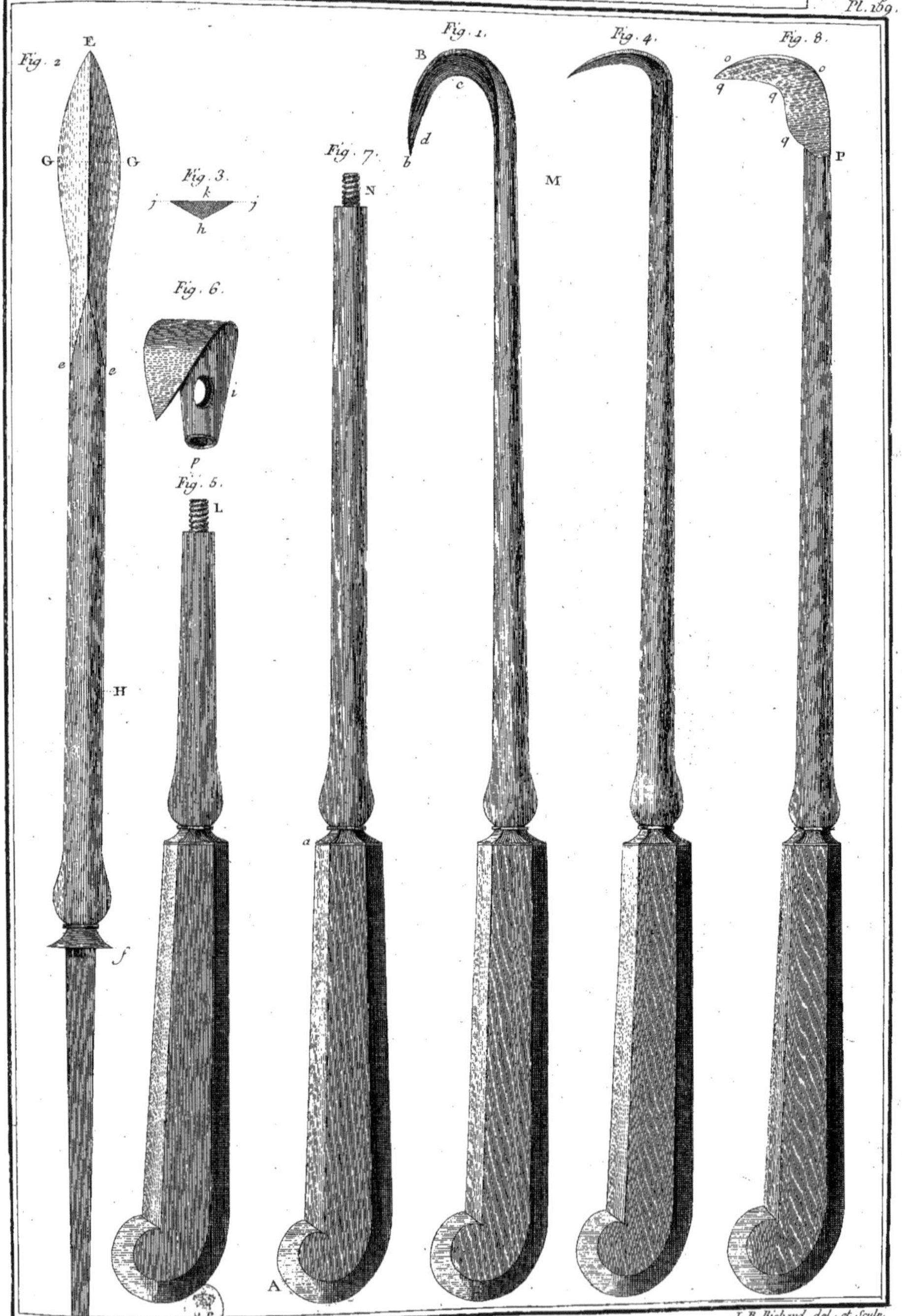

ART DU COUTELIER. Des Crochets pour l'Accouchement.

Fig. 2 E G G e e H f

Fig. 3. j k j h

Fig. 6. i p

Fig. 5. L

Fig. 7. N a A

Fig. 1. B c d b M

Fig. 4.

Fig. 8. o o q q q P

J. J. Perret inv.

J. B. Bichard del. et Sculp.

ART DU COUTELIER. Des Crochets et du Tire Tête de Moriceau.

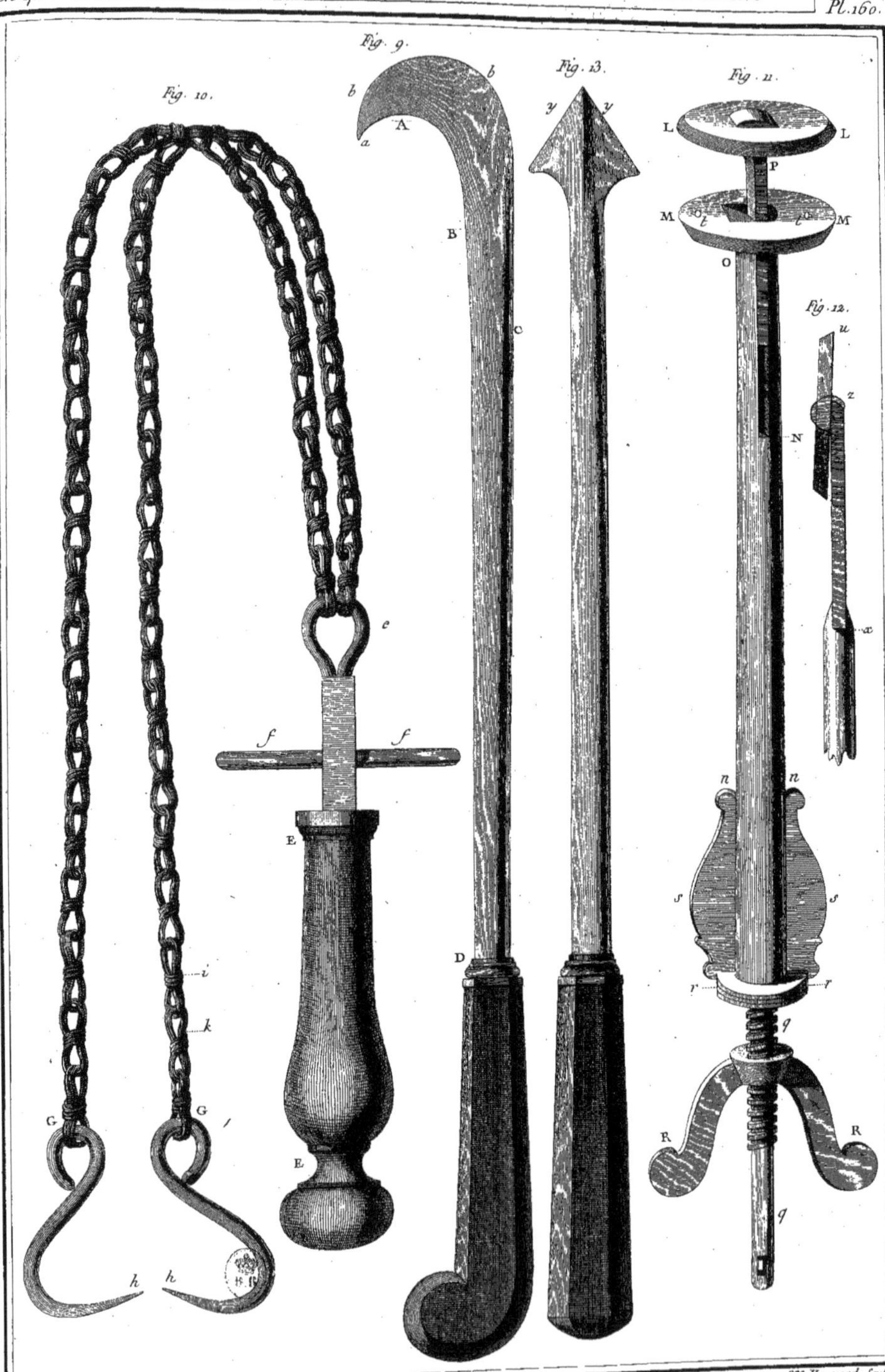

Cne Haussard Sculp.

J. J. Perret inv.

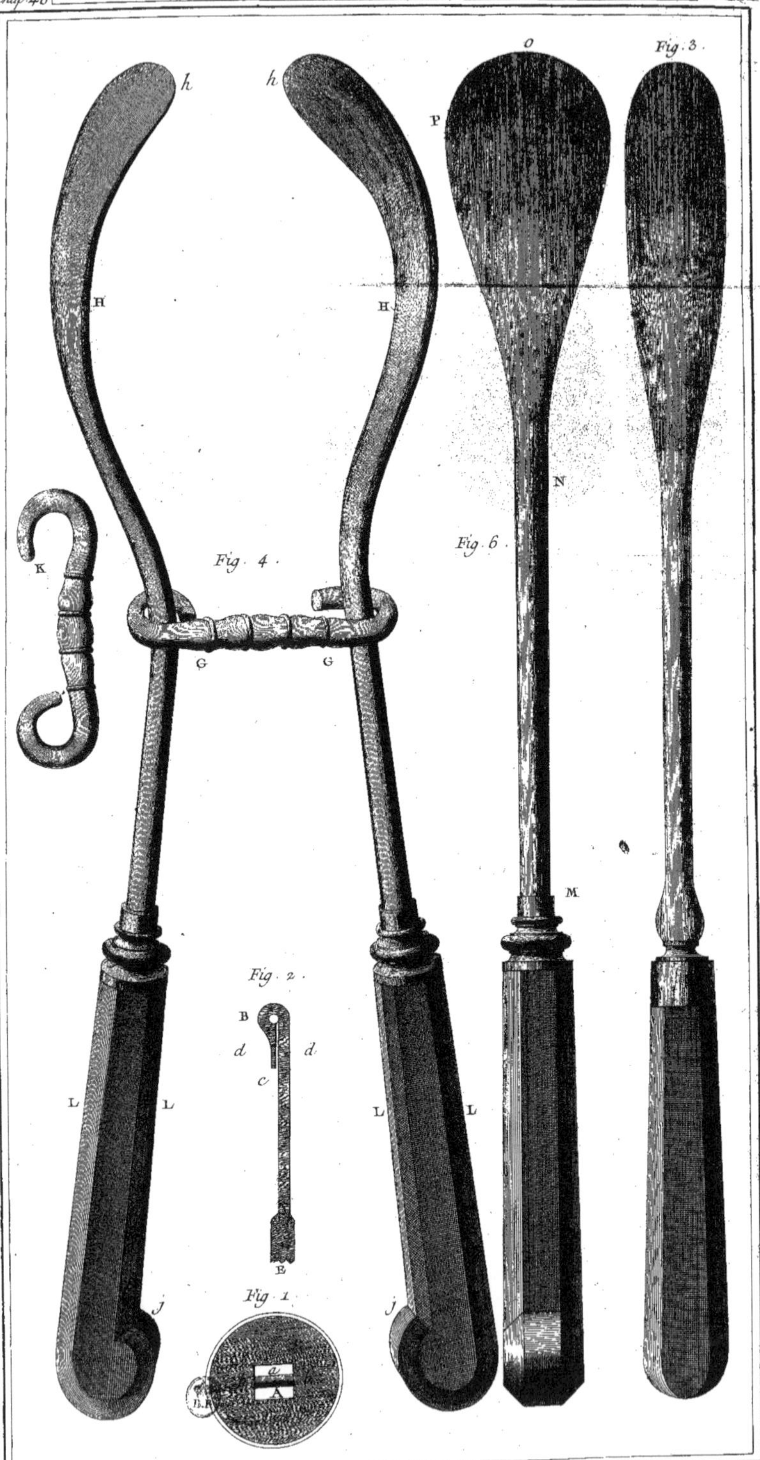

Goussier Del. Benard Sculp.

Chap. 48 ART DU COUTELIER, *Tire-Tête de Gregoire et celui de Mr. Levret.* Pl. 162.

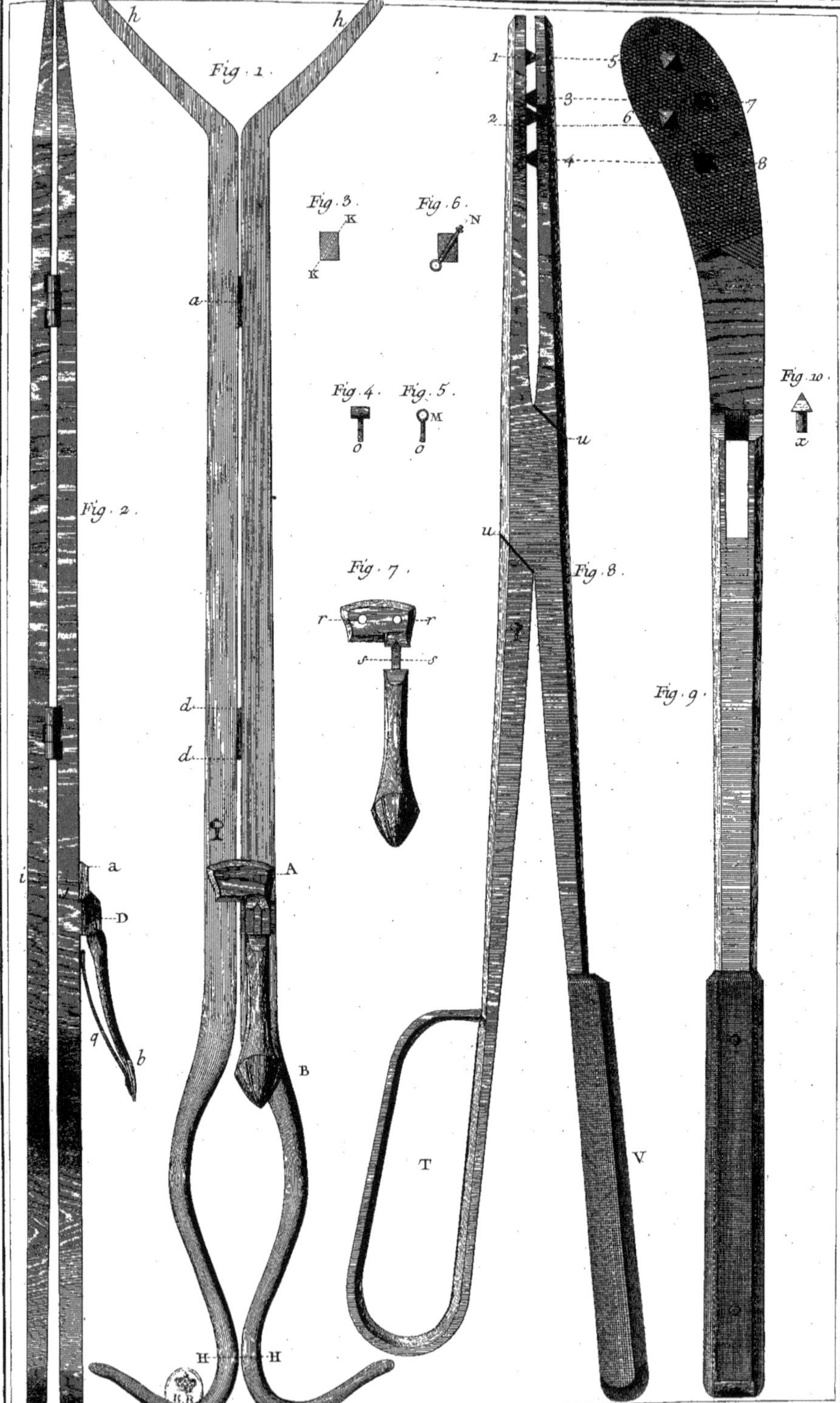

Perret Del. Benard Sculp.

Chap. 48 ART DU COUTELIER, Des Crochets Paralels, du Tire-Tête à bascule, et du Perce-Crâne de Mr Levret. Pl. 163.

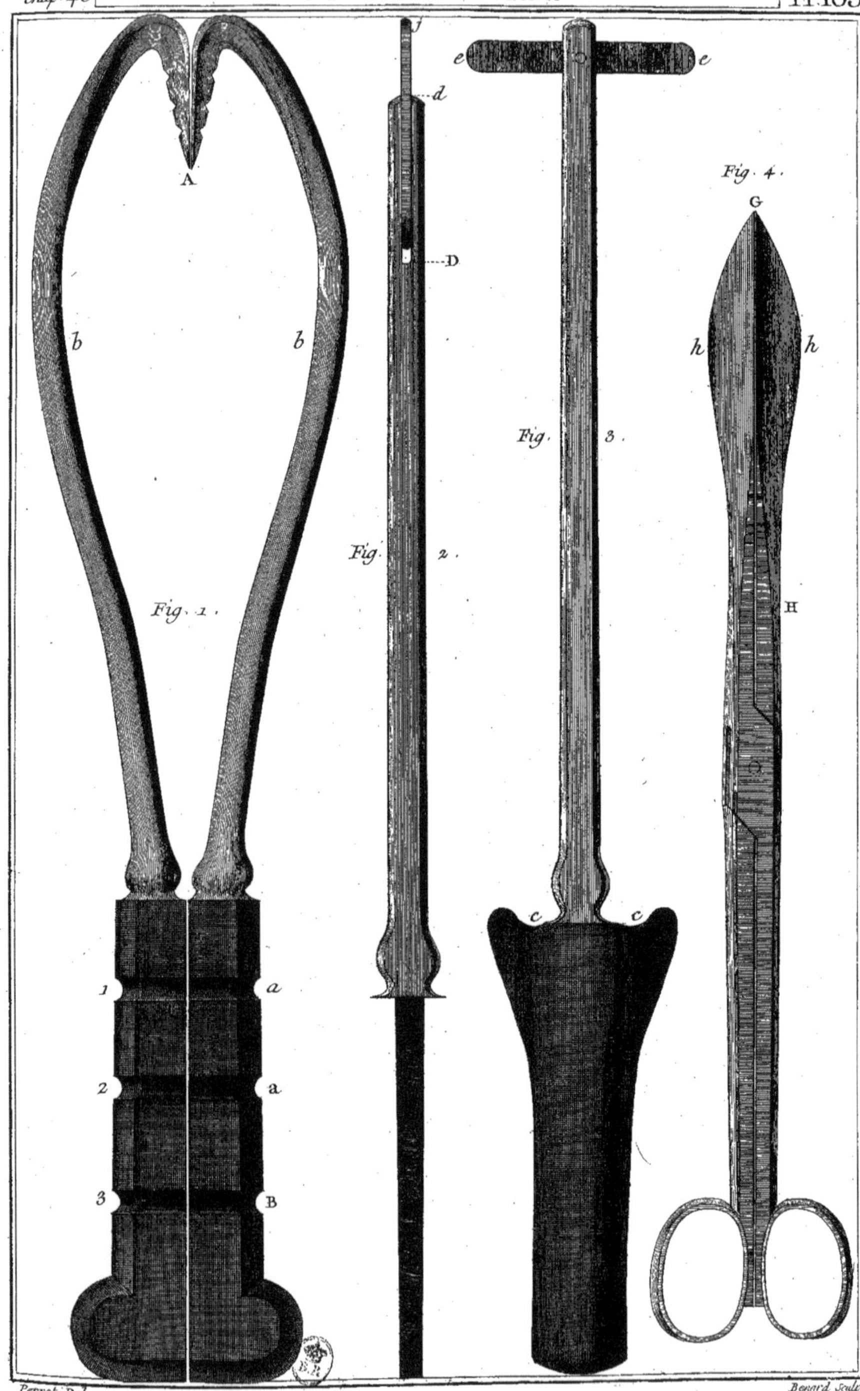

Perret Del. Benard Sculp.

ART DU COUTELIER, *Du Crochet à Gaine de Mr. Levret.*

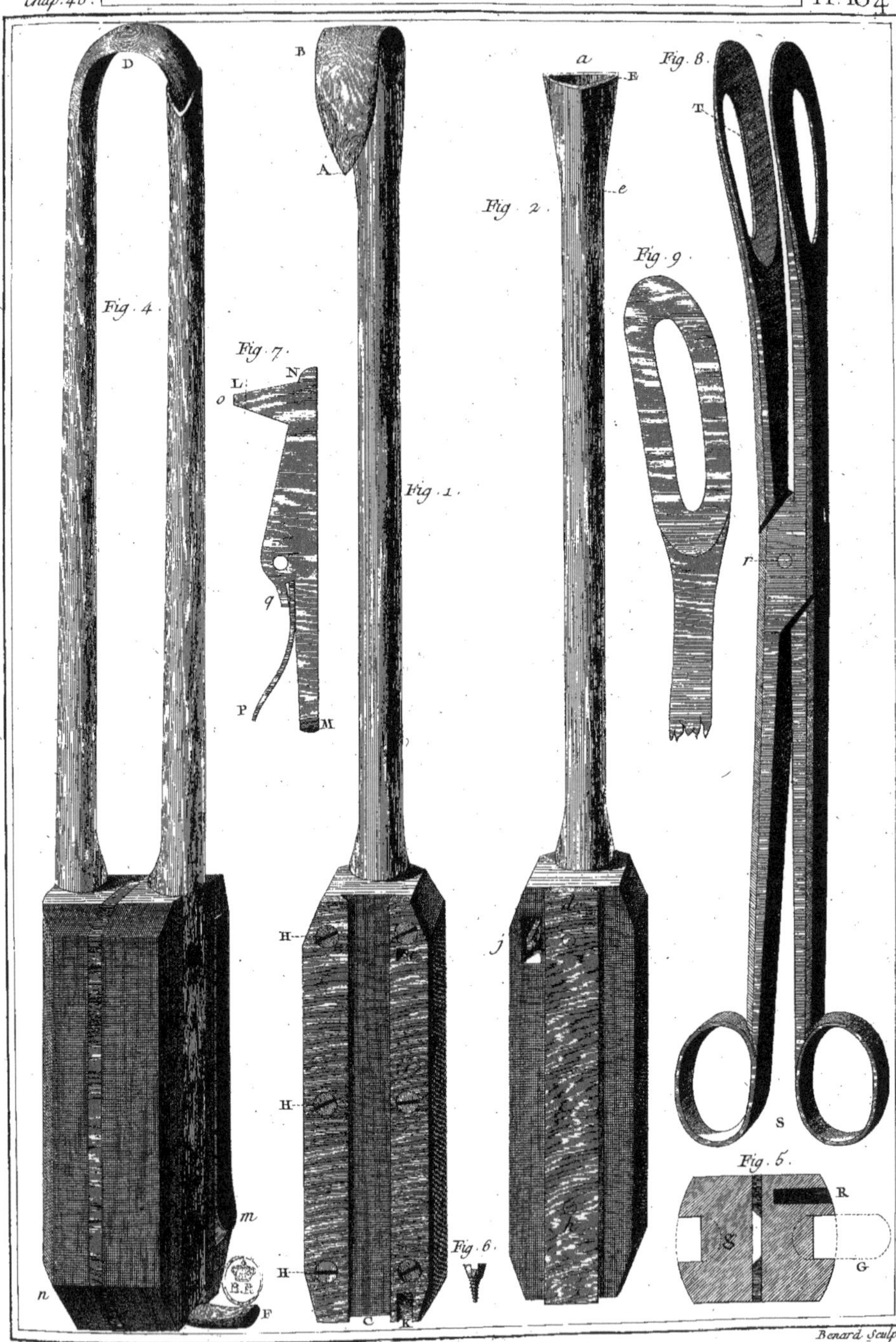

Goussier Del. Benard Sculp.

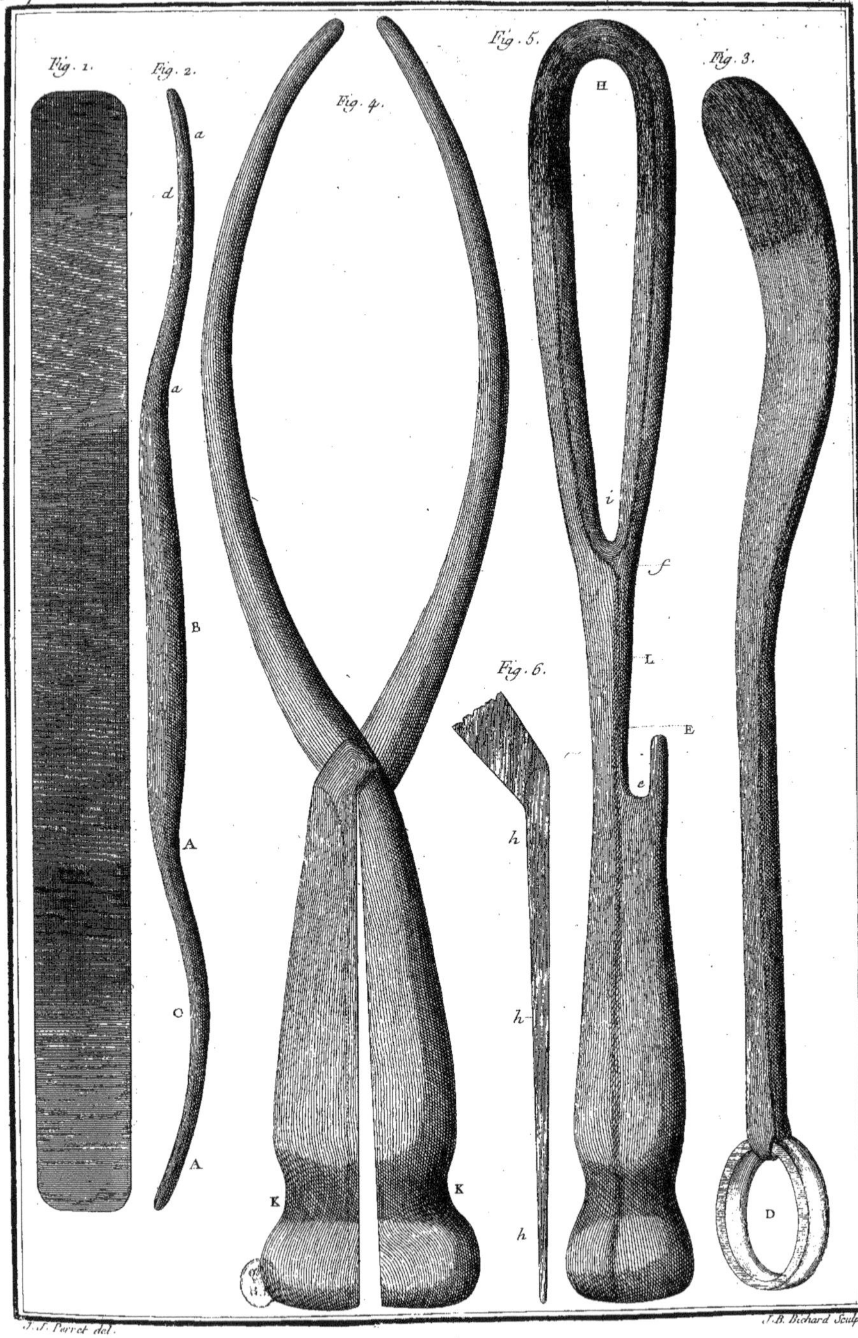

Fig. 1.

Fig. 2.

a

d

a

B

A

C

A

Fig. 4.

K

K

Fig. 6.

h

h

h

Fig. 5.

H

i

f

L

E

e

Fig. 3.

D

J. J. Perret del.

J. B. Bichard Sculp.

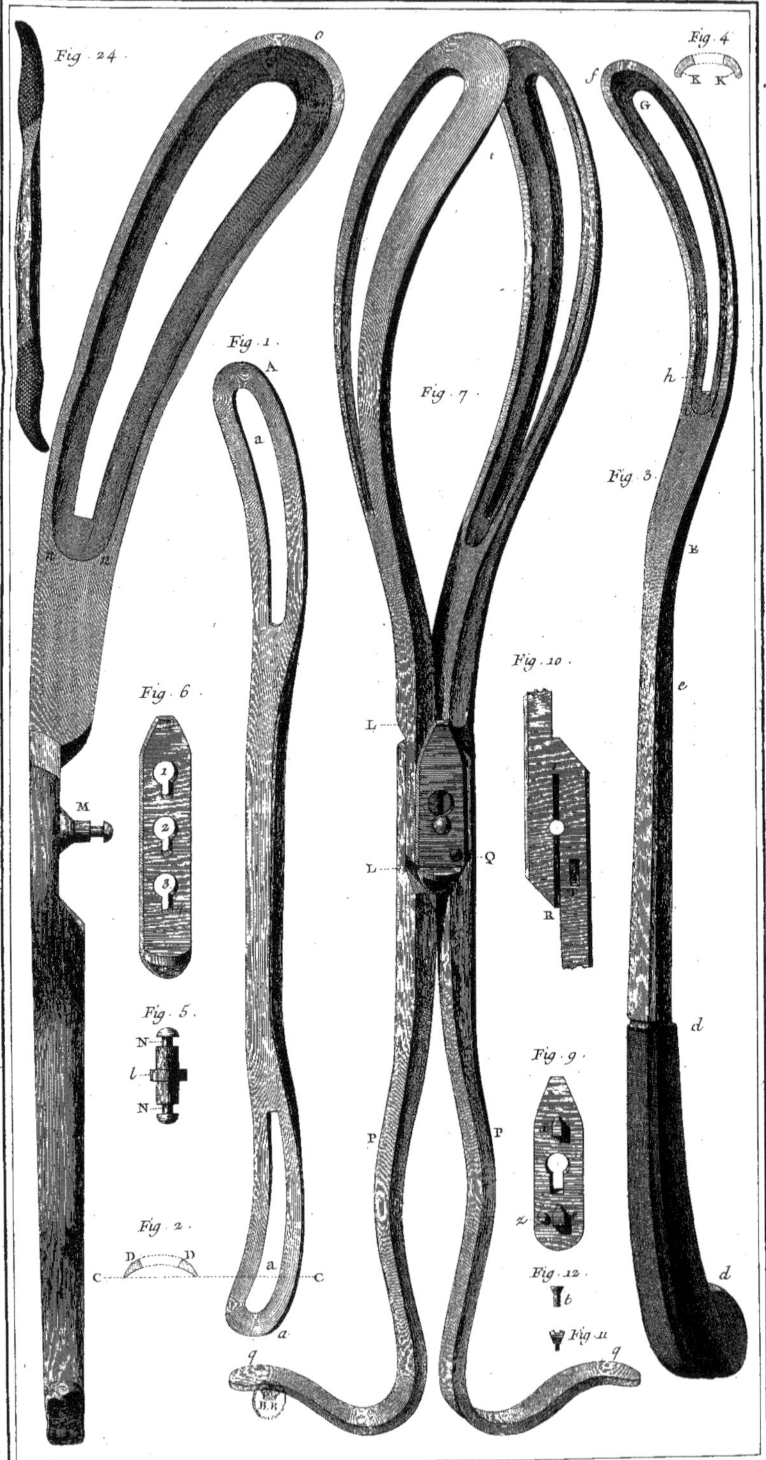

Goussier Del. Benard Sculp.

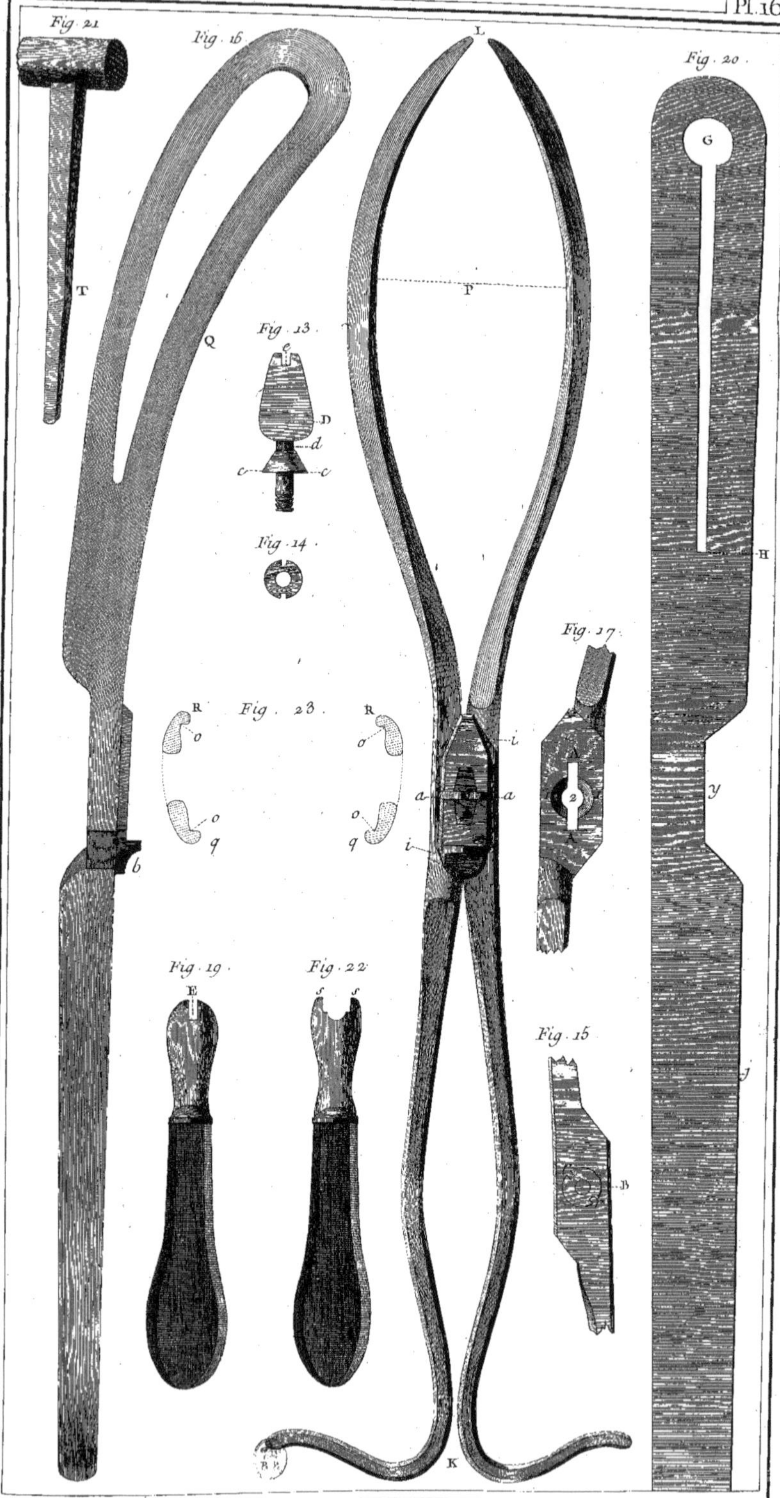

Goussier Del. Benard Sculp.

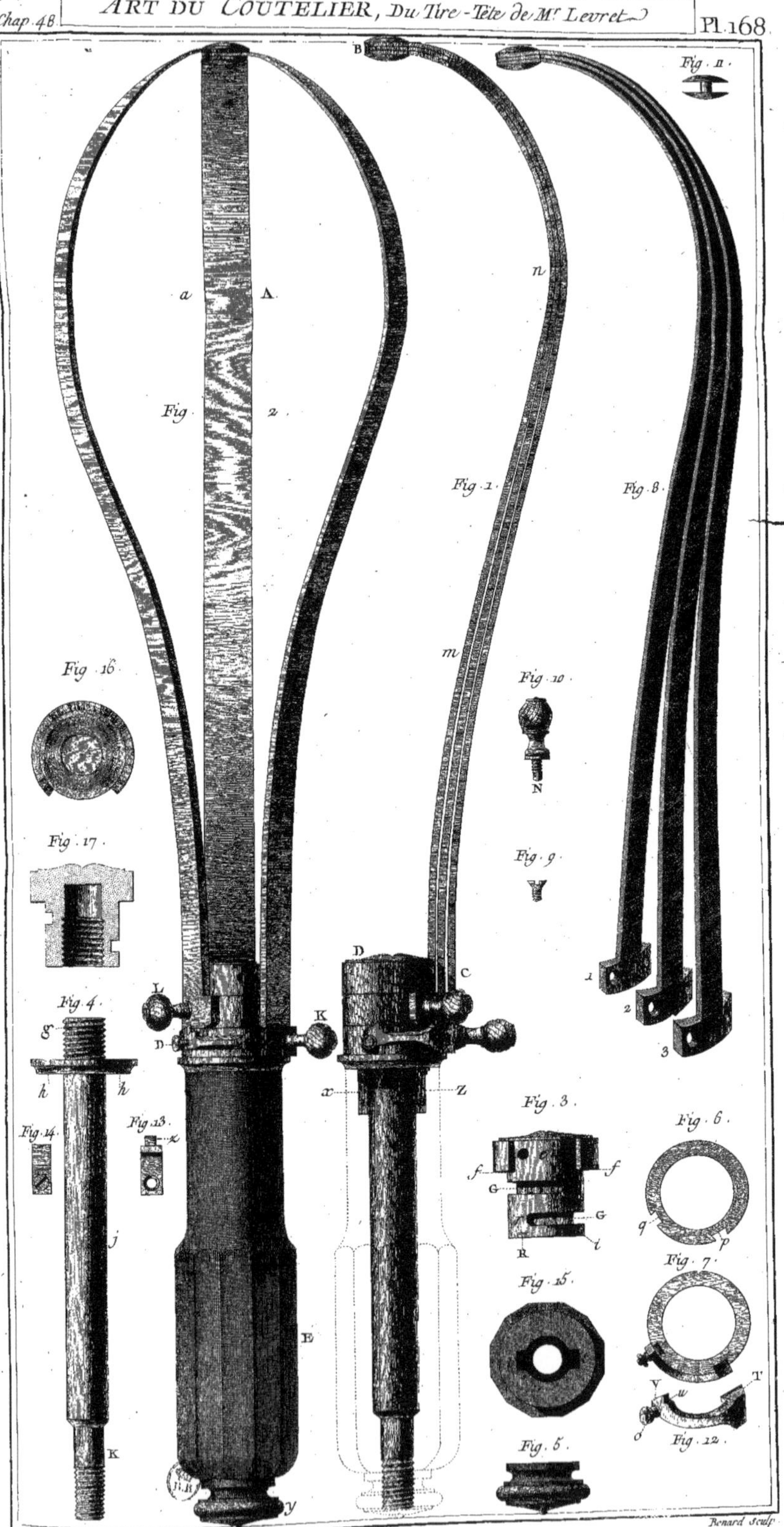

Goussier Del. Benard Sculp.

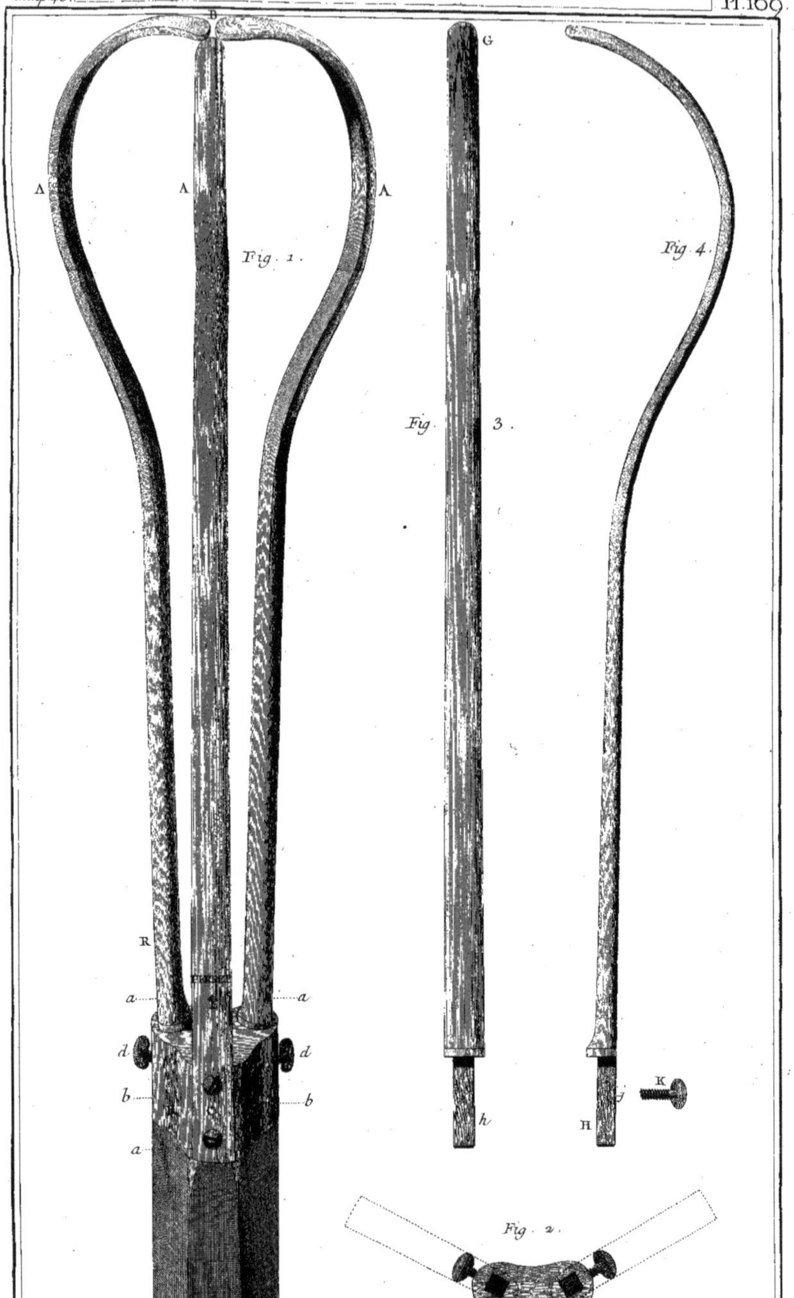

B
A A A
Fig. 1.
G
Fig. 3.
Fig. 4.
R
a a
d d
b b
a
h
K
H
Fig. 2.
E E
D

Goussier Del. Benard Sculp.

Fig. 4.

Fig. 7.

Fig. 8.

Fig. 2.

Fig. 5.

Fig. 6.

Fig. 9.

Fig. 10.

Goussier Del.

Benard Sculp.

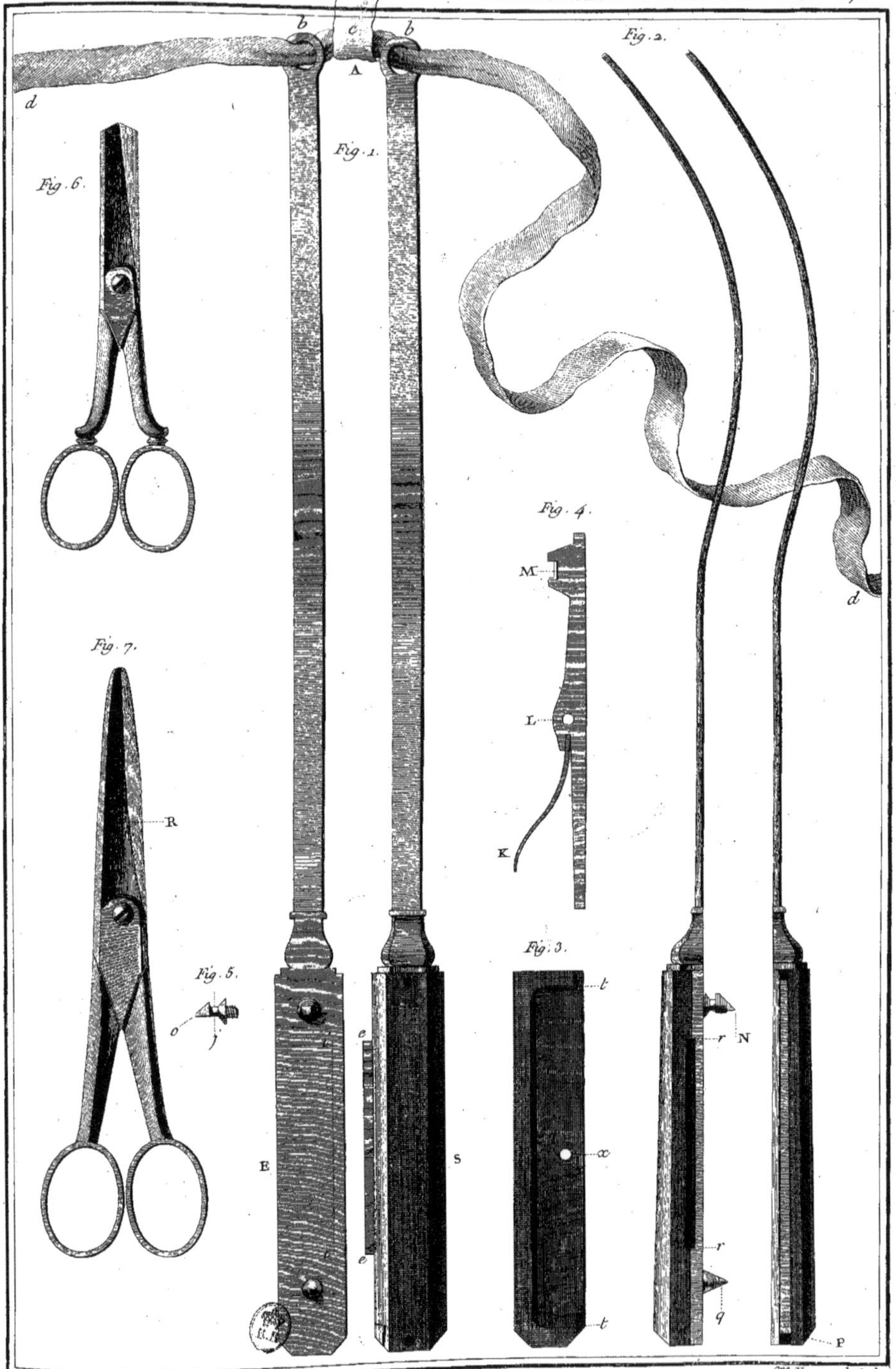

ART DU COUTELIER. Du Porte Fronde de M.r Pean et des Ciseaux pour couper le coudon ombilical.

Fig. 1.

Fig. 2.

Fig. 3.

Fig. 4.

Fig. 5.

Fig. 6.

Fig. 7.

J. J. Perret inv.

C.ne Haussard Sculp.

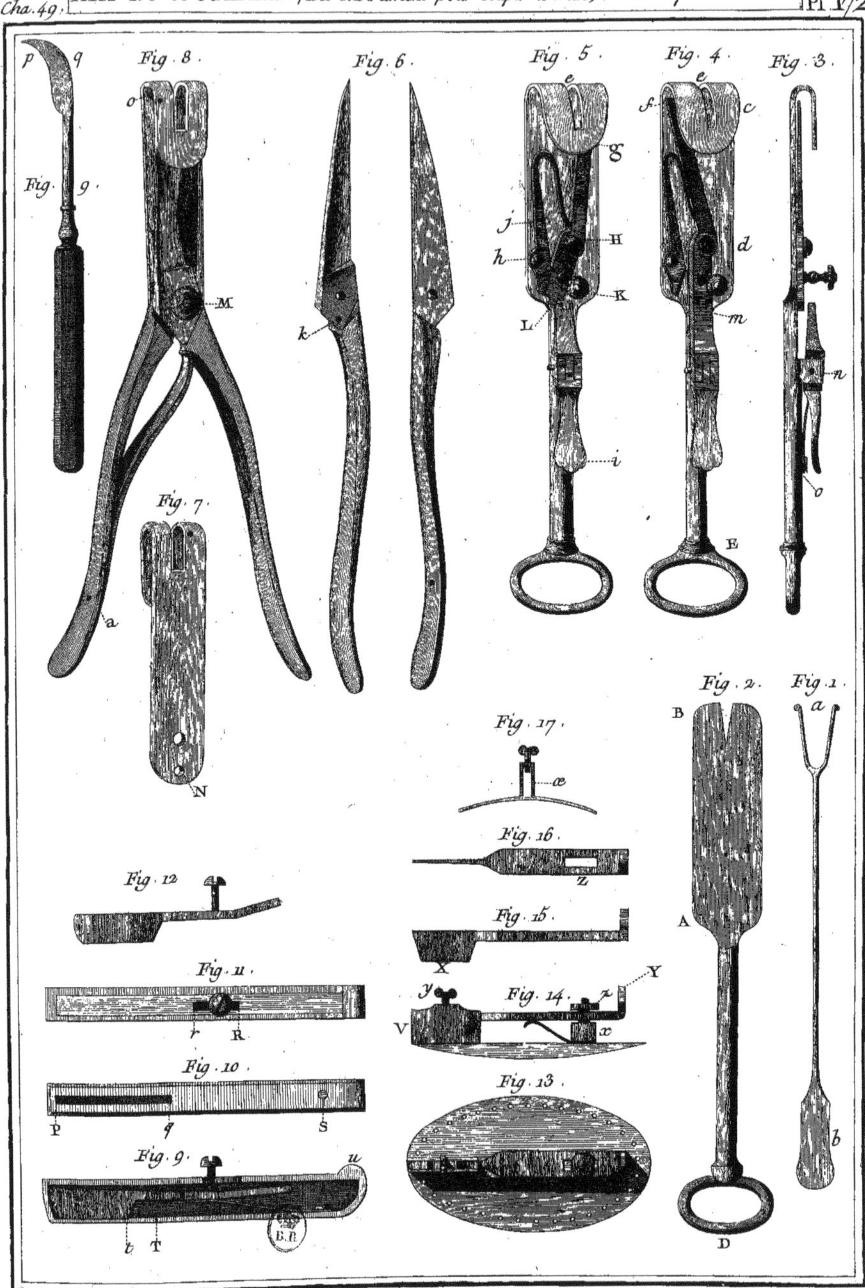

Goussier Del. Benard Sculp.

www.ingramcontent.com/pod-product-compliance
Ingram Content Group UK Ltd.
Pitfield, Milton Keynes, MK11 3LW, UK
UKHW020134220726
13923UKWH00001B/151